Heike Groos

Du musst
die Menschen lieben

Als Ärztin im Rettungswagen,
auf der Intensivstation und im Krieg

Krüger Verlag

Alle Namen von Patienten wurden geändert.

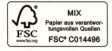

www.fischerverlage.de

Originalausgabe

Erschienen im Krüger Verlag, einem Unternehmen der
S. Fischer Verlag GmbH, Frankfurt am Main
© S. Fischer Verlag GmbH, Frankfurt am Main 2011
Satz: Pinkuin Satz und Datentechnik, Berlin
Druck und Bindung: GGP Media GmbH, Pößneck
Printed in Germany
ISBN 978-3-8105-0924-6

»Man soll vor allem Mensch sein und dann erst Arzt«
Voltaire

Alles, außer Arzt

Ein Leben kann sehr kurz sein. Jedes Kind, das einen Gameboy besitzt, kann das bestätigen. Der kleine Super Mario, untersetzt, schnauzbärtig, mit Latzhose und Schirmmütze bekleidet, von Beruf Klempner, hat den Auftrag, zusammen mit seinem Bruder Luigi und seinem Freund Joshi die Prinzessin zu befreien, und auf diesem hindernisreichen Weg stürzt er immer und immer wieder ab und verliert eines seiner Leben.

»Jonas, wohin stürzt er eigentlich?«, frage ich meinen Sohn, der neben mir sitzt und seinem Gameboy diese nervtötenden piependen Geräusche entlockt, die jede Mutter kennt und die einen nach ungefähr zwei Stunden so zum Wahnsinn treiben können, dass man wünscht, man hätte diese Höllenmaschine nie erstanden. Aber das musste man ja, sonst wäre man eine Rabenmutter, und die Sprösslinge wären bei ihren Freunden nicht konkurrenzfähig.

»Stürzt er ins Meer, oder wohin?«

»Er stürzt einfach ins Nichts«, werde ich informiert. »Aber da gibt es grüne Pilze, wenn er die findet und isst, bekommt er für jeden ein neues Leben«, erklärt mein Sohn geduldig seiner unwissenden Mutter, und ich denke neiderfüllt, wenn es doch nur im richtigen Leben auch so einfach wäre.

Leider ist es nicht so.

Wir haben nur ein Leben, und dann müssen wir sterben. Die Frage ist nur, wann und wie.

Ich bin Ärztin. Notärztin, Hausärztin und Bundeswehrärztin. Und ich wurde all das eher durch Zufall. Aber irgendwie muss ich es ja auch gewollt haben. Wie sonst hätte ich zulassen können, dass es mich so absorbiert. Es hat mir alles abverlangt, und mehrere Male hätte es mich beinahe klein bekommen.

Es war nie mein Plan, nur zu leben, um zu arbeiten. Aber auf geheimnisvolle Weise machte sich dieses Arzt-Sein selbständig. Da war eine Faszination, der ich mich nicht entziehen konnte. Das Arzt-Sein infiltrierte schleichend alles und übernahm die Macht. Wie ein Sog, der stärker ist und in dessen Wirbeln man sich verliert.

Er vereinnahmt einen gern ganz und gar, mit Haut und Haaren, dieser Beruf, und versucht beinahe heimtückisch, alle anderen Aspekte eines eigenen Lebens zu verdrängen.

Bemerkt habe ich das immer, trotzdem habe ich geglaubt, ich sei immun dagegen. Wirklich verstanden und gespürt habe ich es erst, als ich nach Neuseeland kam. »Go, get a life!«, so heißt es da immer, und ich stellte fest, dass ich verlernt hatte, wie man das macht.

Notärzte arbeiten Schicht. Immer sind sie im Einsatz, rund um die Uhr. Bei ihnen ist es niemals ruhig, und immer bekämpfen sie den Tod. Notärzte sitzen nicht in einer vollklimatisierten Praxis. Sie fahren raus, bei Wind und Wetter, und in jede Gegend. In die Slums und Ghettos der Großstädte genauso wie auf abgelegene Bauernhöfe und in vornehme Villenviertel. Sie versorgen Patienten auf Autobahnen, Tennisplätzen und Flughäfen, im Park und vor der Trinkhalle an der Ecke, in Schulen, Büros, Einkaufsmärkten und beim Friseur.

Sie arbeiten zusammen mit Polizei und Feuerwehr, lassen Türen einschlagen und bergen Patienten über Drehleitern in schwindelnder Höhe.

Hausärzte sind immer für ihre Patienten da. Sie betreuen die gleichen Patienten über Jahre, kennen deren ganze Lebensgeschichte, die Kinder, die Wohnung, den Hund, und kämpfen gegen den Tod, und wenn das nicht mehr möglich ist, so lernen sie, ihn sanft zu machen und weich und als Freund zu akzeptieren.

Bundeswehrärzte begleiten die Soldaten, wohin sie auch gesandt werden, in jedes Land und in jeden Krieg. Die Worte Tod und Kampf gewinnen dabei eine ganz andere, zusätzliche Bedeutung.

Ärzte müssen entscheiden, wann es Zeit ist, schnell zu sein und aggressive Maßnahmen durchzuführen, und wann es richtig ist, still zu werden und einfach nur zuzuhören. Wann sie kämpfen müssen und wann loslassen. Es wird erwartet, dass sie mitfühlen, aber mitleiden dürfen sie nicht.

Jeden Moment, auch jetzt gerade, hilft irgendwo auf dieser Welt ein Arzt einer Mutter, ihr Baby zu bekommen, hält ein anderer die Hand eines sterbenden Menschen, spritzt einer einem kranken Kind ein Medikament, hört einer der Geschichte eines Selbstmörders zu, ist ein Arzt nicht zu Hause bei seiner Familie, sondern kümmert und sorgt sich um seine Patienten.

Es ist eine große Herausforderung, Arzt zu sein, und es kann sehr erfüllend und befriedigend sein. Vince Lombardi, einer der erfolgreichsten amerikanischen Footballtrainer, prägte den Satz: »Wenn du an dich glaubst und Mut, Entschlossenheit, Hingabe und Wettbewerbsgeist besitzt, und wenn du bereit bist, die kleinen Dinge im Leben zu opfern und den Preis zu bezahlen für die Dinge, die es wert sind, dann kann es getan werden.«

Was nicht einfach ist.

Vor allem, wenn man Kinder hat, sich teilen muss und es sich so anfühlt, als ob man keinem wirklich gerecht wird, am wenigsten sich selbst.

Letztens saß ich mit meinen Kindern zusammen. Wir saßen an dem großen dunklen Holztisch in der Küche, waren gerade mit dem Essen fertig und unterhielten uns noch.

Meine Tochter sagte zu mir: »Kannst du mir bitte eine Apfelsine schälen?«

»Sag mal, Nora, spinnst du jetzt? Du bist zwanzig Jahre alt, schäl sie dir selbst!«

So hatte ich uncharmant geantwortet und wurde dann ganz still und beschämt, als sie ruhig und freundlich erwiderte:»Sonst macht das die Oma für mich, aber die ist ja jetzt nicht hier. Ich habe mir kein Mandarinchen und keine Orange mehr geschält, seit ich ganz klein war und mich an dieser Maschine schnitt.«

Sie wies mit dem Finger auf die Ecke der Arbeitsplatte, an der früher die elektrische Brotschneidemaschine befestigt war. Sie ist nicht mehr da, und ich erinnerte mich nicht, warum.

Nora erzählte mir die Geschichte. Sie tat es lächelnd und heiter, es war kein Vorwurf zu spüren.

»Ich wollte eine Orange essen. Aber ich bekam keinen Anfang, um sie zu schälen. Also habe ich mir die kleine Trittleiter geholt, weil ich ja noch zu klein war, um an die Arbeitsplatte zu reichen, und dann wollte ich die Apfelsine an der Seite aufschneiden. Sie rauschte nur so durch die Maschine, und ich schnitt mir dabei den Daumen ab. Den hast du mir dann wieder angenäht, und dann musste ich so einen blöden dicken Verband bekommen. Seitdem habe ich keine Orange mehr allein geschält, die Oma macht mir immer den Anfang, und Mandarinchen kaufe ich erst gar nicht, wenn die Schale nicht locker ist.«

Jetzt erinnerte ich mich wieder. Sie hatte sich den Daumen nicht abgeschnitten, sondern sich eine tiefe Schnittwunde zugezogen, die ich genäht hatte. Danach hatten wir die Brotmaschine abmontiert und auf dem Flohmarkt eine gekauft, bei der man eine Kurbel drehen muss. Dass Nora seitdem nie mehr eine Orange schälte, habe ich nie bemerkt. Ich hatte ein sehr schlechtes Gewissen.

Sie lachte nur und sagte:»Kein Problem. Du warst immer für uns da, und auch in den Zeiten, in denen du es nicht warst, fühlte es sich so an. Wir sind selbständig geworden, was gut ist. Weißt du noch, meine Freundin Laura, die konnte sich mit zehn Jahren immer noch nicht alleine die Schuhe zubinden. Nur, ich glaube, eines haben wir Geschwister alle immer gewusst, wenn es um unsere Berufswahl ging: Wir werden alles, außer Arzt.«

Und meine anderen Kinder lachten und sagten: »Stimmt. Ein Arzt in der Familie genügt.«

Manchmal hasse ich es, dieses Leben, und manchmal liebe ich es.

Ich würde alles wieder genauso machen.

Würde

»Willst du eine?«, fragte mich Rolf und hielt mir eine Schachtel Zigaretten vor die Nase.

Nur allzu gern nahm ich eine, obwohl ich mir nicht sicher war, ob es passend und der Situation angemessen war. Ich entschied, wenn er meinte, es sei in Ordnung, sollte mir das genügen.

Es war Sommer, in einem August Ende der achtziger Jahre, ein strahlend schöner Nachmittag voller Sonne und mit tiefblauem Himmel, der zweite Tag meiner lang ersehnten Berufstätigkeit. Diesen Umstand und das Wetter genoss ich aus ganzem überströmenden und gleichzeitig ein wenig furchtsamen Herzen. Ich saß mit meinem neuen Kollegen Rolf hinten in der Patientenkabine des Notarztwagens, der unter dem ohrenbetäubenden Lärm des Martinshorns durch den Berufsverkehr meiner Heimatstadt Gießen raste.

Seit drei Jahren bestand Anschnallpflicht auch für die Rücksitze, aber Rolf kümmerte sich nicht darum, und so tat ich es auch nicht. Wir waren neben das geöffnete Seitenfenster gerutscht, er saß auf einem Klappsitz und ich auf der Trage, damit der Rauch durch das geöffnete Seitenfenster abziehen konnte.

Wir rauchten vor uns hin und sprachen nicht, was wegen des Martinshorns ohnehin schwierig gewesen wäre, aber ich glaube, wir hätten auch sonst nichts gesagt. Jeder von uns hing seinen eigenen Gedanken nach.

Konzentriert zog Rolf regelmäßig an seiner Zigarette und sah dabei mit verlorenem Blick zum Fenster hinaus, anscheinend ohne etwas von dem wahrzunehmen, was dort draußen so schnell an uns vorbeizog. Er war tief in sich versunken, und ich beobachtete ihn, wie er so saß und rauchte. Das tat er immer, und es schien die Haut seines Gesichtes gegerbt zu haben, es war voller Falten, vor allem um die Augen. Viel mehr Falten als man angesichts seines Alters erwarten konnte.

In den nächsten Jahren fragte ich mich oft, waren es Lachfalten oder waren es die vielen Zigaretten oder der wenige Schlaf oder beides, oder war er einfach so. Es nahm ihm nichts von seiner Attraktivität, das taten auch die dünnen Haare nicht und die Tatsache, dass er nur ein wenig größer war als ich, was nicht besonders viel ist. Er hatte eine besonders intensive Ausstrahlung, vermittelte Wärme und Geborgenheit, und dabei war er schlank und gut in Form.

Ich hatte keine Ahnung, was ihn bewegte. Ich wusste, er war ein erfahrener Notarzt und er würde schwerlich wegen dieses Einsatzes nervös sein.

Auch ich war nicht nervös. Mich bewegten ganz andere Emotionen.

Die letzten Jahre des Studiums mit zwei kleinen Kindern und ohne Geld waren nicht immer einfach gewesen und mannigfaltig die Unkenrufe, dass ich es nicht schaffen würde. Nun, ich hatte es geschafft, allen Zweiflern und Pessimisten zum Trotz, und das war ein wahrhaft erhebendes Gefühl. Ein Gefühl, das, wenn überhaupt, nur noch dadurch gesteigert werden konnte, dass ich an diesem zweiten Tag als Assistenzärztin nun auch noch auf dem Notarztwagen mitfahren durfte. Ein Gedanke, der mich geradezu berauschte. Der Notarztwagen war knallrot, die Insignien meiner neuen Würde trug ich deutlich sichtbar am Körper in Form von strahlend weißer Hose und Hemd, das Stethoskop um den Hals gehängt und darüber die Krönung, die heiß begehrte graue Fliegerlederjacke, mit der man mich für den Rettungsdienst ausgestattet hatte. Auf dem Rücken war ein Klebeschild mit der Aufschrift »Arzt«. Es sei nicht verschwiegen, auch in mir steckt of-

13

fenbar irgendwo ein kleiner Junge, für den es das größte Glück bedeutet, einmal im Feuerwehrauto mitzufahren, das Blaulicht leuchtet, das Martinshorn tönt, alle anderen Autos fahren eiligst aus dem Weg. Und beim Aussteigen fühlt man sich wie ein Held, der die Bühne betritt.

Ich hatte keine Ahnung, was auf mich zukommen würde, es war nicht geplant gewesen, mich an meinem zweiten Arbeitstag gleich auf die Straße zu schicken, aber es war jemand krank geworden und ich war gefragt worden, ob ich mitwolle. Meine leichte Verzagtheit, ich sei unsicher, ob ich das schaffen könne, war vom Oberarzt ausgeräumt worden. Ich solle nur Rolf zusehen und von ihm lernen, ich würde nichts allein und selbständig tun müssen. Es war so üblich in diesem Krankenhaus, das den Notarztwagen betrieb, immer einen auszubildenden Arzt oder Rettungssanitäter mitzunehmen. Der sollte ich an diesem Tag sein, und so war ich aller Verantwortung ledig und konnte mich ganz dem Erleben dieser neuen und so sehr herbeigesehnten Situation widmen.

Am Einsatzort angekommen, ein Naherholungsgebiet am Stadtrand mit einem schönen großen See, auf dem Schwäne majestätisch ihre Bahn zogen, warfen wir die Zigarettenkippen in den Rinnstein, als der Rettungsassistent die Schiebetür öffnete und nach den Koffern griff. Wie man es mir vorher aufgetragen hatte, nahm ich das EKG-Gerät, Rolf trug das Beatmungsgerät und wir eilten in Richtung des Patienten, der auf der Wiese neben dem See lag. Ich wollte rennen, aber der erfahrene Kollege hielt mich zurück. »Wir wollen ankommen«, sagte er, »und nicht stolpern oder stürzen.«

Und es war in der Tat auch besser, dass er nicht rannte, denn entgegen den Vorschriften, die besagten, Sicherheitsschuhe mit Stahlkappen seien zu tragen, trug er Birkenstocklatschen an den Füßen. Ich hatte, da ich so schnell keine Schuhe bekommen hatte, weiße Turnschuhe angezogen.

Mike, unser Rettungssanitäter, ein breitschultriger, untersetzter Mann mittleren Alters mit einem von blonden, feinen Haaren umrahmten Vollmondgesicht mit immer freundlichem Lächeln, war zwar mit den Schlappen nicht einverstanden, er selbst trug schwarze Bundeswehrstiefel, stimmte aber zu, dass die Einstellung an sich die richtige war.

»Lieber zwei Sekunden später ankommen als überhaupt nicht«, sagte er knapp. Jahre später erlebte ich es bei einer mir bekannten Rettungsassistentin. Sie war mit dem Rettungsfahrzeug zu schnell gefahren, ins Schleudern gekommen, in den Graben gefahren, hatte sich überschlagen und dann selbst gerettet werden müssen, während der Patient, zu dem sie unterwegs war, noch viel länger auf Hilfe warten musste.

Wir eilten also, »zügig ohne Hast«, im ganz leichten Laufschritt zu dem auf dem Boden liegenden Patienten, der keine Lebenszeichen mehr aufwies.

Es war ein alter Mann, die Haut seines Gesichts war runzelig, von braunen Altersflecken übersät, und ein Kranz weißer Haare umrahmte die Glatze auf seinem Kopf. Er trug einen grauen Anzug, ein hellblaues Oberhemd und eine graudunkelblau gestreifte Krawatte, und er lag ganz ordentlich auf dem Rücken auf der Wiese, gleich neben dem geteerten Spazierweg, die Arme neben sich, als hätte er sich zum Schlafen hingelegt.

Neben ihm kniete eine Frau, um die fünfzig, auch sie war sehr akkurat gekleidet, sie trug einen beigefarbenen Popelinmantel und ein bunt gemustertes Seidentuch um den Hals. Sie hielt seine Hand und rief ihn immer wieder an. »Vati, Vati, sieh mich an, mach die Augen auf!«

Sie muss unverzüglich aufgestanden sein und Platz gemacht haben, als wir kamen, denn während der Zeit, in der wir versuchten, den alten Herrn wiederzubeleben, nahm ich sie überhaupt nicht wahr, sie war vollkommen aus meinem Blickfeld verschwunden.

Ich konzentrierte mich ganz und gar auf unsere Reanimationsmaßnahmen und tat, was man mir sagte. Es gab kurze knappe Kommandos, keine Zeit für Erklärungen, kein danke oder bitte.

»Pack mal an, wir müssen ihm die Jacke ausziehen!«, schlug Mike vor, aber Rolf hielt sich nicht damit auf, nahm eine große dicke Schere und schnitt dem alten Mann radikal die Kleider vom Oberkörper.

»Mach den Koffer auf, gib mir den Beatmungsbeutel.« Das war Rolf.

»Weiterdrücken!« Mit einer Kopfbewegung bedeutete er mir, ich solle mit der Herzdruckmassage fortfahren, damit Mike Infusionen und Medikamente vorbereiten konnte, während er selbst den Patienten intubierte, einen Plastikschlauch in die Luftröhre einlegte, um durch diese vermittels des Beatmungsbeutels Luft in die Lungen zu pressen. Mike und ich wechselten uns ab mit dem Beatmen und dem Drücken, Rolf legte inzwischen einen venösen Zugang, einen kleinen Plastikschlauch, der über eine Nadel in eine Armvene eingeführt wird, und darüber gaben wir Medikamente und Infusionen.

Unsere Anstrengungen waren vergebens. Das EKG zeigte die gerade grüne Null-Linie, die wir so fürchten, und Rolf gab irgendwann ein Zeichen, unsere Bemühungen einzustellen.

Jetzt war alles ruhig und still.

Rolf und Mike hielten einen Moment inne. Es war, als wollten sie ganz sichergehen, dass das Herz nicht doch wieder anfing zu schlagen und sich die Brust nicht doch noch zu einem Atemzug hob. Ein wenig war es auch, als würden sie seiner Seele Zeit geben, dahin zu entschwinden, wo auch immer es ist, wohin wir gehen, wenn wir tot sind.

Es war ein kurzer, andächtiger Moment, von dem ich nicht sagen kann, wie lange er dauerte. Vielleicht waren es Sekunden, vielleicht war es auch nur der Bruchteil einer Sekunde. Aber da war ein Innehalten, es ging von Rolf aus, und es war wie eine Reverenz an den alten Mann, der ein ganzes langes Leben gelebt hatte und nun davongegangen war.

Mir war, und ich weiß genau, er tat es nicht, aber mir war, als verneige sich Rolf wirklich. Vor meinem inneren Auge verschwand das Erniedrigende und Sachliche der Szenerie, dass der alte Mann halbnackt vor uns im Gras lag, die Schläuche, die Geräte, die blutverschmierten Nadeln, der Schleim, der aus seinem Mund lief. Es erschien ein anderes Bild, in dem sich beide, Rolf und der alte Mann, gegenüberstanden, einander die Hände reichten und Rolf neigte in einer angedeuteten respektvollen Verbeugung den Kopf. Eine Ehrerbietung an den alten Mann, sein Menschsein, seine Würde.

So schnell wie es erschien, dieses Bild, so schnell war es auch wieder verschwunden, und nun geriet die Tochter, die ich während der Reanimation ganz vergessen hatte, wieder in meinen Gesichtskreis. Auch sie schien ihn wahrgenommen zu haben, diesen Moment des Respekts, und ich sah, wie sie die Hände faltete und ruhig war, ganz still.

Es kam unerwartet für mich, dass ich außer diesem kurzen Moment der Demut nichts empfand. Den Schmerz der Tochter konnte ich sehen, fühlen, er drängte sich so auf, dass er fast zu greifen war. Müsste ich nicht auch Trauer empfinden oder doch wenigstens Mitleid mit dem alten Mann?

Es war nicht so, und so sah ich ihn mir genau an, fasste ihn noch einmal an, berührte ihn anders als zuvor, als ich meine Hände nur hatte arbeiten lassen. Nun versuchte ich, mit ihnen etwas zu erspüren. Seine Haut fühlte sich kalt an, da war kein Leben, und ich konnte in mir kein Gefühl für ihn entdecken, außer dass es so gut zu sein schien und eben der Lauf der Welt. Wenn ich überhaupt etwas fühlte, so war es ein Unbehagen, ein Befremden, aber dieses unangenehme Gefühl betraf den Tod an sich und nicht den alten Mann, der da lag und dessen Gesicht sehr glatt und sehr friedlich aussah.

Rolf entfernte behutsam den Tubus aus dem Mund des alten Mannes und Mike zog vorsichtig die EKG-Aufkleber ab.

Die Tochter weinte jetzt.

»Es tut mir leid«, sagte ich vorsichtig. Ich wusste ja noch nicht, was man als Notarzt in einer solchen Situation sagt oder tut.

17

Rolf kam zu uns und zeigte mir, wie es ging. Genau so.

»Es tut mir sehr leid«, sagte auch er. »Sein Herz wollte nicht mehr schlagen, er ist sehr alt. Aber er scheint nicht gelitten zu haben.«

»Nein, das hat er nicht«, bestätigte die Tochter, zog ein kleines weißes Stofftaschentuch mit Spitze aus ihrer Manteltasche und putzte sich die Nase. »Wir gingen spazieren, auf einmal sagte er, es sei ihm nicht wohl, und er setzte sich ins Gras, konnte nicht einmal mehr die nächste Bank erreichen. Dann wurde er ganz schlaff, ich konnte ihn nicht mehr aufrecht halten und legte ihn hin. Irgendjemand muss Sie angerufen haben, denn Sie waren sehr schnell da.«

Rolf war offensichtlich der Meinung, die Betreuung der Frau mir überlassen zu können, er ging zu Mike zurück und gemeinsam deckten sie die Leiche zu und räumten auf.

Die Tochter schien derweil ihren Gedankengang fortzuspinnen, unsere Ankunft, die Reanimation, es schien ihr alles noch mal vor Augen zu stehen, und dann plötzlich der Gedanke, die unabänderliche Tatsache, dass ihr Vater nun tot war.

»Das kann doch nicht wahr sein«, schluchzte sie. »Gestern ging es ihm noch so gut, sonst wären wir doch heute gar nicht spazieren gegangen.«

Und ich dachte, dass sie wohl ein sehr enges und liebevolles Verhältnis zu ihrem Vater gehabt haben musste.

Sie weinte heftiger, begann zu hyperventilieren, atmete schnell und stoßweise. Es machte mir Angst, ich wollte sie irgendwie trösten, streichelte ihr zaghaft über den Rücken und kam mir sehr unbeholfen vor dabei. Es half nicht. Sie atmete immer schneller und schneller, fast hechelte sie wie ein Hund. Ich sprach mit ihr, ruhig und eindringlich. »Langsam atmen, immer ein und aus und schön langsam.« Sie konnte es nicht, und in ihre Augen trat ein Anflug von Panik. Ich sah mich um, Rolf war nicht da, er war am Fahrzeug, das gut hundert Meter entfernt am Straßenrand stand.

Wie er mir später sagte, hatte er einen Bestattungsunternehmer angefordert, der die Leiche abholen sollte.

Der Notfallkoffer stand noch neben uns, ich wartete nicht länger, sondern öffnete ihn und injizierte ihr fünf Milligramm Diazepam, ein Beruhigungsmittel, welches auch seine Wirkung tat.

Sie beruhigte sich, atmete langsamer, wurde gefasster. Als Rolf zurückkam, konnte sie mit ihm gemeinsam zu ihrem Vater gehen und ihn noch einmal ansehen. Und so wie ich es getan hatte, berührte auch sie ihn, nahm seine Hand, zögernd erst, dann fester und dann, als sei sie enttäuscht, als spüre auch sie da kein Leben mehr, als stelle sie fest, nein, da ist er nicht mehr, ihr Vater, da ist nur eine leblose Hülle, da ließ sie los, griff wieder nach ihrem weißen Stofftüchlein und ließ sich von Rolf zu unserem Fahrzeug führen, wo wir mit ihr warteten, bis ein Verwandter kam und sie nach Hause begleitete.

Wenn wir einen Freund oder eine Freundin trösten wollen, so sagen wir bisweilen unbeholfen: »Du wirst es überleben.« Auch wenn das nicht geschickt formuliert ist und auch wenn es nicht tröstet, so ist es doch wahr.

Die Tochter würde noch eine Weile weinen, sie würde trauern, ihren Vater beerdigen. Sie würde es bewältigen, sie würde weiterleben.

Ich selbst hatte zwei Dinge gelernt an diesem Arbeitstag, bei diesem allerersten meiner Notarzteinsätze, dem in den folgenden Jahren noch viele tausend folgen sollten: Auch ich würde es schaffen, ich würde diesem Job gewachsen sein. Und ich würde nie diesen Moment vergessen, diesen kurzen Augenblick der Reverenz an die Würde des alten Mannes, der mich angeweht hatte, so wie eine unerwartet kühle Brise an einem heißen Sommertag über erhitzte Wangen streichelt. Angeweht, weh wie Schmerz. Aber auch wie ein willkommener Windhauch, der es wohltuend und sanft vermag, die beißende Hitze des Schmerzes über den Tod zu lindern.

Die Menschen lieben

Wir hatten noch mehr Einsätze an diesem meinem ersten Tag als Notärztin, aber keiner war mehr so spektakulär. Ein wenig Herzschmerz hier, Bauchschmerzen da, ein paar Patienten brachten wir ins Krankenhaus, andere ließen wir nach einem Gespräch, einer Injektion und dem Verweis auf den Hausarzt daheim und kehrten nach jedem Einsatz immer wieder in unser Rettungszentrum, unseren Stützpunkt, zurück.

Da war die große Halle, in die der Notarztwagen nach jedem Einsatz hineingefahren wurde, um ihn zu reinigen und das verbrauchte Material wieder aufzufüllen. Dann gab es einen Aufenthaltsraum und zwei weitere Räume. Nachts verteilten wir uns auf die verschiedenen Betten und Sofas des Rettungszentrums. Dem Notarzt und dem Fahrer standen aufgrund alter Tradition ein eigenes Schlafzimmer zu. Ich als Auszubildende musste mir einen Raum mit dem Rettungssanitäter teilen. Es schien niemanden zu interessieren, dass er ein Mann und ich eine Frau war.

Wir waren ein Team, es ging um die Arbeit und wer hier zimperlich war, das war mir gleich klar, der würde nicht lange bleiben.

Zwischen den Einsätzen nahmen Rolf und ich Stühle und Kaffeetassen mit nach draußen, setzten uns auf die betonierte Fläche vor dem Rettungszentrum, rauchten Zigaretten und unterhielten uns.

Hinter uns öffneten sich weit die großen Tore der Wagenhalle,

20

und vor uns lagen der Sportplatz, die Krankenpflegeschule und die weißen, in einem halbrunden Rondell angelegten Gebäude des Krankenhauses, von einem weitläufigen Park umgeben und direkt am Waldrand. Es war ein großes Krankenhaus, es befand sich in idyllischer Lage und es war ein Bundeswehrkrankenhaus. Und wir waren Soldaten.

Ich war Soldat. Es hatte keine Stellen für frisch approbierte Ärzte gegeben, und so hatte ich mich bei der Bundeswehr verpflichtet.

Es machte mir nichts aus, Soldat zu sein. Es war Frieden, seit über vierzig Jahren schon, es gab noch keine Auslandseinsätze, und ich unterschied mich von den Kollegen in der benachbarten Universitätsklinik eigentlich nur durch kleine hellblaue Schulterklappen mit drei silbernen Sternchen darauf, die mich zum Stabsarzt machten im Rang eines Hauptmanns, und durch die Tatsache, dass ich viel Sport machen musste, aber das tat ich sowieso gern.

Für Politik hatte ich mich nie besonders interessiert. Als ich nun aus gegebenem Anlass darüber nachdachte, fand ich heraus, dass ich der Meinung war, es sei durchaus notwendig, dass es in jedem Land eine Armee gibt.

So, wie man darüber nachdenkt, sich ein Messer unter das Kopfkissen zu legen, falls man nachts Geräusche hört und sich fürchtet. Auch wenn man nie jemanden damit bedrohen, geschweige denn verletzen könnte.

Außerdem war ich Arzt. Ärzte schießen nicht und bringen niemanden um, sie retten Leben und bekämpfen Krankheit und Tod. Nun, so würde ich das eben an Soldaten tun. Jemand musste das ja ohnehin tun, warum nicht ich. Ich dachte nicht darüber nach, ob mein Gewissen mich zum Kriegsdienstverweigerer gemacht hätte, wenn ich ein Mann gewesen wäre.

Ich dachte auch nicht über Krieg nach, der Gedanke war damals so weit von mir entfernt wie der Mond, und dass ich in einen Krieg geraten könnte, erschien für mich so unwahrscheinlich, wie den Mond zu betreten. Ich war nicht gegen das Militär, also konnte ich genauso gut konsequent dafür sein. Ich hatte ein persönliches Motiv, und das war stark genug und unschlagbar: Ich war alleinerziehende Mutter zweier kleiner Kinder, ich brauchte Arbeit und die Bundeswehr gab mir welche.

Auch wenn es die Abteilung für Anästhesie und Intensivmedizin war und nicht, wie ich mir immer gewünscht hatte, die Gynäkologie, fand ich, dass ich sehr viel Glück gehabt hatte. Eine Bekannte von mir hatte sich aus gleichen Gründen, weil es keine Stellen gab, für fünf Jahre beim Gesundheitsamt verpflichtet, und ich bedauerte sie, ihre Tätigkeit erschien mir langweilig und stupide. Ich dagegen würde mit richtigen Patienten zu tun haben, ich würde richtig Medizin betreiben und nicht wie sie in einem langweiligen Büro sitzen.

In dem Bundeswehrkrankenhaus bemerkte man außer an der Uniform im Schrank und dem einmal wöchentlich stattfindenden gemeinsamen Mittagessen der Offiziere wirklich kaum einen Unterschied zu einem zivilen Krankenhaus. In allen Bundeswehrkrankenhäusern werden bis heute im Rahmen freier Kapazitäten immer auch Zivilisten behandelt, und der Notarztwagen war ganz in den örtlichen Rettungsdienst eingebunden und versorgte auf Weisung der Rettungsleitstelle des Landkreises im Wechsel mit dem Fahrzeug des Deutschen Roten Kreuzes die Stadt und den Umkreis.

Auch Rolf schien die Armee nicht besonders zu interessieren, wir sprachen nie darüber, warum er sich verpflichtet hatte.

Wir redeten über ganz andere Dinge. Darüber, was in den nächsten Monaten auf mich zukommen würde, was ich lernen würde und was es bedeutet, ein Arzt zu sein.

Ich lernte viel von Rolf in den folgenden Monaten, aber die wichtigsten Worte, die mir heute, nach all den Jahren noch so im Ohr klingen, als sei es gestern gewesen, sagte er mir damals, an meinem ersten Tag im Rettungsdienst draußen vor der Wagenhalle auf der Betonplatte und vor der malerischen Kulisse des

22

Parks. Er sagte es leichthin, als würde er mir mitteilen, dass er sich noch einen Kaffee hole.

»Du musst die Menschen lieben, wenn du ein guter Arzt sein willst.«

Und dann stand er wirklich auf und ging hinein und holte sich noch Kaffee, und als er zurückkam, fragte er, als habe es keine Unterbrechung gegeben: »Tust du das?«

Dann steckte er sich eine Zigarette an, seufzte behaglich, streckte die Füße von sich und wechselte das Thema.

Er hatte wohl keine Antwort erwartet, und ich hatte ihm keine geben können. Ich hatte nie darüber nachgedacht.

Aber später in meinem Leben habe ich mich oft an dieses Gespräch erinnert, und es wurde mir klarer und klarer, dass es kein Verdienst ist, wenn man ein guter Arzt ist, einer, dem die Patienten vertrauen, vor allem aber, dass man es nicht lernen kann. Wohl kann man die Medizin studieren und man kann fleißig sein und vieles auswendig lernen und am Ende viel wissen. Aber dass man sich für Menschen interessiert, dass man es gerne mag, sie in ihrer Wohnung zu besuchen, neugierig darauf ist, wie sie wohnen, die ganze Familie kennenlernt, weiß, welcher Enkel gerade geheiratet hat, und bemerkt, dass eine Patientin beim Friseur war, das kann man nicht lernen. Es interessiert einen oder eben nicht.

Das Unsichtbare

»Kannst du einen Zugang legen?« Gerhard hatte das gefragt. Er war einer der älteren Anästhesiepfleger und schon seit Ewigkeiten in diesem Bundeswehrkrankenhaus angestellt. Er war ein ziviler Pfleger, kein Soldat, auch das gab es, und er war nicht sportlich und schob einen gemütlichen Bauch vor sich her. Dafür war er eine Seele von Mensch mit einem freundlichen Gesicht voller Lachfalten.

Gerhard und ich saßen in der Teeküche des OP-Bereiches, wir trugen mittelblaue Hemden und Hosen, so war es Sitte bei uns und ist es wohl noch heute in den meisten deutschen Krankenhäusern, blau für die Anästhesie, grün für die Operateure.

Ein OP ist ein eigener Mikrokosmos voller Leben und Geschäftigkeit. Man taucht morgens darin ein und versinkt vollkommen, vergisst, dass es draußen noch eine andere Welt gibt, und wenn man abends diese fensterlosen Gefilde verlässt, stellt man verwundert fest, dass die Sonne scheint oder es in Strömen regnet und man keine Ahnung davon gehabt hat, weil man so aufgesaugt gewesen war von dieser kleinen Welt dort drinnen.

Es herrscht eine besondere Atmosphäre in einem OP. Wie in einem summenden Bienenkorb gibt es einen permanenten Geräuschpegel, es sind Geräusche ganz eigener Art, die es nirgendwo sonst gibt. Ärzte und Schwestern unterhalten sich leise, werden manchmal schneller, intensiver, bleiben aber angemessen in ihrer Lautstärke, heben die Stimmen nur wenig, nicht alle Patienten schlafen. Die Beatmungsmaschinen stampfen rhythmisch, Telefone klingeln, Musik spielt leise, Alarme gehen an und aus, die Tragen rollen leise über den Flur und quietschen dabei. Auch die Gerüche sind ganz spezifisch, es riecht nach Kaffee und Desinfektionsmitteln und nach Blut und dem Rauch der Elektrokauter, die zur Blutstillung benutzt werden.

Und alles, was man tut, ist, einen Menschen nach dem anderen hineinfahren, betäuben, operieren und wieder hinausfahren in den Aufwachraum. Jeder dieser Menschen hat eine eigene Geschichte, und die meisten würden sie in dieser Situation, in der sie Angst haben und Schmerzen, gerne erzählen.

Aber wir konnten nicht immer allen diesen Geschichten zuhören, ich schon gar nicht, ich hatte noch sehr viel zu lernen.

Gerhards Frage hatte ich mit einem klaren Nein beantworten müssen. Ich konnte keine Nadel in eine Vene legen, ich konnte nicht intubieren, außer Blut abnehmen konnte ich nichts mit meinen Händen tun. Das hatten wir an der Universität nicht gelernt. Heutzutage, so glaube ich, hat sich hier einiges verbessert und den Medizinstudenten werden mehr praktische Fähigkeiten vermittelt.

»Das macht nichts«, sagte Gerhard freundlich. »Das hat noch keiner der Frischlinge, die gerade aus dem Studium kommen, gekonnt.«

Das beruhigte mich. Ich war mir ausgesprochen dumm vorgekommen in diesem Zentrum der Geschicklichkeit und Fingerfertigkeit.

Mein Chef hatte davon gesprochen, als ich meine Stelle angetreten und er mich »eingenordet« hatte. »In den nächsten Wochen und Monaten werden Sie Ihre Hände trainieren, Anästhesie ist ein Handwerk, Sie arbeiten mit Ihren Händen.«

Ich fand, dass er nicht unrecht hatte.

Man sagt ja, dass in der Anästhesie oft Ärzte arbeiten, die nicht gerne mit Menschen zu tun haben, denn dort muss man nicht viel mit ihnen reden. Man legt sie schlafen, und das tut man mit seinen Händen, die Geschicklichkeit erlernen müssen im Umgang mit Nadeln und Kathetern, Spritzen und Schläuchen.

Hände, die lernen müssen, eine Vene oder Arterie zu erfühlen und zu punktieren oder einen kleinen Plastikschlauch, den Tubus, in die Luftröhre und nicht in die Speiseröhre zu schieben, Hände, die üben müssen, rückenmarksnah Lokalanästhetika zu applizieren und auch dort Katheter einzulegen. Da die Notfallmedizin von unserer Abteilung betrieben wurde, gab es noch vieles mehr, für das man seine Hände benutzen musste. Ausgerenkte Schultern einrenken, gebrochene, fehlgestellte Sprunggelenke geraderichten, Arterien abklemmen, Kinder auf die Welt bringen. Für all das braucht man seine Hände, doch man kann sie für mehr einsetzen, für sehr viel mehr, aber eben nur, wenn man die Menschen mag, wenn man sich nicht davor scheut, sie anzufassen, auch ohne Handschuhe. Dann kann man ihnen die Hände halten, sie streicheln, sie auch mal in den Arm nehmen. Wenn man sich nicht scheut vor der Nähe, sich nicht ekelt, wenn die Tränen anderer Menschen das eigene Hemd benetzen.

Während meines Studiums hatte ich viel auswendig gelernt, noch mehr gelesen und studiert, hatte Versuche gemacht an Ratten, Kaninchen, Fröschen, im Krankenhaus brachte man mir Techniken bei, handwerkliche Fähigkeiten und Behandlungsrichtlinien. Aber den Grundstein des ärztlichen Berufs, die moralische Verpflichtung gegenüber den Menschen, die sich mit ihrem Körper, ihrer Gesundheit, ihren Geschicken vertrauensvoll in unsere Hände begeben, den legte Rolf in meinem Leben.

Von ihm lernte ich am meisten, nicht nur das Handwerk, sondern auch die ethische Seite des Arztseins. Ihm waren die Patienten heilig, er liebte die Menschen und er interessierte sich für sie. Im Notfall, bei Krankheiten und Unfällen seien sie in einer Ausnahmesituation, sagte er, man müsse es ihnen zugutehalten und sehr geduldig und verständnisvoll sein.

Er war mein erster und mein bester Lehrer, und es traf mich sehr hart, als ich ihn viele Jahre später wiedersah und feststellte, dass er Frührentner war, frustriert, desillusioniert. Er hatte alle seine hehren Motive verloren und wollte nicht über Medizin und seine frühere Tätigkeit als Hausarzt reden, nicht einmal von meiner Arbeit wollte er etwas hören. Ich konnte nur ahnen, was ihn bewegte. Auf alle meine Fragen winkte er ab und sagte: »Lass uns über etwas Erfreulicheres sprechen.«

Die Finanzreform im Gesundheitswesen, so müsse man das nämlich nennen und nicht Gesundheitsreform, hatte es ihm verdorben. Das war der einzige Satz, den er dazu sagte, es klang verbittert und sehr betrübt. Seine hohen ethischen und moralischen Ansprüche hatten sich mit den Einschränkungen der Leistungen der Krankenkassen bei gleichzeitiger Erhöhung der Versicherungsbeiträge nicht in Einklang bringen lassen, und so hatte er den Patienten nicht mehr das geben können, was für sie das Optimale war, wie er es mich einst gelehrt hatte.

»Für unsere Patienten ist das Beste gerade gut genug«, so predigte er immer, und keine Mühe war ihm zu viel, keine Uhrzeit zu unmöglich, kein Mensch war ihm zu gering, zu anstrengend, zu arm, zu schmutzig, zu neurotisch, zu anspruchsvoll. Er nahm sich Zeit für alle und jeden, hörte aufmerksam zu, untersuchte gründlich und sorgfältig, beriet ausführlich, nahm sich aller Sorgen und Nöte an und tat alles in seiner Macht stehende für die ihm anvertrauten Patienten. Das Gleiche verlangte er auch von mir. Er forderte mir alles ab, und wenn ich manchmal verzagte und fragte: »Warum belastest du mich so?«, oder jammerte: »Das kann ich nicht, warum muss ich das tun?«, so antwortete er: »Es wird dich stärker, härter, besser machen.« So musste ich mir beispielsweise selbst einen Venenzugang legen lassen, damit ich merkte, wie weh es tut, musste Nitrospray probieren, damit ich erfuhr, welch schlimme Kopfschmerzen es verursachen kann.

Warum man Arzt wird, wenn man nicht gern mit Menschen zu tun hat? Nun, das weiß ich auch nicht so genau. Aber ich weiß, dass es manchmal anders kommt im Leben, als man denkt, und manchmal kann man es sich auch nicht aussuchen.

Manchmal ist ein Umweg besser. Du kommst vielleicht ein paar Minuten später an, aber die unterwegs gesammelten Erfahrungen machen dich reicher – sagen die Maori, die Ureinwohner Neuseelands. Woraus eine große Gelassenheit spricht und der Anspruch auf Lebensqualität.

Ich zum Beispiel wollte eigentlich immer Krankenschwester werden. Als Teenager hatte ich in der Stadtbücherei alle Bände von Susanne Barden ausgeliehen, die ihr Elternhaus verlassen hatte, um in New York Krankenschwester zu werden. Diese Bücher sind keine Dokumente der Frauenbewegung, ganz im Gegenteil. Die junge Frau sieht den Beruf der Krankenschwester als Inbegriff des Dienens und findet ihre Erfüllung darin. Sie liebt ihren Beruf, pflegt mit Inbrunst ihre Patienten, die es ihr danken, und so macht es ihr nichts aus, wenn sie müde ist und die Füße weh tun. Sie folgt ihrer Berufung und wird glücklich damit.

Zwei Freundinnen von mir waren nach der mittleren Reife von der Schule abgegangen und besuchten bereits die Schwesternschule. Ich war begeistert von dem kleinen Zimmerchen, das sie sich teilten und gemütlich eingerichtet hatten, und auch von der Unabhängigkeit, die sie bereits genossen, während ich noch die Schulbank drücken musste. Doch meine Mutter hatte nicht erlaubt, dass ich die Schule verließ, ich sollte das Abitur ablegen, obwohl man es damals für die Schwesternausbildung nicht benötigte. Und als ich dann schon einmal das Abitur hatte, konnte ich auch ebenso gut Medizin studieren. Es schien nichts falsch daran zu sein, Medizin zu studieren.

So kam es anders, als ich gedacht hatte, und ich landete als Assistenzärztin für Anästhesie in diesem Bundeswehrkrankenhaus.

Ich begann mich einzuarbeiten, mich in dieser neuen Welt zurechtzufinden und übte, mich abzugrenzen. Mitfühlen mit den Patienten, ihnen vermitteln, dass man ehrlich interessiert ist und Anteil nimmt an ihrem Leben ist eines, aber auf der anderen Seite ist es wichtig, allzu große persönliche Betroffenheit zu vermeiden. Dafür zu sorgen, dass das eigene Leben unbeeinflusst bleibt, ist nicht immer leicht, aber notwendig, denn sonst kann man es dauerhaft nicht ertragen. Ein schwieriger Balanceakt, bis heute versuche ich mich daran.

Gerhard baute mit mir die Beatmungsgeräte auseinander und wieder zusammen und zeigte mir, wie man einen Patienten richtig lagert, um Druckschäden während der Operation zu vermeiden, wie man den Tubus in die Luftröhre einlegt und viele weitere kleine Handfertigkeiten und Tricks, die mich durch mein ganzes Ärztinnenleben begleiteten.

Er begann mit der Venenpunktion. Ich musste den Stauschlauch am Oberarm anlegen. Niemals darunter, betonte er: »Unterhalb des Ellbogens werden die Strukturen zarter und du kannst Druckschäden verursachen.« Ich blickte auf die Ellenbeuge und versuchte, eine Vene zu sehen.

»Du musst nicht mit den Augen suchen, du musst mit den Fingerspitzen fühlen«, korrigierte er mich. »Du musst mit geschlossenen Augen in der Lage sein, eine Vene zu finden.«

Es war faszinierend anzusehen, wie zart und gefühlvoll seine großen, kräftigen Finger sich bewegten. Ich lernte, meine Hände zu benutzen, so wie es der Chef erklärt hatte und wie Gerhard es mir zeigte, aber auch so, wie ich es von Rolf gelernt hatte.

Rolf und Gerhard, sie lehrten mich beide auf ihre Weise, das Unsichtbare, nicht Offensichtliche zu erspüren, der eine am Körper und der andere an der Seele. Ich lernte und übte beides, mit weit offenen und auch mit geschlossenen Augen, und bald fühlte ich mich sehr wohl in dieser neuen Welt und erkannte, dass das Leben manchmal besser weiß als ich, wohin es mich führt. Bestimmt hätte mir auch die Gynäkologie Freude bereitet, aber der Rettungsdienst und die Anästhesie taten es auch.

»Die Anästhesie besteht zu achtzig Prozent aus Langeweile und zu zwanzig Prozent aus Panik«, auch das sagte der Chef immer.

Ich lernte beides zu schätzen. Ich mochte das Warten auf den nächsten Notfalleinsatz oder das Absitzen der Narkosen, wenn ich meinen Gedanken nachhängen konnte, und ich mochte auch die Anspannung, den Kick, das Adrenalin, das jedes Mal schlagartig ausgeschüttet wurde und meinen Körper überflutete, wenn der Melder aufging oder es im OP hieß: Notfall. Ich empfand es nicht als Panik, wenn sich jede Faser meines Körpers spürbar anspannte, erlebte es nicht als unangenehm, sondern war mir jeder Zelle nicht nur meines Körpers, sondern meines ganzen Seins bewusst und genoss das Gefühl, dass ich es kontrollieren konnte und niemals die Nerven verlor, nie panisch wurde oder hektisch. Im Gegenteil, ich wurde ganz ruhig, eiskalt beinahe, und meine Hände im Verbund mit meinem Kopf und meinem Herzen wussten ganz genau, fast instinktiv, auf der Basis dessen, was ich studiert und gelernt hatte, und was mir mein Bauchgefühl sagte, was ich zu tun hatte.

Ich hatte vorher nicht gewusst, dass es so sein und ich so reagieren würde, aber nun hatte ich etwas entdeckt, das ich wirklich gut konnte, und es erfüllte mich.

Ich mochte den Geruch des Krankenhauses. Manchmal ging ich durch die langen Flure, und wenn ich sicher war, dass mich niemand beobachtete, dann breitete ich die Arme aus und atmete tief ein, saugte diese Welt in mich ein, eine Welle von Glück schwappte über mich hinweg und verschlug mir für einen Moment den Atem, ließ mein Herz hüpfen. Ich weiß, es klingt pathetisch, aber so war es. Dieser typische Geruch aus einer Mischung von Alkoholtupfern, Desinfektionsmitteln und Kaffee, den die Schwestern morgens kochten und uns eine Kanne davon in die Frühbesprechung brachten, schön angerichtet auf einem Tablett mit einem kleinen weißen Deckchen darauf und Zucker und Milch in kleinen Edelstahlbehältern, wie sie in einem Krankenhaus üblich sind, das machte mich glücklich.

Damals taten das noch die Schwestern, so wie sie alles taten. Sie wuschen die Patienten und fütterten sie, wechselten ihre Verbände, teilten die Pillen aus und legten die Bettwäsche zusammen. Ich mochte auch den Geruch der frisch gewaschenen und geplätteten strahlend weißen Laken, und ich mochte den Anblick der akkurat gefalteten, im Schrank sorgfältig gestapelten, nach Betttüchern, Bezügen und Kopfkissen ordentlich sortierten Wäsche.

Hier, in diese Welt des Krankenhauses, gehörte ich hin. In diese sterile, saubere, durchorganisierte Welt, die so voller Leben und voller Menschen war. Da waren Kollegen und Kolleginnen, mit denen ich mich anfreundete, Oberärzte und Chefärzte, die in ihren weißen Kitteln an uns vorbeischwebten und uns Aufträge gaben, und Schwestern, Pfleger und Rettungssanitäter, mit denen ich zusammenarbeitete, aber da waren auch die Putzkräfte, das nette ältere Ehepaar, das die kleine Kantine unten neben dem Haupteingang betrieb, die Küchenfrauen, die Besucher und natürlich die Patienten. Eine ganze kleine Welt, ein Mikrokosmos, der mich völlig ausfüllte und vereinnahmte. Ja, da wurde gestorben, da gab es Leid und Schmerz, aber es gab auch erfolgreiche Operationen und Heilungen und neues Leben, so wie es für mich ein neues Leben war voller Herausforderungen, Aufgaben und Anregungen, die ich aufsaugte wie ein Schwamm.

Wir scherzten auch und lachten viel, und im Rückblick werte ich es als ein Zeichen dafür, dass wir entspannt waren, unseren Beruf gerne ausübten und nicht so unter Druck standen wie die jungen Kollegen heutzutage oft. Wir hatten geregelte Arbeitszeiten, nie machte ich auch nur eine Überstunde, und es war immer genügend Zeit, uns jungen Assistenten etwas zu erklären, zu zeigen, mit uns zu üben.

Über das senkrecht wie ein Vorhang aufgespannte Tuch hinweg, welches das Operationsgebiet vom Kopfteil, dem Arbeitsgebiet des Anästhesisten abtrennte, und das wir Anästhesisten in althergebrachter freundschaftlicher Rivalität zu den Chirurgen scherzhaft die »Blut-Hirn-Schranke« nannten, unterhielten wir uns mit ihnen oder sahen bei der Operation zu. Hatte der Patient nur eine Regionalanästhesie und schlief nicht, so blieb ich bei ihm am Kopfende sitzen und redete leise mit ihm, dann hatte ich auch Zeit, den Geschichten zu lauschen, und ich tat es gern.

Ich gewöhnte mich schnell ein und fühlte mich wohl. Ein besonderes Faible hatte ich aber für die Dienste auf dem Notarztwagen, sie waren für mich das Salz in der Suppe.

Wir fuhren immer im Team zu viert. Ein Fahrer, ein Rettungssanitäter und ein Notarzt, dazu entweder ein Sanitäter oder ein Arzt in Ausbildung. Alle, aber auch wirklich alle, fand ich sehr nett, was ja wichtig ist, wenn man so lange Zeit auf so engem Raum und vor allem in Situationen verbringt, die jedes Mal anders sind, oft ungewöhnlich, gelegentlich sehr traurig und berührend, manchmal grenzwertig, manchmal sogar gefährlich oder einfach auch nur skurril.

Lebenslust

Motorradfahrer waren ein Dorn im Auge der Chirurgen und Anästhesisten, der Mitarbeiter des Rettungsdienstes und der Intensivstationen, ihr Sport eine vollkommen überflüssige Angewohnheit, sich selbst und andere in Gefahr zu bringen. Auch wenn wir nachvollziehen konnten, dass Motorrad fahren Spaß machen konnte, so erlebten wir immer wieder, dass nicht die Motorradfahrer selbst den Unfall verschuldet hatten, sondern andere Verkehrsteilnehmer, auf die sie keinen Einfluss hatten und deren Reaktionen schwer einschätzbar waren. Sich in eine solche Situation zu begeben, fanden wir, mit Verlaub, ziemlich dumm.

Wir waren Soldaten, und viele von uns betrieben selbst Extremsportarten, wobei wir einen Unterschied machten zwischen Spitzensportlern, die ihre Grenzen ausloten, und waghalsigen Draufgängern wie Motorradrennfahrern.

Auch wenn es vielleicht ein Vorurteil war, so wurde es genährt von unzähligen Schwerverletzten oder nicht mehr zu rettenden Verunglückten.

Ich war, bevor ich meine Kinder bekam, Fallschirm gesprungen. Auch gefährlich, wie mir meine Mutter immer vorwarf. Rücksichtslos gegenüber den Menschen, die einen lieben, so fand sie.

Aber – so argumentierte ich, und vielleicht suchte ich ja genau wie die Motorradfahrer auch nur nach Ausreden, weil ich es so gerne tat – ich hatte die Kontrolle. Es hing ganz allein von mir ab, ob es sicher war oder nicht. Es fängt beim Packen der

Schirme an und geht mit der Beurteilung des Wetters weiter. Bei schlechter Wetterlage oder starkem Wind sprangen wir nicht. Und wenn ich sprang, so hing es ganz von meinen Fähigkeiten ab, ob der Sprung gelang oder ob ich mich verletzte. Es war wichtig, gut trainiert zu sein, sich mit der Funktionsweise der verschiedenen Schirme, der Meteorologie und der Geographie der Gegend, über der man abspringt, gut auszukennen und dergleichen Dinge, die man alle selbst in der Hand hat. Beim Motorrad fahren ist das nicht so.

Im Vogelsberg gab es den Schottenring. Es gibt ihn wohl auch heute noch. Der Schottenring ist eine beinahe zwanzig Kilometer lange Motorradrennstrecke auf normalen Straßen, die jedes Jahr einmal, am dritten Wochenende im August, für ein großes Rennen abgesperrt werden.

Das Rennen machte den Bikern Lust, und so fuhren sie die Strecke auch hinterher noch gerne, auch im Herbst, und nicht immer war das Wetter zum Motorrad fahren geeignet.

Ein junger Mann blieb mir für immer im Gedächtnis. Ich erinnere mich nicht mehr, welcher Umstand genau zu dem Unfall führte. Es war ein ungemütlicher Herbsttag, und es war feucht und neblig. Vielleicht hatte der Wind nasse Blätter auf die Straße gewirbelt und er war mit seinem Motorrad ausgerutscht, vielleicht war er auch einfach zu schnell gewesen und es hatte ihn aus der Kurve getragen. Vielleicht hatte er einen dieser Joghurtbecher gefahren, wie wir die schnellen, spritzigen, aber für ihre mögliche Höchstgeschwindigkeit gewichtsmäßig zu leichten Motorräder meist japanischer Herkunft nannten, auch das weiß ich nicht mehr.

Er lag in einer Kurve, neben der Straße im nassen Gras und war sehr schwer verletzt. Er war Anfang zwanzig, ein hübscher Mann mit blonden Haaren und einem weichen, freundlichen Gesicht. Beileibe kein Hells Angel in schwarzer Kluft und tätowiert. Ein ganz normaler, sympathischer junger Mann, der auch alle Sicherheitsmaßnahmen getroffen hatte, die ein verantwortungsvol-

34

ler Motorradfahrer nur treffen kann. Er trug Handschuhe, Helm, Stiefel und eine stabile Lederkombination, deren Hose der rohen Gewalt des Unfalles nicht standgehalten hatte. Die Jacke hatten wir der Schnelligkeit halber und wegen der Schmerzen, die er bei jeder Bewegung hatte, kurzerhand und nachdem er sich einverstanden erklärt hatte, zerschnitten.

Als wir ihn bis auf die Unterwäsche entkleidet hatten, sahen wir das Ausmaß der Verletzung. Sein linkes Bein hing beinahe nur noch in Fetzen an ihm, die Knochen waren in mehrere Trümmer zerbrochen, ohne jede Stabilität, aber was uns am meisten Sorge bereitete, waren die vielen Gefäßverletzungen an diesem Bein. Wir transportierten ihn, nachdem wir das Bein in Vollnarkose geradegerichtet und geschient hatten, direkt in die Universitätsklinik, wo er die bestmögliche Versorgung bekommen würde; eine lange Fahrt, die wir dazu nutzten, ihm mehrere Liter Infusionsflüssigkeit zu infundieren, um den Blutverlust auszugleichen.

Wegen der Vollnarkose hatte ich unterwegs nicht mit ihm reden können, aber der arme Kerl war mir nicht aus dem Kopf gegangen. Als wir gut zwei Wochen später einen anderen Patienten in die Universitätsklinik einlieferten, ließ ich mein Team kurz allein und ging auf die chirurgische Station, um nach ihm zu sehen.

Er schien sich über den Besuch zu freuen, erkannte mich auch sofort. Es gehe ihm gut, sagt er strahlend.

Als ich auf die Bettdecke starrte, die sich links nicht so hoch wölbte wie rechts, und noch krampfhaft nach angemessenen Worten suchte, sagte er wie nebenbei, heiter und gelassen, als sei es nichts Besonderes: »Ja, das Bein war leider nicht mehr zu retten, es musste amputiert werden.«

Ich war entsetzt und wusste nicht, was ich sagen sollte.

»Das tut mir leid«, sagte ich lahm und fügte, weil ein plötzlicher Ärger über diesen sinnlosen Verlust in mir aufwallte, hinzu: »Scheißmotorräder.«

»Oh, das Motorrad kann doch nichts dafür«, sagte er grinsend.

»Ihr seid doch wirklich unbelehrbar, ihr Motorradfreaks«, stöhnte ich, aber mit einem Lächeln, denn ich war froh, dass er so unbefangen darüber reden konnte. »Nur, damit ist es jetzt wohl vorbei«, sagte ich.

»Keinesfalls«, antwortete er fröhlich und zeigte auf eine Motorradzeitschrift auf seinem Nachtschrank. »Ich habe mir schon einen Beiwagen bestellt, damit kann man auch mit einem Bein Motorrad fahren!«

Ich war fassungslos und dachte, er mache einen Scherz.

»Das ist doch ein Witz, oder?«, fragte ich ihn, und er lächelte und wurde ein wenig ernster, weniger flapsig.

»Wissen Sie«, und er sah mich nicht an dabei. Er sah aus dem Fenster, da stand ein großer Laubbaum und seine grünen Blätter neigten sich im Wind vor dem blauen Himmel, aber er schien nichts davon wahrzunehmen, sein Blick wurde verloren und schien ins Unendliche zu gehen. »Wissen Sie, ich wäre beinahe gestorben. Aber ich bin es nicht. Ich lebe. Und ich beabsichtige, weiterzuleben und nicht nur zu existieren. Dauernd nur aufpassen, dass mir nichts passiert, nicht rauchen, nicht trinken, sich warm anziehen, damit man ja nicht krank wird, das ist nichts für mich. Ich will das Leben, das ich habe, genießen, und ich werde mich nicht unterkriegen lassen, weil ich nur noch ein Bein habe! Verstehen Sie, was ich meine?«

Ich nickte. Bis hierhin konnte ich ihn verstehen. »Aber das? Muss das sein?«, und ich wies auf die Motorradzeitung. Nun wandte er den Blick vom Fenster ab, sah mich an und grinste: »Ich fahr nun mal gern Motorrad. Und mit einem Beiwagen wird das ganz prima funktionieren!«

Ich streckte die Waffen. Seine Lebenslust war zu ansteckend.

Ich wünschte ihm alles Gute und kehrte zurück zu meinem Team, das allerdings kein Verständnis für den Beiwagenplan aufbrachte. Aber sie hatten auch sein Gesicht nicht gesehen und den

Ausdruck in seinen Augen, als er aus dem Fenster geschaut hatte. Hinter seiner Tapferkeit und seinem starken Lebenswillen, das Beste aus seinem Schicksal zu machen, hatte eine ganz tiefe dunkle Traurigkeit hervorgeschimmert, und mir tat das Herz weh.

Aberglaube

Ich schien eine Serie zu haben. Im Rettungsdienst wird man abergläubisch und fühlt sich darin immer wieder bestätigt, wenn bei Vollmond viele Babys auf die Welt kommen oder man mehrere schwere Unfälle hintereinander erlebt.

Mein zweiter Einsatz dieser Serie kam nachts.

Es war eine junge Frau, gerade neunzehn Jahre alt, die mit erhöhter Geschwindigkeit im Wald bei Nieselregen in einer Kurve auf nassen Blättern ins Schleudern geraten und mit ihrem Auto gegen einen Baum geprallt war.

Sie war sehr schwer verletzt und blutete aus allen Knopflöchern, wie wir in der Sprache sagten, die wir unter uns verwendeten, wenn ein Patient uns nicht hören konnte, weil er bewusstlos war oder anästhesiert. Beide Beine waren gebrochen, das Becken und viele Rippen auch, die Lunge war voller Blut und das Atmen war schwer für sie und mühsam und nicht ausreichend, um ihrem Körper genügend Sauerstoff zuzuführen.

Schlank war sie und hatte lange blonde Haare, die ihr jetzt blutig rot am Kopf klebten. Ihre Augen waren geschlossen, sie war tief bewusstlos, aber als wir die Lider öffneten, um in ihre Pupillen zu leuchten, konnten wir sehen, dass sie von einem strahlenden Blau waren. Sie musste ein sehr schönes Mädchen gewesen sein, vor diesem Unfall. Für Gedanken dieser Art war jetzt keine Zeit, aber man kann nicht verhindern, dass sie sich für den Bruchteil einer Sekunde aufdrängen. Man denkt sie nicht zu Ende, man verschiebt sie auf später und arbeitet.

Ich verstand zunächst nicht, warum Rolf mich zwang, bei ihr eine Drainage in die Lunge zu legen. Das hatte ich noch nie an einem echten Menschen getan, und ich wollte nicht.

Eine Thoraxdrainage ist ein Eingriff, vor dem ich mich scheute, viele Notärzte tun das, wir haben nicht oft Gelegenheit, ihn zu üben. Man macht einen kleinen Hautschnitt von zwei bis drei Zentimetern und praktiziert einen Schlauch zwischen zwei Rippen hindurch in den Pleuraspalt, den kleinen Raum zwischen Rippenfell und der Lungenoberfläche, um Flüssigkeiten oder Luft von dort zu entfernen, dann hält man durch ein besonderes Ventil oder eine Saugpumpe den physiologischen Unterdruck im Pleuraspalt aufrecht, und die kollabierte Lunge kann sich wieder entfalten. Die Kunst besteht darin, den schmalen Spalt zu treffen und dabei das Lungengewebe nicht zu verletzen. Ich hatte es bis dahin nur an einem Plastikmodell geübt.

»Mach du, ich kann das nicht«, bat ich ihn.

Aber er drückte mir nur das Skalpell in die Hand und schnauzte mich an: »Nun mach schon, wir haben keine Zeit zu verlieren.«

Und so tat ich es, und ich konnte es, eine große Menge Blut lief ab, und nun konnten wir das junge Mädchen beatmen.

Einige Momente später wurde mir klar, dass Rolf von Anfang an gewusst haben musste, dass wir einen aussichtslosen Kampf führten. Vielleicht hatte er gedacht, dass meine künftigen Patienten davon profitieren würden, wenn ich hier die Anlage der Thoraxdrainage übte. Als er kurz darauf den Tod der jungen Frau erklärte und ich ihn fragte, ob ich mit meiner Überlegung recht hatte, nickte er nur knapp. Mir wurde übel, richtig körperlich speiübel.

Während er dann auch noch den Rettungssanitäter intubieren ließ, zur Übung, stellte ich mich in die hintere Ecke des Fahrzeuges, atmete tief ein und aus und versuchte, mich an den Gedanken zu gewöhnen, dass Rolf recht hatte. Ich wusste, wenn ich mich hiermit nicht abfinden könnte, würde es nichts mit meiner Karriere als Notärztin. Es mochte brutal sein, aber es war richtig. Besser, an den Toten zu üben und es bei den Lebenden zu beherrschen.

Man mag denken, was man will. Als ich viel später als alleinverantwortliche Notärztin unterwegs war, konnte ich einem Patienten in ähnlicher Situation helfen. Es handelte sich um einen großen kräftigen Mann mit einem sogenannten Spannungspneumothorax, der von Atemzug zu Atemzug luftnötiger wurde und in wenigen Minuten tot sein würde, wenn ich nicht dafür sorgte, dass sich seine kollabierte Lunge wieder entfalten konnte.

Im Sekundenbruchteil zogen alle die Bilder aus den Fernsehserien durch meinen Kopf, in denen die Ärzte heroisch Taschenmesser in Brustkörbe rammen und Kugelschreiber in Luftröhren bohren, was in meinen Augen der größte Blödsinn überhaupt ist und kein bisschen funktioniert. Dann musste ich an Rolf denken und an die junge Verletzte, der ich die Thoraxdrainage hatte anlegen müssen, obwohl sie schon so gut wie tot war, und mir wurde in der Erinnerung wieder übel, aber nur ganz kurz, und dann brachte ich die Drainage an, als hätte ich nie etwas anderes getan und rettete ihm damit das Leben.

Dass wir die junge Frau nicht retten konnten, lag nicht an meiner Ungeübtheit.

Ihre Verletzungen waren von Anfang an so schwer gewesen, dass sie nie eine Überlebenschance gehabt hatte. Zu den ganzen Knochenbrüchen hatte sie auch innere Blutungen, und die Infusionslösung, die wir ihr gaben, lief als klare und helle Flüssigkeit aus ihren Wunden wieder heraus. Es war nicht nur gruselig anzusehen, es hatte mir das Gefühl höchster Hilflosigkeit und Ohnmacht vermittelt.

Sie verblutete unter unseren Händen – leicht ist ein solcher Satz gesagt, und durch die ganzen »Medical Dramas« wie Emergency Room, Dr. House oder Greys Anatomy hört es sich vertraut an und wir erschrecken nicht mehr über derartige Worte.

Heute kribbeln meine Handflächen unangenehm, wenn ich daran zurückdenke, wie es sich anfühlte, als sie tatsächlich unter meinen Händen verblutete, einfach wegstarb. Da war die ganze hektische Geschäftigkeit in unserem Kampf um ihr Überleben, und ich hatte keine Zeit, über meine Gefühle nachzudenken. Doch meine Hände, die das Mädchen berührten, meldeten das Erfühlte an mein Gehirn, welches es speicherte. Es ruft es ab, so wie jetzt, wenn Zeit dafür ist, und dann kribbelt die Haut meines Handballens und meiner Fingerspitzen, und ich spüre, wie ihre Haut kälter und teigiger wurde, der Körper schlaffer und reaktionsloser, und wie schließlich alles Leben aus ihr wich und sie entschwand. Einfach so. Ohne dass ich irgendetwas daran hätte ändern können.

Weinen

Die Polizei, die für uns die Straße abgesichert hatte, bat uns, mit ihnen zu den Eltern der jungen Frau zu fahren. Wir hatten geklingelt, und nun standen wir da, um die traurige Nachricht zu überbringen, und warteten, dass die Tür sich öffnete. Zwei Polizisten, Rolf und ich. Die Tür ging auf, eine dralle kleine Mittvierzigerin in Kittelschürze öffnete. Ihr fragender Blick schweifte von uns zu unseren Einsatzfahrzeugen und wurde erst ungläubig, dann furchtsam.

»Karl-Heinz, komm schnell«, rief sie hinter sich ins Haus hinein, und wir warteten, der unausgesprochenen Bitte nachkommend, auf ihren Mann.

Dann bat einer der Polizisten, uns doch bitte ins Haus zu lassen, und dort im Hausflur, neben der Eichenholzgarderobe, die voller Jacken und Mäntel hing, neben dem Schirmständer und dem kleinen Tischchen, auf dem das moosgrüne Telefon stand, da sagte er den Satz, den man nicht anders sagen kann: »Es tut mir leid, aber wir bringen schlechte Nachrichten.«

Man möchte nicht, aber man muss es ja irgendwie sagen. Lange Vorreden machen es nur noch schlimmer, und so fuhr er auch gleich fort: »Ihre Tochter hatte einen schlimmen Autounfall.«

Bereits hier fing die kleine Frau an zu weinen, und so hörte sie kaum, was der Polizist dann noch schnell hinter sich brachte. »Es tut uns sehr leid, aber sie hat es nicht überlebt, sie ist tot.«

Ich war froh zu sehen, dass der Mann seine Frau in den Arm nahm und dass sie beide weinten. Es gibt so viele Reaktionen auf die Mitteilung, dass ein geliebter Mensch gestorben ist. Den Schmerz herauszulassen wie diese beiden ist wohl die gesündeste Art.

Jeder von uns kennt das. Es gibt Situationen im Leben, die sind so schrecklich und so schwer zu ertragen, dass sich tief in uns etwas verkrampft, zusammenzieht und sich verhärtet, zu einem schweren Klumpen wird, den wir im Magen oder in der Brust lokalisieren, wo er drückt und schmerzt. Und wenn es uns nicht gelingt, diesen Klumpen aufzulösen, dann bleibt er dort, wird chronisch, macht uns krank und wir verlieren jeden Lebensmut.

Jede einzelne Träne kann dieses dumpfe, ziehende Etwas in uns auflösen und es fühlt sich leichter an, und mit jeder Träne gehen wir einen Schritt nach vorn, zurück ins Leben.

Weinen ist etwas, das den Deutschen schwerzufallen scheint, etwas, das sich vor allem die Generation unserer Großeltern nach dem Zweiten Weltkrieg abgewöhnt zu haben scheint. Entsprechend haben sie ihre Kinder erzogen, und diese begleiten wir, meine Arztgeneration, nun beim Sterben und die Angehörigen in ihrer Trauer.

Man zeigt seine Gefühle nicht, schon gar nicht in der Öffentlichkeit, die ein Notarzt ja repräsentiert. Bei einem Hausarzt, den man kennt, zu dem man in langen Jahren Vertrauen aufgebaut hat, da kann man es schon eher wagen. Aber einer fremden Notärztin gegenüber, die man noch nie gesehen hat und die begleitet wird von Männern in schweren schwarzen Stiefeln, an deren Gürteln Taschenlampen und Funkgeräte baumeln, da ist es schwer, sich weich zu geben.

Wenn man nicht gleich weinen kann, rettet man sich gelegentlich in Aktivität, um das Erleben des Schmerzes noch ein wenig nach hinten zu schieben. Wenn ich durch diese oder andere Anzeichen das Gefühl hatte, meine Anwesenheit steht dem Erleben der Trauer im Weg, verabschiedete ich mich, so schnell ich konnte. Manche weinen lieber allein.

Eine ältere Dame, deren Mann soeben verstorben war, setzte eine steinerne Miene auf und entschuldigte sich, sie müsse sich umziehen. Nach einem Moment kehrte sie zurück, von Kopf bis Fuß in schwarzer Trauerkleidung, wie es bei uns auf dem Land teilweise noch immer üblich ist. Man trägt schwarz, wenn jemand gestorben ist. Bis zu fünf Jahre für den Ehemann oder für ein Kind, zwei Jahre für die Eltern, ein Jahr für Bruder, Schwester oder Schwiegermutter, ein halbes Jahr für eine Tante, manchmal sogar für einen Nachbarn, den man gerne mochte. Ab einem gewissen Alter trugen daher die Landfrauen eigentlich nur noch schwarz, irgendjemand stirbt immer. Weinen würde die Dame erst, nachdem ich sie verlassen hatte, das wusste ich genau.

Ich war erleichtert, dass diese Eltern weinten, und auch darüber, dass sie sich umarmten. Sie waren bereit, den Schmerz zu akzeptieren, ihn abfließen zu lassen, und sie würden sich dabei gegenseitig unterstützen, was nicht selbstverständlich ist.

Menschen machen viele Versuche, um den Klumpen in ihrer Brust loszuwerden, ohne den Schmerz durchleben zu müssen, der naturgemäß dazugehört, und nicht immer helfen sie dabei einander.

Im Versuch, dem Schmerz auszuweichen und ihn zu vermeiden, gibt es mannigfaltige Wege, einer z.B. ist, nach Schuld und Verursachern zu suchen. Man kann den Unfallgegner verklagen, falls es einen gibt. Man kann den behandelnden Arzt falscher oder mangelhafter Behandlung beschuldigen oder aber auch seinem Lebenspartner Vorwürfe machen. Nicht selten führt der Tod eines Kindes zur Scheidung der Eltern.

Damit ein großer Schmerz ertragbar wird und man mit ihm leben kann, muss man sich ihm stellen, ihn durchleben, wieder und wieder, bis seine Intensität nachlässt.

In anderen Kulturkreisen ist es gesellschaftlich akzeptiert, dies gemeinsam und sehr lautstark zu tun. In den drei deutschsprachigen Ländern ist seit der Zuwanderung von ausländischen Arbeitskräften aus südlichen Ländern in der Medizin der Begriff »mediterranes Syndrom« eingeführt. Erkrankungen und Befindlichkeitsstörungen werden gerne sehr theatralisch und dramatisch mit großem Jammern und Wehklagen demonstriert, und ein Todesfall gar ist in diesem Umkreis eine große Herausforderung an unsere westliche, vergleichsweise getragene und zurückhaltende Art.

Wenn ein Angehöriger einer türkischen Familie stirbt, versammelt sich die ganze Sippe und weint und klagt gemeinsam. Je lauter, desto ehrlicher die Trauer. Wer leise weint, scheint nicht richtig zu trauern und beweist nicht genug Loyalität.

Mitunter war es für mich nicht leicht zu ertragen. Einmal musste ich dreimal in einer Nacht zu solch einer türkischen Familie fahren, deren oberster Patron verstorben war. Der Lärmpegel war unbeschreiblich. Überall in der Wohnung saßen schwarz gekleidete Frauen mit Kopftüchern, schrien und jammerten laut, immer an- und abschwellend in ihrer Tonhöhe und Lautstärke, und dabei wiegten sie sich im Takt mit dem Oberkörper vor und zurück. Sie ließen sich auch durch unsere Ankunft nicht dabei beirren. Ein Mann hatte uns die Tür geöffnet und zu einer Frau geführt, die sich in einen hysterischen Erregungszustand hineingesteigert hatte, aus dem ich sie nur mit der Injektion eines Beruhigungsmittels befreien konnte. Danach verweigerte sie, unterstützt von dem Mann, der sich als ihr Gatte erwies, die Mitfahrt ins Krankenhaus.

Die Wirkung der Spritze hatte nach zwei Stunden nachgelassen, und das ganze Procedere wiederholte sich. Als wir aber zum dritten Mal gerufen wurden, weil sie sich erneut in eine Hyperventilationstetanie hineingearbeitet hatte, die anderen Frauen heulten und klagten immer noch, verlor ich die Geduld und erklärte, sie nun ins Krankenhaus mitnehmen zu müssen. Ich trat so energisch und unmissverständlich auf, dass es ihren Ehemann einzuschüchtern schien, und er ließ es geschehen.

Es war fünf Uhr morgens, als wir zur Wache zurückkehrten, und ich machte meinem Herzen Luft, aber merkte selbst, wie intolerant ich war und wie gefangen in dem, was man mir in meiner Kultur überliefert hatte, aber wir Ärzte haben auch nur Nerven.

Die Seelenschmerztablette

Später, als ich mehr Erfahrung bekam, lernte ich, dass es manchmal besser ist, auf Beruhigungsmittel zu verzichten. Sie können den natürlichen Verlauf der vollkommen angemessenen Trauerreaktion verzögern. Auch wenn ein Mensch noch so alt geworden ist, der Tod kommt doch immer überraschend und selten sind die Hinterbliebenen vorbereitet. Selbst bei krebskranken Patienten, bei denen man oftmals als liebender Angehöriger den Tod als Erlösung herbeisehnt, ist die Tiefe des Schmerzes, der mit dem persönlichen Verlust einhergehen kann, unerwartet.

Und ich lernte, dass wir Ärzte oft dann Beruhigungsmittel injizieren, wenn in Wahrheit wir selber es sind, die eine Situation nicht mehr ertragen können. Wenn wir der limitierende Faktor sind, wenn wir das Weinen, Schreien oder gar Toben nicht aushalten können. Manchmal machen wir es damit schwerer, denn nun kommen der Schmerz, die Trauer, die Wut, die Verarbeitung später.

Wenn ich über meine Arbeit nachdenke, so glaube ich, bezüglich der türkischen Familie würde ich heute immer noch genauso handeln. Genug ist genug. Aber wenn ich an meinen ersten Einsatz zurückdenke und an die Tochter des Verstorbenen, dann überlege ich, ob die beruhigende Spritze, die ich ihr gab, wirklich notwendig gewesen war, oder ob ich die Situation nicht auch anders hätte bewältigen können. Noch immer habe ich sie lebhaft vor Augen in ihrem beigen Mantel und dem weißen Stofftaschentuch in ihren Händen.

Sicher hat sie es gut überstanden, den Umständen entsprechend, wie man so sagt, und sicher würde sie einmal in der Woche die Blumen auf dem Grab ihres Vaters sorgsam pflegen, und ihre Spaziergänge, die würde sie nun allein unternehmen, nur, dass sich ihr Ziel geändert haben mag und sie nicht mehr um den Teich geht, sondern auf den Friedhof. Vielleicht fährt sie ja auch mit dem Fahrrad hin, nun, da sie nicht mehr mit dem Vater spazieren geht.

Ich denke immer, wenn ich heute noch einmal in diese Situation käme, würde ich es besser machen. Ich würde sie weinen lassen, wenn nötig, sie in eine Plastiktüte atmen lassen, um die schmerzhaften Nebenwirkungen der Hyperventilation zu vermeiden, aber ich würde ihr kein Beruhigungsmittel verabreichen. Ich würde sie weinen lassen und sie in ihrer Trauer begleiten, ihr ermöglichen, sie zu durchleben.

Es war ein sehr schöner September, wir hatten viele Sonnentage, aber für mich schien die Sonne nicht, für mich wurde sie verdunkelt von einer dicken grauen Wolke. Mein Hund war gestorben. Er war von einem Auto überfahren worden und starb kurz darauf in meinen Armen. Zwei Freunde waren bei mir, beides Ärzte, Humanmediziner. Der Tierarzt war bei einem anderen Notfall und konnte nicht kommen. Gemeinsam hatten wir alles versucht, um den Hund zu retten, obwohl uns im Grunde klar war, dass seine Verletzungen zu schwer waren. Organ ist Organ, ob Tier oder Mensch.

Ich kann nicht genau sagen, ob ich wirklich hysterisch war oder ob sie es nicht ertragen konnten, weil es ihnen so zu Herzen ging, wie ich da lag, auf dem Teppichboden im Wohnzimmer und laut in dasselbe Handtuch schluchzte, in das mein toter Hund eingewickelt war, und alles war voller Blut.

Auf jeden Fall hoben sie mich auf, setzten mich auf einen Stuhl, gaben mir etwas zu trinken und dann boten sie mir eine Beruhigungstablette an. Ich wollte keine. Ich wollte den Schmerz lieber gleich durchstehen. Aber ich war erschöpft. Ich hatte aus anderen Gründen seit drei oder vier Nächten nicht richtig geschlafen. Eine sehr liebe Freundin von mir war schwer erkrankt. Ich war sehr traurig, und es raubte mir den Schlaf, aber als altgediente Notärztin macht man sich darüber keine Gedanken mehr. Eine Nacht mehr oder weniger ohne Schlaf, darauf kommt es nicht an. Der Körper holt sich, was er braucht, und irgendwann wird man schon schlafen.

Meine Freundin sah das anders. »Es ist genug jetzt.«, sagte sie mit fester Stimme, und ich ließ es geschehen, dass der Freund eine Tablette holte. Er brach sie in zwei Hälften, und ich schluckte die eine, die andere wickelten sie in ein Stück Papier und steckten sie in mein Portemonnaie. »Die kannst du dann zur Nacht noch nehmen«, sagten sie.

Zwanzig Minuten später sah ich meine Freundin erstaunt an und fragte: »Kann es sein, dass die Wirkung schon einsetzt?«

Sie lächelte und sagte: »Ja, und das ist gut so.« Später erzählte sie mir, mein Gesicht habe auf einmal anders ausgesehen, entspannt und friedlich.

Ich war unsicher. Es war mir unheimlich. Mein Verstand war glasklar. Ich konnte denken und funktionierte, ich wusste genau, was getan werden musste. Ich konnte entscheiden, wann und wie ich meinen Kindern sagte, dass unser geliebter Hund tot sei. Dem einen konnte ich es am Telefon sagen, bei dem andern musste ich anwesend sein, wenn ich es ihm sagte. Ich stellte mein Glas in die Spüle, wusch mir das Gesicht und die Hände und rief meinen Sohn an. Ich war nicht eiskalt, ich war nicht angespannt wie im Notdienst, wenn ich genau wusste, was zu tun war, ich war einfach nur ganz ruhig. So wie ein See an einem windstillen Tag, wenn die Wasseroberfläche wie Klarsichtfolie aussieht. Keine Bewegung. Als ob ich vor einer Glasscheibe säße, hinter der das Leben sich abspielt. Glatt. Ruhig.

Ich sah in mich hinein und merkte, dass der Schmerz abgeschaltet war, als hätte jemand den Strom abgestellt. Ich fühlte nichts. Der Schmerz war weg, das Brennen in der Brust war weg, die Tränen hatten aufgehört zu fließen, aber da war auch kein anderes Gefühl. Ich war nicht »high«, ich war nicht froh, nicht traurig, nicht wütend.

Es war mir auch nicht alles egal. Ich fühlte nur nichts. Meine Gefühle waren abgeschaltet, sie waren weg. Ein Teil von mir war weg.

Der Verstand aber war noch da. Ich dachte: Sie haben mir eine Schmerztablette für die Seele gegeben. So wie man eine Kopfschmerztablette gegen Kopfschmerzen nimmt, und die Schmerzen sind weg.

Ich hatte eine Seelenschmerztablette bekommen, und es hatte den Schmerz ausgelöscht, weggewischt von der Glasscheibe, vor der ich saß, und sie war streifenfrei und sauber und mein Verstand war glasklar.

Selbst wenn ich es mit aller Kraft gewollt hätte, ich hätte nicht weinen können. Keine einzige Träne, nichts.

Es war kein gutes Gefühl. Es war so losgelöst. Es schien so falsch. Ich wollte doch traurig sein. Es ist doch richtig, traurig zu sein und zu weinen, wenn jemand stirbt, den man liebt. Auch wenn es »nur« ein Hund ist. Er war doch mein Freund, mein Kamerad. Er war so treu, ist überall mit mir hingegangen, saß lieber drei Stunden geduldig im Auto und hat auf mich gewartet, als daheim zu bleiben, wo er bequemer hätte schlafen können.

Am nächsten Tag rief ich meine Freundin während ihres Dienstes im Krankenhaus an und sagte: »Gib diese Tabletten bloß nicht leichtfertig. Nur wenn zu befürchten steht, dass jemand wirklich vor Aufregung einen Herzinfarkt bekommt oder einen Schlaganfall. Ansonsten lass den Menschen ihre Gefühle. Halte es aus, wenn sie weinen, schreiben, toben. Es ist so schrecklich, wenn man das nicht kann.«

Sie antwortete: »Ja, ich weiß. Aber du musstest einmal schlafen. Auch deine Kraft ist nicht unbegrenzt.«

Und auch das war wahr. Ich hatte nach der Tablette geschlafen wie ein Stein, und es hatte mir gutgetan. Danach war der Schmerz wieder da, er hatte gewartet, bis ich genug Kraft geschöpft hatte, mich ihm zu stellen.

In Afghanistan, wohin mich das Leben für zwei Jahre führen sollte, da lernte ich viel über Sterben und Schmerz. Ich lernte, dass der Schmerz immer und überall auf der Welt gleich ist. Die Gründe sind verschieden, die Prioritäten mögen anders sein, aber am Ende ist es egal, ob man über einen Hund weint oder über einen gefallenen Kameraden oder über ein totes Kind. Der akute Schmerz ist immer gleich und fühlt sich immer gleich an, und es ist nicht ausreichend zu sagen, dass er weh tut. Obwohl er das tut. Er überfällt uns und breitet sich in uns aus. Er erscheint uns erst unerträglich, dann macht er uns wütend, dann lähmt er uns und will uns seinen Willen aufzwingen, will uns beherrschen, nicht mehr loslassen.

Wir vom Schmerz gequälten Menschen suchen Erleichterung und versuchen es mitunter mit Flüssigkeiten. Den chemischen aus einer Ampulle, die man in eine Spritze füllt und injiziert, und den hochprozentigen, die aus der Flasche kommen, klar und scharf und brennend. Bis wir darauf kommen, dass die Natur die geeigneten Flüssigkeiten für uns längst bereithält. So wie die Regenwolke den Regen entlässt und damit den Staub von den Blättern der Bäume wäscht, so schwemmen unsere Tränen den Schmerz hinweg. Besser als dämpfende Spritzen, und auch wenn die Tränen anfangs genauso heiß brennen können wie Schnaps in der Kehle, so wandeln sie sich, werden sanft und weich wie Regenwasser, wirken lindernd und heilen schließlich.

Das ist in Deutschland so, und in Afghanistan, da war es auch so. Dort lernte ich, dass Tränen noch besser helfen, wenn sie vermehrt werden durch die Tränen anderer, wenn die Tränen von Familienangehörigen und Freunden, von Menschen, die mit uns fühlen und mit uns weinen, sich mit unseren vermischen, so wie es mit meinen und den Tränen meiner Freundin geschah, als sie mich umarmte und mit mir weinte.

Die zweite Hälfte der Tablette ließ ich, wo sie war.

Verantwortung und Lachen

Nach Beendigung meiner Ausbildungszeit auf dem Notarztwagen fuhr ich als allein verantwortliche Notärztin. Es machte mich ein wenig nervös, keinen Kollegen mehr bei mir zu haben. Nun hing es an mir, an mir ganz allein, und das war mir sehr bewusst. Nach mir kam niemand mehr. Im OP oder auf der Intensivstation, da kann man den Oberarzt anrufen. Zur Not selbst mitten in der Nacht. Der Hausarzt kann einen Krankenwagen bestellen, der Krankenwagen kann den Notarzt nachfordern. Nur der Notarzt kann niemanden mehr rufen. Der Notarzt muss sicher sein, dass er jede Situation beherrschen kann. Tut er es nicht, tut es niemand. Kann er die Vene nicht treffen oder die Luftröhre, dann kommt da niemand, der es tut.

Und, das hatte ich schnell gelernt, im Rettungsdienst ist jede Situation anders und für gewöhnlich komplizierter. Im OP kann man den Patienten für die Intubation optimal lagern, sein Magen ist leer und man konnte ihn vorher untersuchen, man hat Laborergebnisse und Röntgenbilder vorliegen und weiß viel über den Patienten.

Im Rettungsdienst ist alles anders. Man kennt die Patienten nicht, weiß nicht, welche Dauermedikamente sie nehmen, immer haben sie gegessen, oft sind sie alkoholisiert. Nie liegen sie schön vorbereitet auf einer Trage, sondern auf der Straße, im Gebüsch oder im Auto eingeklemmt.

Was überhaupt eine der schlimmsten Situationen sein muss, in die ein Mensch geraten kann. Gibt es etwas Schrecklicheres, als mit den Füßen unten im Auto festzustecken, während oben am Kopf langsam das Blut herunterläuft oder Rippen gebrochen sind und es allmählich immer schwerer wird zu atmen, während man auf die Feuerwehrleute wartet, damit sie mit dieser riesigen hydraulischen Rettungsschere gefährlich nahe am Kopf herumfuchteln, um einen herauszuschneiden?

Oft konnten wir solchen Patienten nur die Hand halten und sie beruhigen, eine Decke über sie breiten, während die Feuerwehr das Fahrzeug zerschnitt, und wenn ich mir trotz Helm auf dem Kopf abends im sicheren Zuhause vor dem Schlafengehen die Glassplitter aus den Haaren wusch, dann überkam mich ein leises Gruseln angesichts der Vorstellung dessen, was der Patient erlitten hatte.

Seit meiner Tätigkeit im Rettungsdienst habe ich auch mehr Verständnis für stundenlange Autobahnsperrungen. Wir Hilfskräfte merken nämlich gar nicht, wie schnell die Zeit vergeht, und selbst Stunden erscheinen uns hinterher, als sei es nur ein Augenblick gewesen. Manchmal war ich erschrocken, wenn ich nach erfolgreicher Bergung der Verletzten beim Abtransport ins Krankenhaus aus dem Fenster sah und wir fuhren an kilometerlangen Autoschlangen vorbei.

Dann fragte ich mich, ob wir ein wenig schneller hätten arbeiten können. Und wusste: Nein, das hätten wir nicht. Wir hatten gearbeitet, so schnell es ging, das taten wir immer, jedes einzelne Mal.

Wir waren mit zwei weiteren Notärzten gleichzeitig angekommen, hatten hinter dem Szenario geparkt und waren ausgestiegen, den ganzen Unfall abgeschritten und hatten das volle Ausmaß erkannt. Es war Samstagabend, in der Nähe der Autobahn war eine Diskothek, die nur am Wochenende geöffnet hatte, dann aber lebhaften Zuspruch der Jugendlichen erfuhr, für die es sonst auf dem Land wenig Zerstreuung gab. Ob sie betrunken gewesen waren und deshalb diesen Unfall verursacht hatten, würde sich später herausstellen, uns war es zunächst egal, wir hatten hier sechs Fahrzeuge mit verletzten jungen Menschen, zwei von ihnen konnten das Fahrzeug weder mit eigener Kraft noch mit unserer Hilfe verlassen. Sie waren eingeklemmt, und wir benötigten zu ihrer Befreiung die Feuerwehr.

Ich stülpte mir einen Helm auf den Kopf und schlüpfte auf die Rückbank hinter den einen der beiden Patienten, um mich von dort aus um ihn zu kümmern, so dass ich nicht sehen konnte, wie mein Kollege, der den Eingeklemmten in einem anderen Fahrzeug übernahm, seine Situation bewältigte. Die Rettungssanitäter erzählten es mir später auf der Rettungswache bei einer Zigarette unter großem Gelächter.

Sein Patient hatte nicht wie meiner mit den Füßen unter den zerknautschten Pedalen festgesteckt. Bei seinem Wagen war die Seite eingedrückt, und keine der Türen hatte sich öffnen lassen. Es war aber Sommer, und das Schiebedach hatte offengestanden. Mein Kollege war Sportler, ein Mann wie ein Schrank, nicht übertrieben groß, aber breit und muskulös und sehr stark. Er betreute ein Fitnesscenter, aus dem viele deutsche Bodybuilding-Meister hervorgegangen waren, selbst Arnold Schwarzenegger war dort schon zu Gast gewesen. Natürlich tolerierten sie dort keinen Mannschaftsarzt, der diesen Sport nicht selbst ausübte. So hatte der Kollege nicht lange gefackelt, durch das Schiebedach gegriffen, den Patienten unter den Achseln gepackt und ihn einfach nach oben herausgezogen wie einen Hering aus dem Glas, und wir lachten noch lange sehr darüber.

Wir lachten, aber eigentlich war der Einsatz überhaupt nicht zum Lachen gewesen.

Mein Patient, eine junge Frau, fast noch ein Mädchen, war gestorben. Solange sie noch hinter dem Lenkrad feststeckte, hatte ich sie stabil halten können. Ich hatte ihr eine Infusion angelegt, es war mir sogar gelungen, sie in ihrer sitzenden Position zu intubieren und mit einem Beatmungsbeutel zu beatmen. Über das Ausmaß der Verletzungen konnte ich mir noch kein abschließendes Bild machen. Sie war komatös, schien aber keine Kopfverletzung zu haben, und auch ihr Brustkorb sah intakt aus.

Als die Feuerwehr das Auto geöffnet hatte wie eine Konservendose, hatten wir sie herausgezogen und auf eine auf dem Boden stehende Trage gelegt. Kaum, dass wir sie dort abgelegt hatten, rief der Rettungssanitäter, der ihr bereits während der gesamten Rettungsaktion alle zwei Minuten den Blutdruck gemessen hatte und dies gerade wieder tat, aufs höchste alarmiert: »Heike, sie schmiert ab!«

Wir gaben sofort mehr Infusionen und Medikamente, aber konnten nicht verhindern, dass genau das passierte, was er so lapidar ausdrückt hatte. Sie schmierte ab, ihr Blutdruck rauschte in den Keller, und sie starb. Sie hatte innere Blutungen gehabt, einen Milz- oder Leberriss oder beides, und solange sie in gebeugter Haltung im Fahrzeug gesessen hatte, komprimierten die Organe die Blutung, so dass es zu keinem großen Blutverlust kam und die lebenswichtigen Funktionen erhalten blieben. Als wir sie aber flach auf den Boden legten, ihren Körper aufklappten, da strömte das Blut und die Zirkulation reichte nicht mehr aus. Unsere sofort eingeleiteten Reanimationsmaßnahmen erbrachten erwartungsgemäß keinen Erfolg, wie fast nie bei traumatischen Reanimationen. Die Frau war noch jung gewesen, die Polizei hatte sich erboten, den Angehörigen die Nachricht zu überbringen, und ich war froh darüber. Wir fuhren auf die Wache, ich erfuhr die Geschichte des Kollegen, und wir lachten zusammen.

Wir lachten. Nicht weil Lachen und Weinen manchmal so nah beieinander liegen. Sondern weil wir weitermachen mussten, weil ein Einsatz den nächsten jagte und weil wir nicht jedes Mal weinen konnten.

Wir lachten, nicht weil wir kein Mitgefühl hatten, sondern *weil* wir es hatten. Weil wir mitfühlten, und weil es uns mitnehmen wollte. Mitnehmen an einen Ort, an dem man Zeit braucht, um den Schmerz zu verarbeiten. Und Zeit hatten wir nicht.

Wenn man keine Zeit zum Weinen hat, kann ein Lachen aus

vollem Herzen auch dafür sorgen, dass die Spannung sich abbaut, auch wenn es ganz und gar und vollkommen schrecklich ist.

Lachen geht schneller als weinen. In der Nähe des Todes lacht man nicht. Wir mussten es manchmal tun, um selbst am Leben zu bleiben, wenigstens so viel, dass wir weitermachen konnten.

Das wird nicht immer verstanden. Man muss lernen, Grenzen zu beachten, und ich konnte es nicht gleich. Aus meiner eigenen Limitation heraus machte ich Fehler.

Am Bahnhof war ein Herointoter aufgefunden worden, der sich den goldenen Schuss gesetzt hatte. Wir konnten nichts mehr für ihn tun, die Leichenstarre hatte bereits eingesetzt. Während wir auf die Kriminalpolizei warten mussten, setzte ich mich auf die Stoßstange unseres Fahrzeuges und aß ein Stück der Pizza, die wir vor diesem Einsatz bestellt und abgeholt hatten, aber wegen der Alarmierung nicht auf die Wache hatten bringen können. Ein Passant, der langsam vorbeiging und sich dabei interessiert die Szenerie betrachtete, die mit einem weißen Papierlaken abgedeckte Leiche mit den Augen verschlang, war indigniert. »Also das finde ich ganz unmöglich, dass Sie jetzt hier essen können!«

Leider hatte ich mich überhaupt nicht im Griff und antwortete ihm spontan, ohne auch nur einen Funken Verstand: »Es hilft ja auch keinem, wenn ich auch noch sterbe, weil ich verhungere.«

Vollkommen unangebracht, wie ich selbst sofort merkte, kaum dass die Worte meinem Mund entschlüpft waren, und ich schämte mich in Grund und Boden. Meine Kollegen grinsten und sagten: »Heike, immer erst das Gehirn einschalten!«, und ich nahm mir fest vor, kontrollierter und professioneller zu werden.

Oberarztmanieren

Seit meinem ersten Nachtdienst hatte ich eine Angewohnheit angenommen, die ich immer beibehielt, auch wenn ich nachts wenig Schlaf bekommen hatte. Ich blieb tagsüber wach, um die Zeit mit meinen Kindern zu verbringen. Die Nächte schliefen sie dann bei meiner Mutter, die in der gleichen Stadt wohnte, und ihr ist es zu verdanken, dass ich in diesen ersten Jahren meiner Berufstätigkeit beruhigt meine Nachtdienste versehen konnte. Mit Beendigung des Studiums hatte ich bereits zwei Kinder. Das erste war geplant gewesen, das zweite war es nicht, und bis heute ist es ein Running Gag in unserer Familie, dass es einen Unterschied gibt zwischen »geplant« und »gewollt«, und mein Zweitältester mit seinem wilden Lockenkopf kann ganz selbstbewusst scherzhaft von sich sagen: »Ich bin ein ungewollter Bastard«, denn verheiratet war ich ja auch nicht mehr. Aber er sagt es liebevoll und so, als ob er beinahe ein wenig stolz darauf ist.

Ich hatte während meines Studiums geheiratet, alle Klischees bedienend den Stationsarzt der Gynäkologie eines mittelgroßen Landeskrankenhauses in der Wetterau, in dem ich mir mit Nachtdiensten im Pflegebereich in den ersten fünf Jahren meines Studiums ein wenig Geld zum Bafög dazuverdiente. Die Arbeit machte mir Spaß, ich durfte bei den Hebammen im Kreißsaal mithelfen, und in den langen Nächten dort waren er und ich uns nähergekommen. Nachdem er mich wegen einer anderen Kollegin verlassen hatte, kurz vor Beendigung meines Studiums und als unser Baby, mein ältester Sohn, gerade sechs Monate alt war, hatte ich mich aus Trotz und vor Schmerz mit einem Kommilitonen getröstet und war sofort schwanger geworden, obwohl ich die Pille nahm. Ich suchte unseren ehemaligen Oberarzt auf, der die Klinik verlassen und eine eigene Praxis eröffnet hatte.

»Ich habe meine Periode nicht bekommen, bin zwei Wochen überfällig und glaube, ich bin schwanger«, schilderte ich ihm.

»Ach, Heike, das solltest du doch wissen, so lange wie du schon bei uns im Krankenhaus arbeitest. Das kann vorkommen bei diesem Präparat, es ist normal. Mach dir keine Gedanken, nimm die Pille einfach weiter, im nächsten Monat wirst du sie bekommen.«

Vier Wochen später stellte ich mich wieder bei ihm vor. »Ich habe meine Tage wieder nicht bekommen!«

Dieses Mal war er ungeduldig, fast ungehalten. »Ich habe dir doch letztes Mal schon erklärt, das ist ganz normal. Geh heim und stiehl mir nicht die Zeit!«

»Und ich kann wirklich nicht schwanger sein?«

»Nein, ich sage dir doch, das ist das Präparat. Und jetzt raus hier!«

So sprachen damals die Oberärzte mit uns, den Schwestern, den Studenten, den Untergebenen. Denn so war es, sie waren die Götter, und sie machten, was sie wollten, und nahmen sich allerhand heraus. Es war auch üblich, dass sie uns duzten, wir sagten natürlich »Sie«. Ein ruppiger Umgangston war an der Tagesordnung, wir kannten es nicht anders und fanden es normal. Dafür waren sie Oberärzte. Die Chefärzte, die benahmen sich noch ganz anders.

Mein erster Chef, später im Bundeswehrkrankenhaus, der pflegte uns Jungassistenzärzte in sein Zimmer zu bestellen, wo wir vor seinem Schreibtisch aufgereiht strammstanden, die Hände hinter dem Rücken verschränkt, und er saß hinter dem Tisch und brüllte uns an, dass uns Hören und Sehen verging und wir anschließend so klein mit Hut, wie man sagt, und dünn wie Briefmarken unter der geschlossenen Tür hätten durchschlüpfen können. Warum er das tat? Nun, wegen allem eigentlich. Vermutlich aus Prinzip. Weil wir ein Medikament benutzt hatten, das er nicht mochte. Weil er gehört hatte, dass einer der Ärzte mit einer Krankenschwester ausgegangen war, was sich nicht gehörte, wie er fand. Warum auch immer, er brüllte uns an, und wir antworteten nicht. Das hatten wir gelernt. Egal, was wir sagten, und sei es auch, dass er recht habe und es uns leidtäte, es machte alles noch schlimmer. Am besten war, wir ließen es über uns ergehen und verließen den Raum, wenn er fertig war und »Wegtreten, raus hier« schrie. Es hört sich vielleicht merkwürdig an, und es wäre heute wohl nicht mehr möglich, aber damals war es eben so und wir nahmen es ihm nicht übel, wir mochten ihn, respektierten ihn und wussten, wenn er uns auch anbrüllte, gegenüber anderen, Außenstehenden, verteidigte er uns wie die Adlermutter ihr Nest, und für das Wohl der Patienten hätte er sich in Stücke reißen lassen.

Ich kannte dieses Verhalten schon von der Universität. Unser alter Anatomieprofessor hatte zu Beginn jeder Prüfung die männlichen Studenten angeschnauzt: »Haben Sie gedient?«, und wer wahrheitsgemäß mit »Nein« antwortete, war durchgefallen. Wer nachweisbar log, auch. Einer unserer Kommilitonen, anerkannter Kriegsdienstverweigerer, ein Status, der damals gar nicht so einfach zu erlangen war, und mit sehr langen Haaren, hatte jedes einzelne Testat wiederholen müssen, bevor der Professor, wenn auch widerwillig, zugab, es sei doch erstaunlich, dass auch langhaarige Zeckenzüchter und Drückeberger intelligent sein könnten. Natürlich sah er das als reine Verschwendung an. Das tat er auch bei mir. Zeitverschwendung, so sagte er, und ich hätte große Schwierigkeiten mit dem Lernen und solle mir aus dem Kopf schlagen, dass ich jemals Ärztin werden würde. Das würde nie geschehen.

Das war sein Kommentar nach einem Testat, in dem er meine Hand nahm, sie in den Torso eines Mannes steckte, sie um eine Struktur schloss, ohne dass ich hinsehen durfte, und fragte, was ich da in meiner Hand hätte. Die Leiche, an der ich präpariert hatte, war eine Frau gewesen, und so kam und kam ich nicht darauf, was dieses kleine knubbelige Ding in meiner Hand sein könnte. Ich war vorbereitet gewesen, ihm anatomische Verhältnisse und Strukturen hinauf und hinunter zu beten, so wie ich sie gelernt hatte, aber mit dieser Blindübung hatte ich nicht gerechnet. Auf den Gesichtern meiner Kommilitonen stand offenes Mitleid, und so begannen sie dazwischenzurufen und Organe aufzuzählen. Bis von hinten einer leise »Prostata« rief, und der Professor zu mir, die ich mich nicht getraute, weil vorsagen ist Betrug und führt zum Ausschluss, sagte: »Nun wiederholen Sie es doch schon, durchgefallen sind Sie sowieso!« Also drückte ich das Kreuz durch und sagte, so würdevoll wie ich konnte: »Prostata«, packte meine Sachen, ging heim und nahm mir vor, dass er unrecht behalten sollte und ich das Studium schaffen würde. So einfach würde man mich nicht kleinkriegen.

Mit der gleichen Einstellung und der festen Absicht, dass ich dieses Mal auf einem Test bestehen würde, trotzdem oder gerade deshalb vorbereitet auf grobe Worte, suchte ich vier Wochen später, mit einem leicht mulmigen Gefühl und noch immer ohne Periode, erneut die Praxis meines alten Oberarztes auf.

Dieses Mal war es allerdings anders, dieses Mal schnauzte er mich völlig unerwartet nicht an, dieses Mal machte er sofort einen Schwangerschaftstest, und der war positiv.

Ich war schockiert. Wie hatte ich nur so naiv sein können, mich einfach auf ihn zu verlassen? Warum hatte ich nicht selber einen Test gemacht? Sicher nicht nur, weil der Test zwanzig Mark kostete und ich mir das nicht leisten wollte.

Natürlich weil er gesagt hatte, es könne nicht sein. Das Wort des Oberarztes damals wog sein Wert in Gold. Wenn er sagte, ich sei nicht schwanger, dann war ich es nicht. Nun aber hatte er gesagt, ich sei es. Zwölfte Woche, hatte er gesagt.

Das konnte nicht wahr sein, das durfte nicht wahr sein. Ich war noch im Studium und hatte schon ein kleines Kind, für das ich ganz allein verantwortlich war. Es war schon schwer genug, im Wechsel mit einer anderen Studentin, die auch einen Sohn hatte, die Vorlesungen zu besuchen, eine von uns hütete immer die Kinder und die andere ging zur Universität und unterschrieb für uns beide die Anwesenheitslisten bei den Praktika und teilte hinterher das erworbene Wissen mit der anderen. Moralisch nicht ganz einwandfrei, das wussten wir sehr wohl, aber anders für uns kaum machbar. Wir hatten nicht genug Geld, um uns eine Kinderfrau oder dergleichen leisten zu können. Noch mehr als sieben Nächte im Monat arbeiten konnte ich auch nicht, denn ich musste ja auch lernen. Ich war vollkommen verwirrt, und eine Million Gedanken schossen sekundenschnell durch meinen Kopf.

Weiter als »Aber …« kam ich bei meinem Oberarzt nicht.

»Denk nicht mal dran, an das, was du jetzt sagen wolltest«, raunzte er mich an. »Vergiss es einfach. Ein Kind ist ein Gottesgeschenk, und darüber wird nicht diskutiert.«

Mit diesen Worten gab er mir die Hand und schob mich sanft vor die Tür. »Ich sehe dich zur nächsten Vorsorgeuntersuchung in einem Monat wieder.« Sprach's, drehte sich um, und ich fand mich vor der Tür mit einem Mutterpass in der Hand und einem Baby im Bauch, dessen Vater, das wusste ich, keine Unterstützung sein würde.

Als ich nach der Geburt des Kindes in der einzigen Kinderkrippe meiner Heimatstadt, die Ganztagesbetreuung anbot, einen Platz beantragte, wurde ich gefragt, ob ich am Anfang der Schwangerschaft die Absicht gehabt hätte abzutreiben, denn einzig für solche Mütter seien die Plätze in ihrer Einrichtung bestimmt. Es handelte sich um den Caritas Wohlfahrtsverband der katholischen Kirche, und ich konnte nicht glauben, dass sie hier mein Baby nicht aufnehmen würden, weil ich nicht versucht hatte, es loszuwerden. Den Kopf in der Examensvorbereitung nahm ich es pragmatisch hin und dachte mir etwas anderes für die Betreuung meiner Kinder aus. Ich gab eine Annonce auf, fand gleichgesinnte Studenten in ähnlicher Situation, und als sich ein männlicher Pädagogikstudent meldete, stellten wir ihn als »Kinderfrau« ein und teilten uns die Kosten. Und ich fand es prima, dass meine vaterlosen Söhne nun eine männliche Bezugsperson in ihrem Leben hatten.

Examen oder Baby?

Zwei Wochen vor der Geburt meines zweiten Kindes legte ich mein drittes Staatsexamen ab, beziehungsweise: Ich ging hin und nahm teil, aber ich fiel durch.

In Innere Medizin und Chirurgie hätte ich es geschafft, aber mein Wahlfach war Psychiatrie. Sie nannten es Wahlfach, weil man Wünsche äußern darf, nur leider wurde diesen nicht immer entsprochen. Anstelle der Gynäkologie, wie ich es mir gewünscht hatte, war ich dem Psychiatrischen Landeskrankenhaus zugeteilt worden, der geschlossenen Abteilung, voller schwerkranker Menschen, die entweder in Ecken starrten und unsichtbaren Stimmen lauschten und so in sich gekehrt waren, dass sie monatelang kein einziges Wort sprachen, oder aber sie waren so aggressiv, dass sie alle möglichen Gegenstände nach einem warfen, sobald man ihr Zimmer betrat.

Dass die Patienten eine Herausforderung darstellen würden, hatte ich erwartet. Auch die Eigenheiten der Schwestern und Pfleger, die oft ruppig waren und sehr rigoros, konnte ich nachvollziehen. Es ist ein harter Job und sehr notwendig, sich entschieden abzugrenzen. Womit ich mich nicht anfreunden konnte, war das akademische Personal, dem ich ja zugerechnet wurde.

Da war eine Psychologin, deren hauptsächliches Interesse an ihren eigenen Schuhen zu bestehen schien. Sie hatte eine Unmenge davon, und manchmal wechselte sie mehrmals täglich das Modell. Immer waren es Sandalen, und alle waren sehr zierlich, mit kleinen dünnen Riemchen, Schleifchen oder Steinchen verziert, und die meisten waren rosa. Die Schuhe hatten dünne Absätze, die auf dem Parkettboden klapperten, als seien sie nur wegen der Eigenschaft gekauft worden, so laut wie möglich zu klacken.

Einer der Psychiater war nur selten da, er machte eine eigene große Analyse, die anscheinend als Weiterbildungsmaßnahme akzeptiert wurde, und seine Fehlzeiten wurden toleriert. Wenn er anwesend war, sprach er nur von seiner Analyse, sein eigenes Leben schien ihn mehr zu interessieren als das der Patienten, und seine Behandlung derselben erschöpfte sich meist in beruhigenden, dämpfenden Medikamenten und der Empfehlung, auch eine Analyse durchzuführen, er würde selbst damit großartige Erfahrungen machen, und wenn er in ungefähr fünf bis sieben Jahren damit fertig sei, stünde er selbstredend auch als Therapeut zur Verfügung.

Insgesamt habe ich dort aber doch viel gelernt, und später in meinem Leben arbeitete ich noch einmal in der Psychiatrie und machte ausgesprochen gute Erfahrungen mit sehr netten und »ganz normalen« Kollegen und Schwestern.

Die geschlossene Station damals in meinem Praktischen Jahr war eine Akutstation, jeder Patient, der in diesem Psychiatrischen Krankenhaus aufgenommen wurde, kam zuerst hierher, und ich sah viele verschiedene Krankheitsbilder. Wenn auch eine sinnvolle Unterweisung durch die Akademiker ausblieb, so arbeitete ich alles, was ich tagsüber gesehen hatte, in Büchern nach und fühlte mich auf die Prüfung gut vorbereitet.

Trotz allem ging ich aber dann der ausgefuchsten Patientin, die man mir zugeteilt hatte, auf den Leim. Vor der Prüfung hatte ich eine Stunde Zeit, um sie zu untersuchen. Sie erzählte mir, dass sie immer sehr traurig sei, keinen Sinn in ihrem Leben sähe und mehr als einmal versucht habe, sich das Leben zu nehmen. Sie wies auch alle Symptome auf, die zu einer Depression passten. Ihre Haut war kühl und teigig, der Blutdruck niedrig. Ihr Äußeres war ungepflegt, die Haare ungewaschen, strähnig, fettig und voller Schuppen, der Pullover übersät mit Flecken, die Strümpfe zerrissen. Sie war antriebsarm, nicht sehr schwingungsfähig, flach und matt und temperamentlos, aber sie hatte alle meine Fragen gezielt und glaubhaft beantwortet. Ja, sie sei deprimiert und hoffnungslos, könne sich zu nichts motivieren, würde sich für nichts interessieren und nein, Stimmen höre sie nicht.

Dann begann die Prüfung. Wir waren drei Prüflinge in meiner Gruppe, und ich war als Letzte an der Reihe. Die Fragen, die den beiden anderen gestellt wurden, machten mir Mut, ich fand sie nicht allzu schwierig. Einige der Fragen, zu denen sie nichts wussten, hätte ich beantworten können, und ich schweifte mit den Gedanken ab und stellte mir vor, wie feierlich ich nach bestandener Prüfung den Abend begehen würde. Ich würde meinen Älteren zu Bett bringen und mich ganz bequem auf die Couch legen mit einem schönen Saft, und dann würde ich den ersten Abend seit Jahren genießen, den ich ohne schlechtes Gewissen, weil ich nicht lernte, verbringen würde. Endlich konnte ich mich ganz auf das neue Baby freuen. Und wenn es dann geboren sein würde, könnte ich mich langsam nach einer Stelle umsehen.

Endlich, nach zwei langen Stunden, nach denen ich mit meinem dicken Bauch kaum noch sitzen konnte, wurde ich geprüft, und es lief bei den Fragen über Innere Medizin und Chirurgie auch ganz gut. Wie die beiden Kandidaten zuvor wusste ich nicht alles, aber es kam auch zu keinem großen Faux-pas.

Dann wurde meine Patientin hereingeführt, und ich stellte sie dem Prüfungsgremium vor. Während ich berichtete, was ich bei meiner Untersuchung herausgefunden hatte, wurde das Grinsen auf ihrem Gesicht immer breiter und breiter und die Verständnislosigkeit auf den Gesichtern der strengen Prüfer in ihren phantasielosen dunklen Anzügen und schwarzen Krawatten immer größer.

Am Ende meines Vortrags entstand eine kleine Pause. Die Prüfer sahen sich gegenseitig an, einer hob an zu sprechen, hielt wieder inne. Dann starrten sie mich an, als käme ich von einem anderen Planeten, ungläubig, vielleicht sogar ein wenig hilflos.

Ich hatte zunächst gespannt darauf gewartet, dass sie mir gratulieren und mich entlassen würden, wie sie es bei den beiden anderen Kandidaten getan hatten. Aber sie schwiegen, und die Pause entmutigte mich. Mein Optimismus begann zu bröckeln und fiel in sich zusammen wie ein Kartenhaus, als sie von mir zur Patientin hinübersahen und diese ungefragt das Wort ergriff.

Sie hatte offenbar gespannt gewartet. Nun, da sich aller Augen auf sie richteten und sie volle Aufmerksamkeit hatte, sagte sie ganz stolz, und jetzt sah ich sie zum ersten Mal auch lachen: »Die habe ich schön reingelegt, was?«, und zeigte dabei mit einer abfälligen Handbewegung auf mich.

Es stellte sich heraus, dass es eine chronisch kranke psychotische Patientin war, die durch jahrelange Aufenthalte in der Psychiatrie nicht nur mit allen Wassern gewaschen war, sondern sich offenbar auch gelangweilt und sich eine kleine Abwechslung hatte verschaffen wollen. Vielleicht hatte sie auch nur keine Lust gehabt, dauernd vorgeführt zu werden, wie es an einem Lehrkrankenhaus so üblich ist.

Die Prüfer sagten, das sei alles egal. Die Patientin sei nicht primär depressiv, sondern schizophren, und das hätte ich merken müssen. Es nütze nichts, ich hätte die falsche Diagnose gestellt und sei durchgefallen, ich könne ja die Prüfung in einem halben Jahr wiederholen.

Mit einem Blick auf meinen dicken Bauch, der in diesem albernen lila Umstandskleid mit Schleifchen steckte, sagte ich traurig: »Das sehen Sie ja wohl, dass ich das nicht kann!« Weiter diskutierte ich nicht, ich versuchte es erst gar nicht, sondern ging nach Hause.

Viele verzweifelte und heiße Tränen und ein paar Packungen Taschentücher später überkam mich eine riesengroße Wut. Ich dachte an die bescheuerten Sandalen der Psychologin und den Analyse-Doktor und daran, dass es beide nicht für fünf Pfennige interessiert hätte, ob die Patientin depressiv oder psychotisch war, ob es endogen oder exogen bedingt war.

Sie hätten gesagt, was sie immer sagten: »Psychiatrische Diagnosen kann man erst am Ende des Lebens eines Menschen ganz korrekt stellen, nur dann erkennt man nämlich den gesamten Verlauf.« Und dann hätten sie ihr genau wie allen anderen Patienten Haldoltropfen verordnet, ein starkes Neuroleptikum, damit Ruhe herrscht auf der Station, und sie hätten angeordnet, sie solle an der Beschäftigungstherapie teilnehmen, wo man je nach Jahreszeit goldene Sterne oder bunte Blumen aus Glanzpapier ausschneidet und an alle erreichbaren glatten Flächen klebt.

Und mir hatten die Prüfer versucht, das Leben zu ruinieren.

Ich steigerte mich in meinen Zorn hinein, wütete und haderte, und am Ende dieses Abends war ich davon überzeugt, dass es eine Verunglimpfung von Schwangeren und Müttern und überhaupt ganz allgemein von Frauen war und dass man bei einem Bewerbungsgespräch am besten seinen Uterus in einem Glas voller Formaldehyd vorzeigt.

Nun, ich beruhigte mich wieder, und dann ging ich nicht ein halbes Jahr, sondern ein Jahr später wieder hin, und dieses Mal war ich gewappnet. Ich hatte sehr viel gelernt und gelesen beim Stillen und auf der Spielplatzbank und nachts, wenn die Kinder schliefen, und ich war auch wieder in die Klinik gegangen, hatte noch mehr Patienten gesehen und untersucht. Dieses Mal konnte ich mich voll auf mein Lernen konzentrieren, denn ich musste nicht all die lästigen Arbeiten verrichten, die man den Studenten im letzten klinischen, dem sogenannten Praktischen Jahr, aufbürdet; etwa stundenlanges Blut abnehmen, das man nicht an die Studenten abschiebt, damit sie etwas lernen, sondern weil sich die Schwestern weigern oder vorgeben, es nicht zu können.

Dieses Mal fühlte ich mich während der Prüfung nicht unsicher durch die Schwangerschaft wie beim ersten Mal, und dieses Mal bekam ich auch eine nette Patientin, die nicht versuchte, mich hereinzulegen, sondern deren Krankheitsverlauf und Diagnose mir so glasklar erschienen, dass es mir beinahe zu einfach vorkam. Ich bestand das Examen, und es war ein großartiges Gefühl. Ich hatte es geschafft, ich hatte mich durchgebissen, und auch wenn ich nach der Prüfung nach Hause ging, anstatt mit den Kommilitonen zu feiern, so machte mir das überhaupt nichts aus, es steigerte meine Freude eher noch. Im Gegensatz zu ihnen hatte ich nämlich beides, Kinder und Beruf.

Der Aschenbecher

Auch in unserer ländlichen Gegend gab es Schlägereien, manchmal waren Messer oder gelegentlich sogar Schusswaffen im Spiel. Wenn ein Notruf gefährlich klang, schickte die Leitstelle in aller Regel direkt eine Polizeistreife mit, und so lernte ich viele Polizisten kennen, die, ähnlich wie wir, ein unregelmäßiges Leben im Schichtdienst führten und auf gefährliche Situationen mit äußerster Gelassenheit reagierten. Ich lernte Pressefotografen kennen, die den Polizeifunk abhörten und es zu meinem völligen Unverständnis fast immer irgendwie fertigbrachten, vor uns am Unfallort einzutreffen. Ich traf die Kollegen von der Feuerwehr, meist sehr zufriedene Menschen, die allesamt durchtrainiert waren, weil sie in ihrer Wartezeit auf der Feuerwache zwischen den Notfällen Sport trieben ohne Ende, und ich lernte natürlich die Krankenschwestern der Intensivstationen und Notaufnahmen kennen, die immer einen Kaffee und ein freundliches Wort für uns hatten.

Ich baute mir einen völlig neuen Bekanntenkreis auf und bemerkte dabei gar nicht, dass alle diese Menschen mit mir nur durch die Arbeit verbunden waren und meine persönlichen Freunde mehr und mehr in den Hintergrund traten. Ich merkte es erst, als mein Karatetrainer mir klipp und klar sagte, wenn ich nicht regelmäßig ins Training käme, solle ich besser aufhören. Ich würde die ganze Gruppe bremsen, weil ich andauernd etwas nicht mitbekäme und es erklärt bekommen müsse, obwohl es alle anderen schon konnten. Ich merkte es, aber ich konnte es nicht ändern, und ich ärgerte mich über ihn und sein Unverständnis. Ich beschwerte mich, ich könnte doch nichts dafür, dass ich andauernd Nachtdienst hatte, und er wäre doch sicher auch froh, wenn der Rettungsdienst schnell da wäre, falls in seiner Familie ein Notfall aufträte. Aber ich hatte zu wenig Zeit, mich darum zu kümmern. Ich trat aus dem Verein aus und nahm mir vor, in meiner Freizeit eben öfter joggen zu gehen.

Es wurde nichts daraus. Im Oktober, drei Monate nachdem ich im Bundeswehrkrankenhaus begonnen hatte, fragte mich Rolf: »Hast du nicht Lust, bei uns im Ärztlichen Notdienst mitzuarbeiten? Es wäre eine gute Ergänzung deiner Ausbildung, du lernst einen anderen Aspekt der ärztlichen Versorgung kennen und verdienst ein wenig Geld dazu.«

Alles in allem erschien es mir verlockend. Ich hatte nicht nur mein Bafög zurückzuzahlen, sondern auch den sogenannten Studienendfinanzierungskredit, den viele von uns im letzten Jahr des Studiums aufgenommen hatten, weil wir da keine Zeit mehr hatten, um, wie in den Studienjahren davor, nebenbei etwas Geld zu verdienen.

So überlegte ich nur kurz, und an einem der folgenden Wochenenden fing ich an.

Es war etwas ganz anderes als der Notarztdienst, den ich bis dahin kennengelernt hatte. Im Rettungsdienst war ich Teil eines Teams gewesen, da waren der Fahrer, der Rettungssanitäter, und im Hintergrund war die Leitstelle. Wie der liebe Gott war sie immer präsent und passte auf, und man konnte bei ihr Verstärkung anfordern oder die Polizei oder die Feuerwehr, das alles war nur einen Funkspruch entfernt.

Sie fühlten sich dort übrigens auch wie der liebe Gott: »Der Fahrer lenkt, die Leitstelle denkt«, damit mussten wir uns abfinden, aber dafür waren sie da, und wir fühlten uns nicht allein.

Das war nun anders. Nun war ich, bis auf den Telefonisten, allein mit meinen Patienten, anfangs ein merkwürdiges Gefühl.

Der Ärztliche Notdienst ist die Vertretung der Hausärzte am

Wochenende. Wenn ein Hausarzt sich in Deutschland niederlässt, eine Praxis eröffnet, ist er gemäß des obligatorischen Vertrags mit der Kassenärztlichen Vereinigung verpflichtet, eine 24-Stunden-Präsenz sicherzustellen, also rund um die Uhr für seine Patienten zur Verfügung zu stehen. In vielen Gegenden schließen sich daher die Hausärzte zusammen und gründen einen Notdienst, den sie meist finanziell subventionieren müssen und der dann am Wochenende oder mancherorts auch nachts ihre Patienten betreut. Der Rettungsdienst und der damit verknüpfte Notarztwagen existieren davon unabhängig zur Versorgung lebensbedrohlicher Notfälle.

Je dichter ein Gebiet besiedelt ist, umso mehr Ärzte stehen zur Verfügung, um einen Notdienst zu unterhalten, umso mehr Zeit wird von diesem abgedeckt. In manchen Großstädten, beispielsweise in Frankfurt, existiert der Ärztliche Notdienst rund um die Uhr, auch während der üblichen Sprechstunden der Hausärzte.

Der Notdienst, in dem ich begann, befand sich in Butzbach, ein ländliches Gebiet am Rande der Wetterau in Hessen; er war nur am Wochenende aktiv. Er war in einem ehemaligen Fabrikgebäude untergebracht, mitten in dem kleinen Industriegebiet des Ortes, zusammen mit dem Rettungswagen des Malteser Hilfsdienstes. Der nächste Notarztwagen war zwanzig Kilometer weit von der Wache entfernt und noch viel weiter von den vielen Bauernhöfen und abgelegenen Dörfern, die nun zu meinem Einzugsgebiet gehörten.

Ich mochte diese Arbeit. Ich mochte die kleinen Dörfer mit ihren Fachwerkhäusern und den kleinen Fenstern darin und den niedrigen Zimmerdecken. Viele Menschen lebten hier sehr einfach, und sie alle waren froh, wenn ich mit meiner schwarzen Ledertasche kam und fragte: »Na, was kann ich für Sie tun?«

Ich stellte die Tasche immer erst einmal ab und setzte mich irgendwo hin, auf die Bettkante, auf einen Stuhl am Tisch oder auf das Sofa. Ich nahm mir Zeit. Ich konnte mir Zeit nehmen, auf dem Land riefen die Leute nicht wegen jeder Kleinigkeit an, und so war das Patientenaufkommen nicht allzu groß. Dann ließ ich mir die Krankheitsgeschichte erzählen, untersuchte, gab eine Spritze, stellte ein Rezept aus oder organisierte eine Einweisung ins Krankenhaus.

Nicht selten verließ ich ein Haus oder einen Bauernhof mit einem Glas selbstgekochter Marmelade oder einem Karton frischer Eier unter dem Arm. Im Sommer nahm ich mir, wenn es meine Zeit erlaubte, gerne einen Moment, um den Garten zu bewundern. Dafür hatte ich immer ein Faible gehabt, und ich war begeistert, wenn ich Blumen sah, die bei mir daheim einfach nicht blühen wollten. Wie der Rittersporn. Immer und immer wieder hatte ich es versucht, ich hatte Jahr um Jahr neue Pflanzen gekauft und den Boden verändert, gedüngt und alle möglichen Plätze in meinem Garten ausprobiert, aber der Rittersporn wollte einfach nicht blühen.

Die Landfrauen freuten sich, wenn ich sie um Rat fragte, und es sprach sich herum, dass ich eine begeisterte Gärtnerin war. »Frau Doktor, wollen Sie Ableger haben?« Und dann bekam ich Knollen und Setzlinge in Zeitungspapier eingewickelt, damit sie feucht blieben, bis ich nach Hause kam, und ein Jahr später war mein Hof voller Trompetenblumen, die blühten und dufteten und mich an die Patientin erinnerten, die sie mir gegeben hatte.

Eine der nicht so gut duftenden Eigentümlichkeiten jener Zeit war der Aschenbecher, der im Behandlungszimmer der Praxis auf dem Tisch stand. Mehr als einmal, wenn ein Patient nicht recht mit der Sprache herauswollte und ich die gelbliche Nikotinverfärbung an den durch harte körperliche Arbeit schwieligen Händen sah, sagte ich: »Kommen Sie, wir rauchen erst einmal eine!« Dieses Angebot wurde jedes Mal dankbar angenommen, nicht ein einziges Mal lehnte ein Patient es ab. Sie entspannten sich, wurden lockerer, und dann erzählten sie.

Stimmen

»Ich klettere einen hohen Berg hinauf. Das tue ich oft. Dort oben ist es schön, und sie reden mit mir. Sprechen mit mir, und manchmal singen sie mir etwas vor.«

Das junge Mädchen mit den ungepflegten, strähnigen Haaren, das so sprach, dabei auf den Boden sah und ab und zu hastig an ihrer selbstgedrehten Zigarette zog und die Asche einfach auf ihren schwarzen Wollpullover fallen ließ, wiegte ihren Oberkörper langsam vor und zurück. Wie ein Baby, das man sanft in seiner Wiege schaukelt, damit es einschläft. Mit jeder Vorwärtsbewegung rieselte etwas Asche auf den Fußboden. Daneben saß ihre Mutter, der lautlose Tränen die Wangen hinunterliefen.

Das Mädchen war siebzehn Jahre alt, ihre Mutter hatte sie in die Sprechstunde gebracht, weil sie es nicht mehr aushielt mit ihrer verrückten Tochter, wie sie es formulierte. Dauernd würde sie in die Zimmerecken sehen und mit unsichtbaren Personen und unhörbaren Stimmen sprechen.

»Gut, dass Sie Jessica herbrachten«, sagte ich. »Die Welt, in der sie sich momentan aufhält, ist für sie genauso real wie unsere Welt für uns. Wenn wir sie dort herausholen wollen, müssen wir zuerst eine Brücke schlagen und ihr zeigen, dass wir sie akzeptieren. Sie verhalten sich genau richtig, wenn Sie von Unsichtbaren reden und nicht davon, dass da niemand ist.«

Die Mutter war etwas irritiert gewesen, als ich Jessica erlaubt hatte zu rauchen. Sie war zusammengezuckt, hatte aber nichts gesagt. Zu verzweifelt war sie, zu traurig, zu hoffnungslos wegen ihrer Tochter, die sie nicht verstand, und es brach ihr das Herz.

»Seit Wochen ist sie nun schon so«, hatte sie gesagt, als sie mit ihrer Tochter hinter dem Schreibtisch im Behandlungszimmer Platz genommen hatte. »Sie raucht wie ein Schlot, wäscht sich nicht mehr, in die Schule kann ich sie nicht schicken, sie verläuft sich und kommt nicht nach Hause. Sie sitzt in ihrem Zimmer, wippt mit ihrem Körper hin und her, so wie jetzt, und redet mit jemandem, der nicht da ist. Dabei summt sie manchmal leise vor sich hin, dass mir angst und bange wird. Sie trägt nur noch schwarze Sachen, die Wände in ihrem Zimmer hat sie schwarz gestrichen. Es ist gruselig. Was ist nur los mit ihr, was kann ich tun? Heute Morgen war es ganz schlimm, sie schrie auf einmal und weinte, ich konnte sie nicht beruhigen. Wenn ich sie in den Arm nehmen will, schlägt sie um sich. Deshalb habe ich sie hergebracht. Wissen Sie, was mit ihr los ist?«

Ich wusste es. Seit meiner nicht bestandenen Psychiatrieprüfung hatte ich mich viel mit dem Thema beschäftigt, seither erkenne ich einen Psychotiker zehn Meilen gegen den Wind. Gleich beim Betreten des Zimmers waren mir Jessicas Augen aufgefallen, die so eigenartig ins Leere sahen, aber nicht verschwommen, mit leerem Blick, wie wenn man tagträumt, nein, sie schien in dieser Leere, in die sie starrte, etwas zu sehen. Etwas, das in der Tat unsichtbar war für mich, und für ihre Mutter war es das auch.

Sie hatte eine psychotische Störung, sie litt ganz offenbar unter Wahnvorstellungen. Für eine exaktere Diagnose musste ich sie genauer untersuchen, mit ihr reden und dafür zunächst ihr Vertrauen gewinnen.

Ich begann mit einer körperlichen Untersuchung, maß den Blutdruck, den Blutzucker, hörte Herz und Lunge ab. Manchmal kann eine körperliche Erkrankung oder eine Stoffwechselstörung Psychosen verursachen. Ich hatte einmal einen sechzigjährigen Patienten, der plötzlich damit begann, sich mitten auf der Straße die Hosen herunterzuziehen. Er betrieb in dem kleinen Ort, in dem er lebte, den Obst- und Gemüsekiosk, und es war seiner Frau so peinlich, dass sie eine ganze Stunde brauchte, um es mir zu erzählen. Er hatte eine Herzinsuffizienz entwickelt, und nachdem ich ihn lediglich mit Diuretika, Wassertabletten, behandelt hatte, ließ er die Hosen auch wieder an und war selber zutiefst bestürzt über sein vorheriges Verhalten.

»Erzähl mir von dem Berg«, bat ich Jessica sanft. »Was hörst du dort, was sagen sie zu dir?«

Sie fasste langsam Vertrauen zu mir, erzählte von den Stimmen und dass sie ihr manchmal Angst machten, und so stimmte sie auch irgendwann zu, sich in eine Klinik einweisen zu lassen, wo man ihr Medikamente geben würde und sie keine Angst mehr haben müsste. Als der Krankenwagen sie abholte, ließ es mich mit einem merkwürdigen Empfinden zurück. In der zurückliegenden Stunde hatte ich das Gefühl bekommen, die junge Frau und ihre Mutter so gut kennengelernt zu haben, und nun fuhren sie einfach so davon. Jessicas langer und schwerer Weg in ein besseres, gesünderes Leben hatte gerade erst begonnen, das wusste ich, und ich vermutete und war traurig darüber, aber es sollte sich bewahrheiten, dass ich nie erfahren sollte, was aus ihr werden würde.

Patienten wie Jessica waren schillernde bunte Steinchen in diesem Mosaik des Ärztlichen Notdienstes. Das tägliche Brot waren Husten, Schnupfen, Heiserkeit, im Vergleich zum Dienst auf dem Notarztwagen Banalitäten. Erkältungskrankheiten und Magenverstimmungen, Sportverletzungen, meist durch die sonntäglichen Fußballspiele und Fahrradausflüge verursacht, Kopfschmerzen, allergische Reaktionen und natürlich alle Krankheiten der Kinder und Jugendlichen von den »Pünktchenkrankheiten«, Masern, Röteln, Windpocken, über Dreimonatskoliken bis hin zur Bitte nach Verordnung der »Pille danach«. Und so lernte ich eine Menge Dinge, die ich im Krankenhaus nicht brauchte, die mich aber, wie ich fand, zu einem richtigen Arzt machten.

Gern saß ich im Sprechzimmer und unterhielt mich mit meinen Patienten, und manchmal erzählten sie mir dabei ihre ganze Lebensgeschichte. Die Menschen interessierten mich, ich war immer neugierig auf ihre Geschichten. Natürlich tat ich das nicht bei jedem verstauchten Knöchel, das wäre auch damals nicht gut möglich gewesen. Aber wenn es um hohen Blutdruck ging, um Zuckerkrankheit und darum, dass man seine Lebensgewohnheiten ändern müsse, dann nahm ich mir Zeit für ein längeres Gespräch, und manchmal kamen wir dabei vom Hundertsten ins Tausendste.

»Notruf«

Zuckerkrankheit, habe ich geschrieben, und nicht Diabetes. Zu Hause hielt ich nie etwas davon, mit den Menschen lateinisch zu reden, wo ihre eigene Sprache doch hessisch ist. In Neuseeland, wohin ich gegangen bin, um in der Notaufnahme eines kleinen Krankenhauses in einem ländlichen Gebiet zu arbeiten, werden die meisten Krankheiten mit ihren lateinischen Namen bezeichnet, und es gibt gar kein englisches Wort für Diabetes. Lungenentzündung heißt Pneumonie, hier weiß das jedes Kind. Alle sahen mich am Anfang komisch an, wenn ich davon sprach, dass ihre Lunge oder Blase entzündet sei, und sagten dann: »Ah, *pneumonia.*« Oder: »Oh, *cystitis.*«

So gewöhnte ich mich wieder an die lateinischen Bezeichnungen, und lernte viele umgangssprachliche Worte, die nicht im Wörterbuch stehen. Ein paar Worte *Te Reo Māori*, der Sprache der Ureinwohner, lernte ich auch.

Wenn ich ein Maori-Kind fragte, ob es *mamae* in seinem *puku* habe, Schmerzen in seinem kleinen Bäuchlein, dann sah es mich dankbar an und hatte sofort Vertrauen zu mir. Und der *koro*, der Großvater, der dabei saß, freute sich und akzeptierte mich.

Es ist nicht nur eine Frage der Höflichkeit.

Ich bin in Hessen geboren und aufgewachsen, ging dort zur Schule, an die Universität, an meinen ersten Arbeitsplatz. Für mich symbolisieren die Weichheit und das Abgeschliffene des hessischen Dialekts Heimat, und ihn zu hören und zu sprechen ist wohltuend und manchmal tröstlich.

Während meines dritten Auslandseinsatzes in Afghanistan litt ich unter furchtbarem Heimweh. Ich ging zu einem Kameraden, den ich von früher kannte, setzte mich zu ihm in sein Büro und weinte mich aus. Während wir noch sprachen, klangen auf einmal vertraute Klänge an mein Ohr. Hessischer Dialekt, von einer lebhaften, lachenden Frauenstimme, die sich dem Büro näherte und schon von weitem rief: »Guude Moje, mei Liawa, wie geht's dir denn, is des Wedder nedd wunnerbar heit?« Als sie mich entdeckte, kam sie herein und sagte heiter mit dem heimatlichen Dialekt, der mir so lieblich wie ein Engelschor vorkam: »Moje, isch bin die Onnjah, hezzlisch willkumme, wann bischd dann aakumme?«

Wir konnten es nicht fassen, als wir feststellten, dass wir tatsächlich aus der gleichen Gegend stammten, nur zwei Dörfer weiter war sie aufgewachsen, und ihr Vater hatte dort noch den Hof. Im Urlaub und an manchen Wochenenden fuhr sie hin und kelterte Äpfel und machte Bohnen ein und was man bei uns auf dem Land so tut. Und alles fühlte sich plötzlich anders an, warm, weich, vertraut, und für den Moment war die Welt wieder in Ordnung, meine Tränen versiegten und ich kam mir albern vor.

Meine Kinder können es bis heute nicht leiden, wenn ich in Dialekt verfalle. »Die Mama babbelt wieder hessisch«, sagen sie dann spöttisch und: »Mama, denk an ›Notruf‹ und wie peinlich es dir immer ist!« Das ist es in der Tat.

Ein Bauer war bei Ausbesserungsarbeiten mitsamt seinem zehnjährigen Sohn durch das Dach seiner Scheune gebrochen und hinuntergestürzt. Dem Sohn war nichts passiert, aber der Hofbesitzer hatte sich das Bein gebrochen. Die beiden waren allein, die Bäuerin war einkaufen, also war der Kleine zu den Nachbarn gerannt und diese hatten den Notarztwagen gerufen. Der Bauer hatte sich von uns sehr gut betreut und behandelt gefühlt und nach seiner Genesung an Hans Meiser von »Notruf« geschrieben und sich mit seinem Fall für eine Sendung zur Verfügung gestellt.

Wie es bei der RTL-Sendung »Notruf« üblich war, wurde versucht, die Originalbesetzungen der Rettungswagen und Krankenhäuser zur Mitarbeit zu gewinnen. Man hatte mir damals tausend Mark dafür angeboten, das war viel Geld für mich, und deshalb und weil ich dem Bauern den Gefallen tun wollte und auch weil ich es nicht besser wusste, hatte ich zugesagt. Es war ein entsetzlicher Tag, das nur nebenbei bemerkt, und es war die tausend Mark nicht wert. Das Ganze gipfelte in einem dramatischen, ganz und gar nicht gespielten Auftritt meinerseits, in dem ich alles hinschmiss und erklärte, ich würde sofort nach Hause fahren. Die Maskenbildnerin hatte sich gegen die Halskrause gewehrt, die ich dem Bauern anlegen wollte. Sie würde sein Make-up ruinieren, sagte sie.

Ich richtete mich auf und wandte mich an den Regisseur. »Wissen Sie«, und ich sagte es leise, so leise, dass alle ruhig werden mussten, damit er mich hören konnte, »ich lebe davon, Notärztin zu sein, freiberuflich, wenn Sie wissen, was ich meine.« Er wusste es. Bei den Medien gibt es besonders viele freie Mitarbeiter. »Glauben Sie mir, wenn im Fernsehen zu sehen ist, wie ich einem Patienten, der einen Sturz aus großer Höhe erlitten hat, keine Halskrawatte anlege, dann bin ich für alle Zeiten als Notärztin erledigt und ruiniert, dann bekomme ich nirgendwo mehr auch nur einen einzigen Dienst.«

Zum großen Verdruss der Maskenbildnerin wurde die Halskrause gnädig gestattet, es wurde weitergedreht, ich legte sie an und die Maskenbildnerin schrie auch prompt: »Stopp.« Wir hielten inne, mitten in der Bewegung und mitten im Satz, genau wie man es uns zu Beginn der Dreharbeiten eingebläut hatte. Ich konnte gar nicht erkennen, dass da etwas von der Farbe abgegangen war, aber sie sprang mit ihrem Schwamm wütend zu unserem Bauern, tupfte ihm im Gesicht und am Hals herum, zog sich zurück und irgendjemand schrie: »Weiter!«, woraufhin wir uns aus der eingefrorenen Haltung lösen und weitermachen mussten, was für mich bereits den ganzen Tag über eine große Herausforderung bedeutet hatte, weil ich während des Einfrierens und Wartens regelmäßig vergaß, was ich gerade hatte tun oder sagen wollen.

So war ich am Nachmittag einigermaßen genervt, als die Szene gedreht wurde, bei der sich meine Kinder immer vor Lachen auf dem Boden kringeln, weil ich im breitesten Hessisch der schnell herbeigeeilten, völlig erschrockenen Frau des Bauern bezüglich ihres Mannes mitteile: »Isch habb ihm e Schprizz gegebbe unn jetz gäjd's ihm schun bessä.« »Besser« mit drei bis vier ganz weichen ssss, so wie in »Sahne« und mit einem ä am Ende wie im breiten »Mäh« eines Schafes.

Und weil sich meine Kinder sowieso noch schreiend und glucksend am Boden wälzen, bleiben sie gerade liegen, wenn der für mich erniedrigendste Teil kommt, in dem sich die Maskenbildnerin böse an mir rächte. Für das Abschlussinterview hatte sie mich ausgesprochen ordinär geschminkt, mit grellrotem Lippenstift und sehr viel Rouge und buntem Lidschatten, das war so gar nicht ich, und es war vollkommen unpassend für eine Notärztin, aber ich war so erledigt am Ende dieses Tages, dass ich mich nicht mehr wehrte und später einfach nur noch froh war, dass wenigstens dieser Teil der Geschichte in der Version, die noch jahrelang zur größten Erheiterung meiner Kinder bei YouTube herumgeisterte, herausgeschnitten worden war. Ein kleiner magerer Trost, denn wer regelmäßig fernsieht, der weiß, dass »Notruf« wohl eine der Serien mit der höchsten Wiederholungsfrequenz im deutschen Fernsehen sein muss.

Während der nächsten Jahre erhielt ich mindestens zweimal im Jahr einen Anruf, bei dem der Anrufer vor Lachen lange gar nicht sagen konnte, wer er war. Ich wartete immer geduldig, und dann fragte ich mit der größten Würde, deren ich fähig war: »Na, haben sie wieder mal ›Notruf‹ wiederholt?«

Was das Leben lebenswert macht

Der November ist eine anstrengende Zeit im Rettungsdienst mit vielen unschönen Einsätzen. Im November ist das Wetter schlecht, es ist kalt, regnet viel und beinahe nie sieht man blauen Himmel oder gar Sonne. Es besteht auch keine Aussicht auf baldige Änderung, Weihnachten ist noch zu weit entfernt, um schon Vorfreude hervorrufen zu können. Es ist für viele Menschen der deprimierendste Monat des Jahres und der, in dem sie sich oder anderen das Leben nehmen.

Ich wurde in eine Familie gerufen. Der Opa hatte sich im Keller aufgehängt, und es herrschte eine merkwürdige Stimmung. Man war traurig, aber nicht ganz so, wie ich es erwarten würde, wenn ein geliebter Großvater stirbt. So, als sei man froh, einen alten herrschsüchtigen Mann endlich auf anständige Weise losgeworden zu sein, war es aber auch nicht. Auch das spürt man als erfahrener Arzt. Nicht alle Menschen sind immer nur gut und lieben sich, und nicht alle Familien sind heil.

Diese hier schien es zu sein, da waren Töchter und Söhne und Enkel, und sie weinten. Aber sie waren ein wenig verhalten. Nicht, weil sie mich nicht kannten, sondern irgendwie anders. Es fiel mir schwer zu identifizieren, was hier im Raum schwebte, was so anders war und unbekannt für mich.

Da war etwas, das klang ein wenig wie ein schlechtes Gewissen. Aber das Haus war sauber, der alte Mann gepflegt. Eine kleine Gereiztheit hörte ich heraus, so wie sie miteinander sprachen, wie sie mir antworteten.

Ich war neugierig. Um den Leichenschauschein ausstellen zu können, musste ich ohnehin mehr Informationen sammeln. Ich fragte nach der Krankengeschichte des alten Herrn. Sie wurde mir kurz und knapp vorgetragen.

Der Mann war auf seine alten Tage blind und taub geworden. Sie hatten mit ihm kommuniziert, indem sie ihm mit den Fingern in die Handflächen geschrieben hatten. Auch der Hausarzt hatte das getan, und bei seinem letzten Besuch, da hatte er dort hineingeschrieben, dass der alte Mann unbedingt aufhören müsse zu trinken und zu rauchen, es sei ungesund.

An dieser Stelle zeigte sich die Gereiztheit der Familie und flammte kurz auf. Der Opa hatte gern des Abends, ein, zwei oder um ehrlich zu sein auch ein paar mehr Fläschchen Bier getrunken, und Zigaretten hatte er den ganzen Tag über geraucht. Der Opa konnte nichts sehen, nichts hören, es war sein ganzes Vergnügen, das er noch hatte auf der Welt, zu rauchen und zu trinken. Vielleicht war es das Einzige überhaupt, das er noch hatte, außer dass manchmal jemand seine Hand hielt und etwas hineinbuchstabierte.

Wie hatte der Arzt ihm das verbieten können? Aber er war der Hausarzt, noch immer eine Respektsperson, und die Familie hatte auf ihn gehört und dem alten Mann das Bier und die Zigaretten reduziert. Daher das schlechte Gewissen. An dieser Stelle der Erzählung wurden sie still und sahen vor sich auf den Boden.

Der Opa war am zweiten Tag der Einschränkungen in den Keller gegangen und hatte sich erhängt. Wie er seinen Weg, den Strick, den Stuhl und den Haken an der Decke gefunden hatte, konnte man sich nicht recht erklären, aber er hatte über sechzig Jahre lang in diesem Haus gelebt und mochte sich erinnert haben, wo er alles finden würde.

Er hatte alles gefunden und hatte sich erhängt, er war tot, der Opa, und er fehlte.

Nun weinten sie wieder und waren traurig.

Der alte Mann hatte beschlossen, nicht mehr leben zu wollen, als man ihm nahm, was sein Leben lebenswert gemacht hatte.

Und seine Familie, die fand nun das Leben ohne ihn etwas weniger lebenswert, und die Gespräche und die Trauer waren durchwirkt von vielen Selbstvorwürfen. »Wenn wir doch nur …« und »Hätten wir doch nicht …«

Zu spät.

Die Benzintonne

»Reden Sie weiter, erzählen Sie mehr.« So sagte ich leise und sanft zu dem Mann, der vor mir auf der Trage lag und dessen Leben bald zu Ende sein würde. Nicht an diesem Tag, vielleicht auch noch nicht am folgenden. Aber in der nächsten Woche um die gleiche Zeit würde er nicht mehr am Leben sein, das wusste ich, das wussten wir alle, die um ihn herumstanden neben der Trage, auf der er lag, in dem Rettungswagen, mit dem wir auf dem freien Wiesenstück gegenüber dem Krankenhaus standen.

Ihm zuhören, das war alles, was ich für ihn tun konnte. Er würde bald tot sein, und er hatte es so gewählt. Was er nicht geahnt und wohl auch nicht gewollt hatte, war, dass er noch Gelegenheit haben würde, zu reden und über sein Leben zu reflektieren.

Er sprach leise und langsam und sehr konzentriert, auch wenn die Ereignisse seines Lebens nicht zeitlich geordnet hervortraten, sondern der Bedeutung nach, die sie in seinem Leben eingenommen hatten.

Er hatte von seiner Kindheit erzählt, von Sommern voll Licht und Freiheit. Freiheit, die er später nicht mehr hatte, später in seinem Leben, als die Krankheit von ihm Besitz ergriff und ihn lähmte. Und als andere begannen, für ihn zu entscheiden. So stand ich da, Stunde um Stunde, und hörte ihm zu.

Der Rest meines Teams verließ gelegentlich das Fahrzeug. Wir waren zu viert, einer blieb immer bei mir, sie wechselten sich ab. Sie konnten nicht, was ich eigentlich auch nicht konnte, nicht können wollte. Ihm zuhören.

Aber jemand musste es tun. Dieser Mensch wollte reden und jemand musste zuhören. Außer uns hatte er niemanden. Gelegentlich flüsterte mir einer meiner Kollegen ins Ohr: »Noch immer nichts«, und ich nickte nur und schwieg und hörte weiter zu. Es war noch immer kein Krankenhaus gefunden worden, das sich bereit erklärt hätte, diesen Patienten aufzunehmen, damit er dort in Ruhe sterben konnte. Keiner wollte ihn, jetzt, da er starb, und keiner hatte ihn haben wollen, als er noch lebte.

Das Krankenhaus gegenüber der Wiese, auf der wir standen, war ein Psychiatrisches Krankenhaus. Dort hatte der Mann in den letzten Jahren gelebt, aber darüber erzählte er nichts weiter, als dass er Tabletten bekommen hatte, die ihn dämpften, und dass er immer wieder auf die geschlossene Station verlegt worden war, von der es kein Entkommen gab. Nur Verrückte, sagte er. Verrückte, Tabletten, viel Fernsehen. Sonst nichts.

Einsamkeit. Sie war um ihn und in ihm, wie eine tiefhängende Wolke, deren klamme Feuchtigkeit man spürt und doch nicht greifen kann, waberte sie um diese Trage, auf der er lag.

Ich ließ ihn reden, hörte zu, aber nicht konzentriert. Nur in den Gesprächspausen, da sagte ich immer wieder: »Sprechen Sie weiter, erzählen Sie es mir.« Es war nicht wichtig, ob ich verstand, was er sagte. Wichtig war, dass er reden durfte und dass er nicht allein war. Nichts von allem, was er sagte, würde in seinem Leben noch eine Konsequenz haben. Es war sein Sterben, auf das es nun ankam, nicht mehr sein Leben.

Meine Gedanken drifteten ab. Ich dachte an die Schildkröte.

Es war in den alten Zeiten, als Männer noch jagen gingen.

Nanaboozhoo, ein Indianer vom Stamme der Potawatomi, kam hungrig nach Hause. Im Lager, das die Jäger an einem See errichtet hatten, brieten einige Männer Fisch über dem Feuer und boten Nanaboozhoo etwas an. Sie warnten ihn, dass es sehr heiß sei, aber ausgehungert griff er gierig nach einem Stück Fisch und verbrannte sich die Finger.

Er sprang auf und lief ans Ufer, um die Hand zu kühlen. Dabei

stolperte er über einen Stein und fiel auf eine Schildkröte. In jenen
Zeiten sahen Schildkröten noch nicht so aus wie heute. Sie hatten
keinen Panzer, sondern innen Knochen und außen Haut.

Die Schildkröte schimpfte laut, ob er nicht aufpassen könne, wo-
hin er trete. Es tat Nanaboozhoo sehr leid, und er überlegte, wie er
wiedergutmachen konnte, was er angerichtet hatte.

»Ich muss nachdenken«, sagte er und ging zu seinem Wigwam.
Ein wenig später kam er zurück zum See und rief nach der Schild-
kröte. Die Schildkröte hatte sich im weichen Sand versteckt und
streckte nun ihren Kopf neugierig daraus hervor. Nanaboozhoo hob
zwei große Muschelschalen auf und legte sie aufeinander. Vorsichtig
hob er die Schildkröte hoch und legte sie dazwischen.

»Nie wieder«, sagte Nanaboozhoo, »sollst du verletzt werden.
Wann immer dir künftig Gefahr droht, ziehst du deine Beine ein
und verkriechst dich in den Schutz deiner Muschel.«

Und von diesem Tag an tragen die Schildkröten mit Stolz ihren
Panzer und sind Freunde mit den Potawatomi.

Wir Deutschen verstehen eine Menge vom Schmerz. Vielleicht
nicht mehr in der heutigen Zeit, in der wir auf hohem Niveau
jammern und zu den wohlhabendsten und gebildetsten Natio-
nen der Welt gehören. Aber die Generation unserer Großeltern
wusste etwas davon, sie erzählten uns von den russischen Gefan-
genenlagern, von den Trümmerfrauen; und wohl kein Kind in
meinem Alter besuchte nicht zusammen mit seinem Schullehrer
eines der vielen Konzentrationslager.

Eine Art, mit Schmerz umzugehen, ist, sich einen dicken Panzer zuzulegen, ein dickes Fell, wie wir sagen. So dick, dass niemand darunter dringen kann, nichts einen verletzen kann. Nie
mehr verletzt zu werden, das ist unser Streben. Und der Mensch
vor mir, der hatte es so gründlich getan, dass mir noch heute die
Worte fehlen, es angemessen zu beschreiben, und so kann ich
mich nur langsam und vorsichtig herantasten.

Seit vielen Jahren litt der Mann unter Depressionen. Er war allein auf der Welt, hatte keine Frau, keine Kinder, die Eltern waren lange tot. Er hatte Medikamente bekommen, mal hatten sie geholfen, mal nicht. Wenn man ihn für suizidgefährdet gehalten hatte, kam er auf die geschlossene Station, wenn nicht, auf eine andere, therapeutische, wo er andere Geschichten von anderen Patienten erfuhr, traurige, schlimme, und sie halfen nicht.

Die Tabletten taten es auch nicht auf Dauer. Manchmal ließen sie ihn schlafen, dann wieder nicht. Einige Male hellten sie die Stimmung auf, dann wieder steigerten sie nur den Antrieb, die Traurigkeit blieb, er war rastlos und fand keine Ruhe.

Ich bin Ärztin, aber keine Psychiaterin. Damals, im letzten Jahr meines Studiums in der Psychiatrie, hatte ich verstanden, dass unsere Schulmedizin nicht sehr genau weiß, warum der eine Mensch Depressionen bekommt und ein anderer nicht. In der Medizin hilft man sich mit Idiomen, wenn man keine Ursache identifizieren kann. Man nennt es idiopathisch oder endogen. Was auch nicht hilft.

Auch dem Mann hatte nicht geholfen werden können, und eines Tages hatte er es satt. Es muss zu einer Zeit gewesen sein, in der man ihn nicht für selbstmordgefährdet gehalten hatte, denn man hatte ihm erlaubt, das Krankenhaus zu verlassen, um im gegenüberliegenden Supermarkt Zigaretten kaufen zu gehen. Die meisten psychiatrischen Langzeitpatienten rauchen.

Nun, die Einschätzung war falsch gewesen. Wohl war er zum Supermarkt gegangen und wohl hatte er Zigaretten geraucht und an der Straße gestanden und den vorbeifahrenden Autos zugesehen. Weiter hatte es für ihn nichts zu tun gegeben. Er war an die neben dem Supermarkt schräg gegenüber dem Krankenhaus liegende Tankstelle gegangen, hatte einen Kanister ausgewählt, einen roten Benzinkanister, und bezahlt. Dann war er nach draußen gegangen, hatte den Kanister mit Benzin gefüllt, Normalbenzin, kein Super, das war zu teuer, Normal erfüllte den gleichen Zweck. Dann war er wieder hineingegangen, hatte wieder bezahlt.

Sein nächster Weg hatte ihn hinter die Tankstelle geführt, dort hatte er leere große Blechtonnen stehen gesehen. Er hatte eine davon genommen, er würde sie nicht zurückgeben können, und so musste man es wohl stehlen nennen, etwas, das er mir erzählte, weil es ihn bedrückte.

Ich beruhigte ihn, sagte, ich würde dafür sorgen, dass die Tonne ihrem Besitzer zurückgegeben würde.

Es fühlte sich sehr merkwürdig an, das zu sagen. Aber ich tat es. Ich sagte es. Zurückgegeben haben wir die Tonne später nicht. Wir hatten sie stehen gelassen, wo sie war, auf der Wiese gegenüber dem Krankenhaus. Es war nicht diese Art von letztem Wunsch, den man erfüllen muss. Es war das Sagen, das wichtig war. Das Verständnis.

Er erzählte weiter. Er hatte die Tonne auf die Wiese gerollt, gegenüber dem Krankenhaus. Er war hineingeklettert, hatte sich senkrecht hineingestellt und sich das Benzin über den Kopf gegossen. Dann hatte er sein Feuerzeug angezündet. Er war sofort in Flammen aufgegangen. Mitarbeiter der Tankstelle hatten den Knall der Explosion gehört, die Stichflamme gesehen und waren sofort mit einem Feuerlöscher herbeigeeilt, hatten ihn gelöscht, so dass er noch lebte, als der Rettungswagen eintraf.

An das Löschen erinnerte sich der Mann nicht, das erzählte mir mein Rettungsassistent, als er wieder einmal hereinkam, um mir zu sagen, noch immer wäre kein Krankenhaus zur Aufnahme bereit. Auch wie er in den Krankenwagen gekommen war, wusste der Mann nicht. Ob er hier im Himmel sei und ich ein Engel, so hatte seine erste Frage an mich gelautet. Gesagt hatte ich nein, aber gedacht hatte ich, dass es eher wie die verdammte Hölle aussieht.

Der Mann war schwarz, kohlrabenschwarz vom Gesicht bis zu den Füßen. Seine Kleidung war teils zu Asche verbrannt, teils hatte sie sich in die Haut eingebrannt. Seine Haare waren weg, die Augenbrauen auch.

Das Fahrzeug stank barbarisch nach Benzin, Rauch und

dem Pulver des Feuerlöschers, und es stank auch nach unserem Schweiß der ersten hektischen Bemühungen um den Patienten, bevor es ruhig wurde und still.

Es war schwer, dem Mann eine Nadel in eine Vene zu legen. Um eine Vene aufzufinden, das hatte ich früh in meinem Ärztinnendasein gelernt, muss man sie fühlen können. Das konnte ich nicht. Die Haut des Mannes war verkohlt, sie war hart geworden, wie eine Kruste, wie ein Panzer. Und weil ich das nicht kannte und nie zuvor und auch nie nachher in meinem Leben gesehen hatte, klopfte ich darauf, und es gab ein Geräusch.

Nun wusste ich genug. Ich wusste, dass er keine Schmerzen hatte, die Haut seines gesamten Körpers war vollständig verbrannt und damit alle Nervenendigungen, die das Gefühl des Schmerzes an sein Gehirn hätten weiterleiten können. Und ich wusste, dass er sterben würde. Seine Körperoberfläche war zu über achtzig Prozent verbrannt, »nicht mit dem Leben vereinbar«, wie es in der Medizinersprache heißt. Sein Verstand war klar, sein Gehirn funktionierte, so wie es immer funktioniert hatte. Mit all seiner Traurigkeit und all seinen Erinnerungen, die er nun mit mir teilte. Nun, da er sicher war und geschützt. Nun, da er sich einen Panzer geschaffen hatte, der ihn hinüberbringen würde in den Himmel und zu dem Engel, nach dem er sich sehnte.

Da ich ihm antworten musste, weil er gefragt hatte, sagte ich, dass er noch nicht im Himmel und ich kein Engel sei.

»Werde ich sterben?«

»Ja«, antwortete ich.

Und er sagte, dass er froh darüber sei. Er sagte auch, dass es schön sei, mit jemandem reden zu können, bevor er sterbe.

Und so erzählte er mir und ich lauschte, dachte dabei an die Schildkröte und wartete, dass meine Assistenten endlich aus dem Funkgerät die Nachricht vernehmen würden, dass eine Klinik für unseren Patienten gefunden sei.

Wir hatten zunächst die Spezialverbrennungskliniken angefragt und ein freies Bett gefunden, wohin ein Hubschrauber den Patienten verlegen würde. Ich hatte kurz den Wagen verlassen und mit dem Stationsarzt telefoniert. Während des Gesprächs wurde mir klar, das würde nicht der richtige Platz sein. Ein solches freies Bett war schwer zu bekommen und meine Entscheidung konnte nur sein, es für Patienten mit Überlebenschance freizuhalten.

Bereits unser nächster Patient konnte ein solcher sein, er konnte jung sein und dessen Chancen würden wir schmälern, wenn wir das Bett mit einem Patienten belegen würden, dessen Prognose in unserer Sprache infaust war, der ohnehin sterben würde. Ich sagte das Bett und den Hubschrauber ab und wies meine Assistenten an, über die Rettungsleitstelle nach einer Klinik zu suchen, die unseren Patienten aufnehmen würde. Zum Sterben. Es war schwer.

Am Ende fanden wir ein Bett, brachten den Patienten dorthin. Ich hatte ihm, während er erzählt hatte, doch eine Infusion angelegt, in eine zentrale Vene, und über die applizierte ich ihm während der Fahrt Morphin. Auch wenn er keine Schmerzen hatte, es würde ihn ein wenig dämmern lassen und es weicher machen, sein letztes Bett, sein Totenbett.

Er lebte noch drei Tage, dann starb er.

Ich hasse November.

Eines muss noch erzählt werden, der Vollständigkeit halber. Auch wenn sich meine Finger weigern wollen, die richtigen Tasten zu drücken. Aber wer etwas erfahren möchte über das Leben eines Arztes oder eines Rettungssanitäters, der soll auch das hören.

Für ein halbes Jahr aßen wir weder Brathuhn noch gegrilltes Fleisch. So lange nämlich dauert es in etwa, bis unser Gehirn die Verknüpfung aller Wahrnehmungen mit einem schrecklichen Erlebnis wieder löst. So lange dauerte es, bis der Geruch verbrannten Fleisches nicht mehr unwillkürlich die Erinnerung an den einsamen traurigen Tod des Mannes und an unsere Hilflosigkeit verursachte.

Und warum sollte man es auch nicht erzählen. Wir sind Menschen, wir müssen essen, wenn wir am Leben bleiben wollen. Und wenn wir das nicht können, so sagt es doch, dass wir noch nicht ganz abgebrüht sind, zeugt von einer gewissen Menschlichkeit.

Das Messer

»Ich habe meinem Mann ein Messer in die Brust gerammt«, sagte gestern um 01.42 Anneliese K. am Telefon zu einem Schutzmann der örtlichen Polizeistation.

»Bitte schicken Sie schnell einen Notarzt.«

Der angeforderte Notfallmediziner, ein Rettungssanitäter und eine Streifenwagenbesatzung, fanden im Wohnzimmer der Parterrewohnung des zweigeschossigen Hauses einen Toten. Es war Klaus K., der Ehemann der Anruferin. Nach ersten Feststellungen der Streifenwagenbesatzung und zwei Ermittlern vom Einsatz- und Fahndungskommissariat der Kripo hatte die Ehefrau wenige Minuten vor dem Anruf ihrem Mann im Verlauf eines heftigen Ehestreites ein Ausbeinmesser in die Brust gestoßen. Lungenstich. Die Mitarbeiterin einer Bundesbehörde wurde in der Wohnung vorläufig festgenommen. (...)

Anneliese K. wurde zur Vernehmung in die Büros der Ermittler vom K 11 gebracht. Sie gab gegenüber den Beamten das ihr angelastete Totschlagsdelikt zu. Ihr Motiv: Eheprobleme. Die Vernehmung dauerte bis in die Nachmittagsstunden. (...) Das Ehepaar, so die bisherigen Ermittlungserkenntnisse, hatte bereits seit langer Zeit alkoholbedingte Eheschwierigkeiten, beide Ehepartner sollen häufig zu viel Alkohol getrunken haben. Ehe sie in der Nacht zum Donnerstag ihren Ehemann tötete, soll es am Mittwochabend, wie schon so oft, Streit zwischen Klaus und Anneliese K. gegeben haben.

Doch nach dem Krach war die 41-Jährige ihren Aussagen nach ins Bett gegangen und gegen 01.30 von ihrem vermutlich angetrunkenen Mann geweckt worden. Es kam erneut zum Streit und schließlich im

Wohnzimmer zu tätlichen Auseinandersetzungen. Plötzlich holte die Beschuldigte das Ausbeinmesser aus der Küche und stieß es ihrem Ehemann in die linke Brustseite oberhalb der Brustwarze. Es war ein für Klaus K. tödlicher Lungenstich.

So stand es am nächsten Morgen im Lokalteil der Zeitung. Neben dem Artikel hatten sie ein Foto des Hauses abgedruckt, davor stand ein Polizeiauto, grünweiß damals noch, und die Straße vor dem Haus war leer.

Der angeforderte Notfallmediziner, das war ich. Und die Straße ist in meiner Erinnerung nicht leer, sondern voller Fahrzeuge und Menschen. Da war der Rettungswagen mitten auf der Straße, daneben mein kleiner Pkw, das Polizeiauto, der dunkelblaue Kombi der Kriminalbeamten, das Fahrzeug des Gerichtsmediziners, und auch Mitarbeiter der Staatsanwaltschaft hatten sich in dieser kalten und dunklen Winternacht am Tatort eingefunden und ihre Autos auf der Straße vor dem Haus geparkt.

Die Kriminalbeamten hatten mich nicht weglassen, und so hatte ich neben der Frau, die »Beschuldigte« genannt wurde, gesessen und das Gewimmel von Menschen beobachtet und zugesehen, wie sie die Wohnung durchkämmten, alles mit Puder bestäubten, um Fingerabdrücke zu suchen, Hunderte von Fotos machten und schließlich als einzige Ausbeute ihrer Suche das lange scharfe Messer mit spitzen Fingern, die in weißen Gummihandschuhen steckten, in einer Plastiktüte verschwinden ließen.

Die Frau und ich schwiegen. Wir hatten nichts mehr zu besprechen. Ihre Geschichte hatte sie mir bereits vor Eintreffen all dieser Einsatzkräfte erzählt. Ich war ganz in der Nähe gewesen, als der Anruf kam, und so war ich als Erste eingetroffen, nach mir der Rettungswagen, für dessen Besatzung es nichts zu tun gab, und sie verzogen sich auf einen Wink von mir nach draußen auf die Straße und rauchten Zigaretten. Die Frau und ich saßen im Wohnzimmer, und sie erzählte mir ihre Geschichte.

Sie sah viel älter aus, als sie war. Ihr Gesicht war ebenmäßig und hätte schön sein können, wenn es nicht so verhärmt gewesen wäre und von Falten durchzogen und wenn ihre Haare gepflegt gewesen wären und sich nicht zottelig, durchsetzt von einzelnen grauen Strähnen, rechts und links neben ihrem Gesicht verwuschelt hätten. Sie trug ein verwaschenes T-Shirt und eine dunkelblaue Jogginghose, die Füße waren barfuß, der rote Nagellack an den Zehennägeln blätterte ab.

Sie hatte geweint, während sie erzählt hatte. Aber nur ganz kurz, es war mehr ein trockenes Aufschluchzen, das zerknautschte Taschentuch, das sie in den Händen knetete, wurde nicht benutzt. Sie hatte auch ein Lächeln versucht, aber es hatte nicht im Gesicht stehen bleiben wollen und ihr Inneres hatte es auch nicht erreicht, und so hatte sie es aufgegeben, das Geschehene mit ihren Gefühlen zu erfassen, und war zu den Fakten zurückgekehrt.

Zu der Tatsache, dass sie lebte, weiterleben würde und nun für sie ein neues Leben beginnen würde. Es würde sie ins Gefängnis bringen, ihr neues Leben, und das wusste sie. Aber es erschreckte sie nicht, sie hatte keine Angst, und das sagte sie mir.

»Damit ist es jetzt vorbei. Nie mehr muss ich Angst haben.« Nie mehr würde sie geschlagen werden, nie mehr vergewaltigt, gedemütigt, erniedrigt werden. »Nie mehr.« So hatte sie immer wieder gesagt, während sie mir ihre Geschichte erzählte.

Neben ihr auf dem Tisch stand eine Flasche Kognak, beinahe leer, und sie rührte sie nicht mehr an. Das hatte sie vorher getan, und sie hatte es mit Absicht getan.

Sie hatte mir von ihrer zwanzigjährigen Ehe erzählt und von der krankhaften Eifersucht ihres Mannes, obwohl sie nie einen anderen angesehen hatte. Am Anfang wollte sie es nicht, sie liebte ihren Mann, später konnte sie es nicht mehr, denn ihr Mann machte ihr ohnehin das Leben zur Hölle, schlug sie, tat ihr Gewalt an und hätte sie, so hat er es jedenfalls immer angedroht, umgebracht, wenn sie ihn betrogen hätte.

Das hatte sie nicht, wie sie mir versicherte, und ich glaubte ihr.

Aber so war der Gedanke des Umbringens aufgetaucht. Einmal gedacht, wurde er hin- und hergeschoben, und nun war er ungeplant, wie sie sagte, aber nicht unwillkommen ganz plötzlich real geworden.

Warum sollte sie mich anlügen, in einer Situation wie dieser. Wir beide waren für diese zehn Minuten, bevor die Korona der Ermittler und Untersucher eintraf, allein in dem Wohnzimmer, wir saßen auf zwei Sesseln, die nebeneinanderstanden, und wir waren wie in einer anderen Dimension, auf einem anderen Planeten. Sie erzählte mir ihre Geschichte, und ich wusste, so würde sie diese Geschichte nie mehr erzählen. Und obwohl ich die Namen verändere und den Ort weglasse, habe ich ein merkwürdiges Gefühl dabei, das Innerste dieser Frau zu offenbaren und aufzuschreiben.

Wir saßen da, und sie erzählte. Ich wusste genau, wäre ich ein Mann gewesen, so wäre sie stumm geblieben. Aber ich bin eine Frau, und instinktiv hielt ich ihre Hand nicht. Ich wäre ihr damit nicht nähergekommen, als ich es ohnehin war. Wir waren zwei Frauen, verbunden durch den jahrhundertealten archaischen Instinkt der Frauen zu überleben.

Sie hatte es gerade getan, sie hatte überlebt, und ich als Notärztin war ohnehin der Experte fürs Überleben. Als Überlebensspezialist und in meiner Rettungsdienstuniform war ich gleichzeitig neutral, so dass alle mir erzählten Geschichten nicht in der Nachbarschaft herumgetratscht, sondern verschwinden würden in dem Fundus, in dem auch die Geschichten lagern, die den Pfarrern und Seelsorgern erzählt werden.

Das tat die Frau nicht. Das hatte sie vor langer Zeit aufgegeben. Es konnte keinen Gott geben, der tolerierte, was ihr geschehen war, und wenn es ihn doch gab und er hatte nichts dagegen unternommen, so wollte sie ihn nicht. Nun hatte sie ihre Geschicke selbst in die Hand genommen.

Es war so gewesen, wie es in der Zeitung stand, und doch war es nicht so gewesen. Es hatte wieder eine Auseinandersetzung gegeben, als ihr Mann nachts betrunken aus der Kneipe gekommen war. Nur dass sie nicht geschlafen und er sie nicht geweckt hatte, wie es geheißen hatte. Als er heimgekommen war, hatte er wie immer nicht glauben wollen, dass sie, die Frau, friedlich vor dem Fernseher gesessen hatte, sondern er war der Meinung, sie habe sich mit ihrem Liebhaber getroffen.

Auch war sie nicht betrunken gewesen, wie der Artikel implizierte. Getrunken hatte sie erst danach.

Als er wieder versuchen wollte, über sie herzufallen, nachdem er sie beschimpft, angespuckt und geschlagen hatte, sie ins Schlafzimmer hatte zerren wollen, da hatte sie sich losgerissen, war in die Küche gerannt und hatte ein Messer geholt. Sie hatte es vor sich gehalten und wollte ihn damit abwehren. Er hatte geglaubt, stärker zu sein als sie, und wollte sich erneut auf sie werfen. Sie hatte das Messer fester umklammert, und er hatte sich hineingeworfen.

Es hatte nur diesen einen Stich gegeben, und er war nicht gleich tot gewesen. Noch drei Stunden hatte er gelebt. So hatte es die Frau mir erzählt. Sie hatte das Messer fallen gelassen, neben ihrem halbtoten Mann, der im Wohnzimmer auf dem Teppichboden lag, hatte sich einen Sessel danebengezogen und gewartet.

Sie hatte Kognak getrunken, und es wurde mir nicht ganz klar, hatte sie es getan, um sich zu betäuben, weil alles so schrecklich war und unfassbar, oder hatte sie es getan, weil es nun vorbei war und es ihr eine angemessene Würdigung und Verhaltensweise zu sein schien, oder hatte sie kalt berechnet, dass ihr Blutalkoholspiegel zu verminderter Schuldfähigkeit führen würde.

Als sie drei Stunden und über eine halbe Flasche Kognak später der Meinung war, ihr Mann sei nun ganz sicher tot, da hatte sie die Polizei angerufen und gesagt: »Ich habe meinem Mann ein Messer in die Brust gerammt.« Dann hatte sie noch ihre Adresse angegeben und aufgelegt.

Als ich eintraf, hatte sie mir ruhig die Türe geöffnet, mich hineingebeten und zu ihrem Mann geführt. Nach wenigen Sekunden hatte ich ihre Diagnose bestätigen können, der Mann war tot und nicht mehr zu retten.

Erleichtert hatte sie aufgeseufzt, sich in den Sessel niedergelassen und gesagt: »Ich konnte kein Risiko mehr eingehen, wissen Sie. Ich musste sicher sein, dass er wirklich tot ist.«

Ich hatte mich neben sie gesetzt, den eintreffenden Rettungssanitätern mit einer Handbewegung bedeutet, sich zu verziehen, und gefragt: »Wollen Sie es mir erzählen?«

Ich habe es für mich behalten. Ich unterliege der Schweigepflicht, und eine Verletzung würde mit einer Geld- oder sogar Freiheitsstrafe nach Paragraph 203 des Strafgesetzbuches geahndet werden. Natürlich gibt es Ausnahmen, in denen ein Arzt die Schweigepflicht brechen kann oder sogar muss. Ein solcher Fall schien mir nicht vorzuliegen. Weder war das Leben oder die Gesundheit eines Menschen akut und unmittelbar gefährdet, noch hätte ich damit weiteren Schaden verhindern können, noch war eine anzeigepflichtige Straftat geplant, wie es der Gesetzgeber für den Fall eines Vertrauensbruches verlangt.

Ich dachte lange darüber nach. Fragen kann man ja niemanden, schon gar keinen Experten. Wenn man beginnt zu sagen, jemand, den man kenne, habe eine Frage, weiß jeder gleich, woher der Wind weht. Vor allem wenn kurz zuvor ein Gewaltverbrechen begangen wurde.

Ich tröstete mich damit, dass ich ja bestimmt als sachverständiger Zeuge vor Gericht geladen werden würde, wie ich es zuvor in anderen Fällen erlebt hatte, und der Richter mich dann von der Schweigepflicht entbinden könnte. Sicherheitshalber fragte ich noch einmal nach, bevor mich der Repräsentant der Staatsanwaltschaft vom Schauplatz des Geschehens endlich zurück in meinen Dienst entließ, ob er sicher sei, dass ich nicht mehr gebraucht würde. Das war nicht der Fall, und so verschwand ich.

Später überlegte ich mir, dass trotz allem nie herauszufinden sein würde, welche Version der Geschichte die Wahrheit war, und am Ende der Richter doch nach seinem Gefühl entscheiden würde.

Und mein Gefühl, es sagte mir, das hier bereits genug gelitten und gestraft worden war und die vier Jahre Gefängnis, zu denen die Frau am Ende verurteilt wurde, mehr als ausreichten. Ich überlegte, ob eine andere Frau in ähnlicher Situation, an einem anderen Ort und in anderer Kleidung, in einer gepflegten Villa, in einem schicken Kostüm, vielleicht mit dem Urteil »Notwehr« und ganz ohne Strafe davongekommen wäre.

Die Plastikbohrmaschine

In dem Dezember, als mein ältester Sohn seinen sechsten Geburtstag feierte, der Jüngere war etwas über drei Jahre, zeigten mir meine Söhne ganz deutlich, dass sie mehr von mir wollten, als sie bekamen. Ich wunderte mich eines Tages beim Staubsaugen, einen Haufen Sand in dem neben der Wohnküche liegenden Zimmer des Älteren zu finden. Mein Blick ging vom Boden an der Wand entlang nach oben, und da, auf paritätischer Mitte der Augenhöhen eines Sechs- und eines Dreijährigen, war ein kleines, sauber gebohrtes Loch, das durch die ganze Wand ging, und der Schmutz auf dem Boden war kein Sand, sondern feingemahlener Putz und Steinstaub. Ich kniff ein Auge zu und spähte durch das Loch. Viel sehen konnte man nicht, aber es war doch immerhin eine Verbindung in die Küche, durch die man hören konnte, was dort gesprochen wurde. Suchend sah ich mich weiter im Zimmer um. Ja, da lag die kleine blaue Kinder-Plastikbohrmaschine mit echten Batterien auf dem Teppichboden. Augenscheinlich war sie ihren Preis wert, sie war äußerst effektiv, vielleicht sollte man das der Firma einmal mitteilen. Und ich hatte immer gedacht, eine Trommel wäre das übelste Geschenk, das wohlmeinende Freunde den Kindern von alleinerziehenden Müttern zukommen lassen können.

Meine Söhne antworteten auf meine strenge Befragung mit dem dackelartigen Augenaufschlag, von dem sie wussten, dass sie immer damit durchkamen: »Wir wollten hören, was ihr immer in der Küche abends redet.« Viel Besuch bekam ich ja nicht, aber gelegentlich kamen doch meine Freundin oder ein paar ehemalige Kommilitonen, und offenbar fanden meine Kinder, es gehe zu weit, sie auch da noch auszuschließen.

Ich lachte und schimpfte nicht mit ihnen. Vielmehr hatte ich ein schlechtes Gewissen. Wenn ich es auch noch so gut organisierte – nachts und am Wochenende waren sie bei meiner Mutter, tagsüber während der Woche in der von uns gegründeten Kindergruppe, sogar betreut von einem Mann –, es fühlte sich doch immer alles an wie eine Notlösung. Aber ich fand keine bessere. Ich musste Geld verdienen, es sorgte niemand für uns. Erziehungsgeld und dergleichen gab es damals noch nicht. Alles, was ich bekommen habe, waren zweihundert Mark von der Krankenkasse für eine Baby-Erstausstattung. Und wenn ich eines Tages selbständig werden wollte, was mir mehr Freiheit und Zeit für meine Kinder zu verheißen schien, so musste ich jetzt lernen, so viel ich konnte. Und da mussten wir eben alle in Kauf nehmen, was es an Nachteilen mit sich brachte, dieses Leben.

Wir hatten eine schöne Altbauwohnung mit Stuck an der Decke, zwei Balkonen und einem kleinen Garten, in den ich einen Sandkasten hatte bauen dürfen. Ich hatte alles sehr schön renoviert, in Weiß und Altrosa und Dunkelbraun, und aus dem Fenster sah man den Bahnhof, was meinen Jungs gelegentliche kurze Unterhaltung bot. Sie hatten jeder ein eigenes Zimmer, das des Kleinen hatte ich in Blau dekoriert, mit weichem blauen Teppichboden und aufgedruckten kleinen weißen Wolken und Sternen auf den Gardinen. Abends zog ich mir einen Stuhl vor sein Gitterbett, spielte Gitarre für ihn und sang ihm vor, bis er einschlief. Und ich bilde mir gerne ein, dass vielleicht deshalb ein Musiker aus ihm geworden ist, dessen Lieder mir immer wieder die Tränen in die Augen treiben und mich denken lassen, dass ich vielleicht doch nicht alles falsch gemacht habe.

Der Ältere wollte zum Einschlafen lieber vorgelesen haben, am liebsten mochte er das Buch »Wo die wilden Kerle wohnen«, das konnte er immer wieder hören, und ich glaube, er schlief immer mit dem Gedanken ein, als wildester von allen Monstern zu ihrem König gekrönt zu werden. Auch die Liebe zur Bohrmaschine blieb ihm erhalten, und später schraubte und bastelte er immer an irgendetwas herum. Zuerst waren es Vespa-Roller, dann alte Strich-Achter, eine Baureihe von Mercedes aus den Jahren 1968 bis 1976, wie ich erfahren sollte. Ständig stand so ein Ding bei uns im Hof herum, und ständig hatte er dreckige Fingernägel. Doch leider rief seine Englischlehrerin gelegentlich bei mir an und fragte freundlich, ob er nicht mal wieder den Unterricht besuchen könnte, sie würde ihn vermissen. Er lachte dann und sagte: »Ist 'ne Nette, die alte Dame, und ja, ich geh mal wieder hin.«

Sein Kinderzimmer war ganz in Grün, und ich hatte eine weiße Plastikgans als Lampe auf sein Hochbett geschraubt. Weil es keinen grünen Teppichboden zu kaufen gab, hatte ich den Fußboden mit Kunstrasen ausgelegt, was die Jungs gelegentlich dazu zu animieren schien, nachts nicht die Toilette aufzusuchen, sondern die Zimmerecke. Auch das machte mir Sorgen, und ich überlegte immer, ob es ein altersentsprechendes Verhalten oder meiner Berufstätigkeit zuzuschreiben sei.

Im Sommer ging es mir besser. Da war es morgens schon hell, wenn wir um sieben Uhr das Haus verließen, damit ich sie vor meinem Dienstbeginn in die Kindergruppe bringen konnte. Und es war auch warm. Im Winter fühlte ich mich als noch schlechtere Mutter. Die Wohnung verfügte nicht über eine Heizung, und so hatte ich aus dem Keller meiner Mutter alte Kohleöfen ausgegraben und an die vorhandenen Kamine angeschlossen. In die beiden Kinderzimmer hatte ich elektrische Heizkörper gestellt, die natürlich teuer im Verbrauch waren, aber die schlimmste Kälte abhielten. Die Kohleöfen befeuerte ich eigentlich nur am Wochenende, denn es war eine Heidenarbeit. Die Wohnung war im zweiten Stock, und die Kohle musste herauf- und die Asche hinuntergetragen werden, währenddessen sich zwei unbeaufsichtigte Kleinkinder ständig neue, unvorhersehbare Streiche ausdachten. Außerdem dauert es, bis so ein Ofen dann auch Wärme von sich gibt, und es lohnte sich morgens vor der Arbeit nicht. Auch abends dachte ich oft, dass wir ohnehin gleich zu Bett gehen würden und verzichtete auf die Prozedur. Selbst wenn ich die Briketts in nasse Zeitungen wickelte, ein alter Trick, den ich von meiner Mutter hatte, so hielt die Glut nicht von morgens bis nach der Arbeit an und schon gar nicht über Nacht. Selten hatten wir daher mehr als achtzehn Grad in der Wohnung, und meine Besucher waren daran gewöhnt, vor einem Getränk eine Strickjacke und wollene Hausschuhe angeboten zu bekommen.

Auch mein alter giftgrüner Studenten-R4 war eiskalt, wenn ich die beiden Jungs frühmorgens ins Auto verfrachtete, und manchmal sprang er auch gar nicht an und ich musste ein Taxi nehmen. Das war angesichts der Nähe des Bahnhofs kein Problem, nur riss es ein Loch in meinen ohnehin empfindlich engen Etat. Ansonsten war der R4 ein wunderbares Kinder-Auto. Sparsam im Verbrauch, billig im Unterhalt und doch mit fünf Türen ausgestattet, so dass man die Kinder bequem auf der Rückbank unterbringen konnte. Der Kofferraum bot ausreichend Platz für den Kinderwagen. Als größten Luxus hatte er sogar ein Schiebedach, und die schaukelnden Bewegungen in den Kurven bereiteten den Kindern großes Vergnügen.

Das Vergnügen endete dann jäh mit der morgendlichen Verabschiedung in der Kindergruppe. Erik nahm es in seinem »großer-Bruder-Status« entsprechend würdevoll und gelassen hin. Aber mein kleiner Robbi vollzog das Abschiedsritual, indem er sich von innen an der Außentür postierte, seine beiden kleinen Händchen, die noch rund und speckig waren, zu Fäustchen ballte und an die Glasscheibe trommelte, so fest er konnte. Dabei schrie er mit weit geöffnetem Mund und weinte, auch so laut er konnte.

Jeden Morgen aufs Neue brach mir dabei das Herz, und es

nützte gar nichts, dass ich wusste, der Betreuer würde ihn liebevoll in den Arm nehmen und trösten und mir nachmittags versichern, Robert habe sofort aufgehört, als ich um die Ecke gebogen war und er mich nicht mehr sehen konnte, und habe den Rest des Tages vergnügt gespielt.

Ängste und Chancen

Die Überschwänglichkeit, die ich an meinen ersten Arbeitstagen empfunden hatte, war mit der Zeit vergangen, und auch wenn mein Idealismus und Enthusiasmus ungebrochen waren, so stellte sich doch Routine ein. Dann tauchte eine Hürde auf, bei der ich mich schwertat, sie zu nehmen.

Ich war Assistenzärztin in der Abteilung für Anästhesie. Nur nebenbei betrieben wir den Notarztwagen, unsere Hauptaufgabe war es, Patienten auf Narkosen vorzubereiten und diese durchzuführen. In den Tagen vor der Operation untersuchten wir die Patienten, besprachen das Prozedere mit ihnen, und dann betäubten wir sie und betreuten sie anschließend im Aufwachraum und wenn nötig auf der Intensivstation. Was ich nicht gewusst hatte, als ich diese Stelle angetreten hatte, war, wir mussten auch alle anderen Patienten auf der Intensivstation versorgen, nicht nur die chirurgischen, sondern die internistischen, sogar Kinder manchmal. Und was ich nicht geahnt hatte, war, wie schwer mir das fallen sollte. Plötzlich hatte ich das Gefühl, ich wüsste und könnte überhaupt nichts. Natürlich hatte ich studiert, aber nun während meiner Nachtdienste allein für diese schwerstkranken, manchmal sterbenden Patienten allein verantwortlich zu sein und komplizierte Beatmungsgeräte und Dialysemaschinen bedienen zu müssen, darauf war ich nicht vorbereitet und dem fühlte ich mich nicht gewachsen.

Natürlich hätte ich fragen können. Aber um sagen zu können: »Ich kann das nicht, ich weiß es nicht«, dazu bedarf es einer gewissen inneren Größe, und die hatte ich in meiner Unerfahrenheit damals wohl nicht. Jedenfalls nicht im Umgang mit den Krankenschwestern auf der Intensivstation. Sie schüchterten mich ein.

Die Anästhesiepfleger, mit denen ich im OP zusammenarbeitete, die konnte ich fragen, zu ihnen hatte ich ein kumpelhaftes Verhältnis. Die Intensivschwestern waren eine andere Kategorie. Vielleicht war es auch diese besondere Art von Konkurrenzkampf unter berufstätigen Frauen, und wenn es so war, so war ich nicht in der Lage, diese Barriere zu durchbrechen.

Ich fand, sie hielten sich für etwas Besonderes. Das waren sie ja auch, und ich hatte großen Respekt vor ihnen. Sie hatten eine spezielle Ausbildung, und ihre Arbeit war extrem belastend, körperlich wie psychisch. Aber ich fand sie ein wenig arrogant, und zum Glück traf ich später im Leben auf Intensivschwestern, mit denen ich sehr angenehm und kollegial zusammenarbeitete und die mich mein früheres Vorurteil beschämt über Bord werfen ließen, weil sie menschlich waren, mit großer Hingabe, fast demütig, aber auch mit riesiger Fachexpertise ihre Patienten pflegten und nichts von dem an sich hatten, was ich an den Intensivschwestern von damals sah. Vielleicht vermischt sich auch rückblickend meine Wahrnehmung von ihnen mit meiner Angst und Unerfahrenheit dieser ersten Zeit als Ärztin.

In meiner Erinnerung waren sie immer sehr gepflegt, meistens stark geschminkt, vor allem die Augen, trugen die abenteuerlichsten Frisuren, und entgegen allen Vorschriften hatten sie oft Ringe an den Fingern und lange, lackierte Fingernägel. Womit sie aneckten, aber natürlich nur bei den Schwestern und Ärztinnen, die ihre Nägel kurz trugen und auf Lack und Schmuck verzichteten. Bei den männlichen Kollegen schien es gut anzukommen, und auf der Rangliste der heimlichen Verhältnisse, die es ja offiziell in keinem Krankenhaus gibt, waren sie ganz oben platziert.

Vielleicht waren das ihre Kompensationsmechanismen, die sie brauchten, wenn sie tagtäglich das Sterben der Menschen bekämpften und dabei unterlagen, weit öfter als irgendjemand anderes im medizinischen Bereich. Sie sind es ja immer, die das auszubaden haben. Der Arzt teilt den Angehörigen mit, der Patient sei verstorben, es tue ihm leid, alles Menschenmögliche sei getan worden, aber dann dreht er sich um und geht. Die Schwestern bleiben zurück, mit den weinenden Angehörigen, mit den Sachen, die gepackt werden müssen, mit den Toten, die gewaschen und in die Leichenhalle gefahren werden müssen.

Die meisten Menschen sterben im Krankenhaus, so sagt der Volksmund und so sagen die alten Leute, wenn sie sich gegen eine Krankenhauseinweisung wehren. Ich weiß nicht, ob das wahr ist, aber ich weiß, wenn sie im Krankenhaus sterben, dann tun sie es meistens auf der Intensivstation. Eine Intensivschwester, die das jahrelang aushalten will, muss zwangsläufig aus besonderem Holz geschnitzt sein.

Trotz allem – viele dieser Gedanken kamen mir auch erst später in den Sinn – gelang es mir nicht, mit ihnen eine ähnliche Basis zu finden, wie ich sie mit den OP-Pflegern hatte, es gelang mir selber nicht zu sehen, dass wir eigentlich dasselbe Ziel hatten. Leben retten, das wollten sie und das wollte ich. Aber es fiel uns schwer, es gemeinsam zu tun.

Vielleicht war ich ja auch ein wenig neidisch auf sie, erfolgreich und selbstbewusst, wie sie waren. Auf jeden Fall hatte ich Angst, sie etwas zu fragen, sie um Hilfe zu bitten. Angst, sie würden mich verachten, Angst, dass sie dem Oberarzt der Intensivstation erzählen würden, ich hätte keine Ahnung.

Nach unserem Chef, einem altgedienten Anästhesisten im Range eines Oberst, kamen in der Hierarchie unserer Abteilung zwei Oberärzte, beides Oberfeldärzte, Oberstleutnants. Einer war für den Operationssaal verantwortlich und einer für die Intensivstation. Danach kamen wir Assistenzärzte, und es interessierte in diesem Krankenhaus voller hochrangiger medizinischer Offiziere keinen, dass auch wir ja als Stabs- und Oberstabsärzte äquivalent den Rang eines Hauptmanns oder sogar Majors innehatten, wir waren das Fußvolk, und so wurden wir behandelt. Später, als ich Bataillonsärztin in einer Kaserne war, immer noch als Stabsarzt, hätte es niemand, auch keiner der anderen Offiziere, auch nicht der höherrangigen, gewagt, mit mir so zu reden wie es der Oberarzt der Intensivstation tat.

Ich kam nicht besonders gut mit ihm aus. Heute, rückblickend, denke ich, dass er vermutlich meine Unsicherheit spürte, und unterstelle etwas ungalant, dass es auch ihm ein wenig an innerer Größe fehlte und es einfacher war, automatisch und instinktiv immer auf den schwachen Punkt zu zielen. Selbst wenn er es nicht mit Absicht tat, vielleicht war er ja auch selbst unsicher. Vielleicht war er, jung wie er war, auch mehr an seiner Karriere interessiert und etwas weniger daran, uns auszubilden.

Tagsüber war einer von uns Assistenzärzten fest auf der Intensivstation eingeteilt, aber im Nachtdienst, da waren wir allein, da war ich allein verantwortlich nicht nur für anfallende Narkosen im OP, sondern auch für die Aufnahmen, die der Notarztwagen brachte, und für die Patienten auf der Intensivstation.

Die Narkosen bewältigte ich spielend, es machte Spaß und ich fühlte mich zuversichtlich. Aber davor, dass mich die Intensivstation anrief und ich dort gebraucht würde, davor hatte ich Angst. Nicht von Anfang an natürlich, erst nach den ersten Nächten und den Erfahrungen, die ich machte. Der Chef und die beiden Oberärzte wechselten sich mit Hintergrunddiensten ab, die sie von zu Hause aus versahen, man konnte sie anrufen, und wenn sie es für notwendig hielten, dann kamen sie ins Haus.

Nach jeder Nacht kritisierte mich der für die Intensivstation zuständige Oberarzt morgens. Er wurde nicht laut, er war süffisant und selbstgefällig. Er konnte auch jovial sein, aber nicht zu mir. Zu mir war er scharf und spitz und verpasste mir ständig kleine Nadelstiche, blieb unkonkret und sagte solche Dinge wie: »Das war vielleicht nicht ganz optimal gelöst, das hätte man auch anders machen können.« Wenn ich dann nachfragte, erklärte er nichts, sondern winkte überheblich ab und sagte sehr von oben herab: »Ist ja auch egal jetzt, immerhin ist niemand gestorben.«

Genau das war auch mein ganzes Streben, diese Nächte hinter mich zu bringen und alle Patienten am nächsten Morgen lebend zu übergeben.

Dabei fühlte ich mich sehr allein gelassen. Denn eines durfte man auf gar keinen Fall tun, man durfte diesen Oberarzt nachts nie, unter keinen Umständen, anrufen. Seine Nachtruhe war ihm heilig und durfte nicht gestört werden. Er konnte da ausgesprochen ungemütlich werden. Manchmal, wenn es einem Patienten sehr schlecht ging, musste man es natürlich doch tun. Wäre bei der morgendlichen Visite gesagt worden, ein Patient sei in der Nacht verstorben und der Oberarzt wusste nichts davon, hätte ihn der Chef in Stücke gerissen.

Meinen Kollegen wurde ein nächtlicher Anruf eher verziehen, mit ihnen verfuhr er morgens gnädiger, aber mich hatte er auf dem Kieker. »Da hätten Sie mit ein wenig Nachdenken auch allein drauf kommen können«, war eine seiner Bemerkungen. Rief ich ihn nicht an, war er mit meinen Entscheidungen, die ich ohne ihn getroffen hatte, nicht einverstanden, tat ich es doch, war es sowieso grundfalsch, weil ich ihn aus dem Bett geholt hatte.

Der andere Oberarzt schien gerne nachts ins Krankenhaus zu kommen, es schien ihm nichts auszumachen, nur, wenn es um die Patienten auf der Intensivstation ging, da schien auch ihm unbehaglich zu werden und wir Assistenten fragten uns, ob das gestrenge Regime und die Kritiken des Intensiv-Oberarztes auch ihn betrafen.

Sehr recht war es mir, wenn der Chef Hintergrunddienst hatte. Hielt er meinen Anruf für überflüssig, so brüllte er mich an, und tat er es nicht, dann kam er vorbei und half. Damit konnte ich besser umgehen, es waren klare Ansagen.

Beim Chef, da durften die Patienten auch noch sterben. Es gab damals noch keine Patientenverfügungen und Patiententestamente, und der Arzt entschied, wenn er Mumm hatte. Der Chef hatte Mumm. Wenn er wusste, dass ein Patient keine Chance mehr hatte, dann setzte er ihn auf »Luft und Wasser«. Das bedeutet kein Sauerstoff, nur Raumluft, und als Infusion nur noch Kochsalzlösung. Keine Medikamente mehr außer Schmerzmitteln, keine Wiederbelebungsversuche.

Den Angehörigen erklärte er, dass man nach menschlichem Ermessen nichts mehr tun konnte, und sie waren froh, dass jemand die Verantwortung übernahm und die Quälerei ein Ende hatte. Schluss mit den Schläuchen in allen Körperöffnungen. Schluss mit dem Warten und Bangen und den monatelangen Wechselbädern aus aufflackernder und wieder zunichte gemachter Hoffnung.

Heutzutage kann man selbst als Chefarzt nicht mehr ohne weiteres so handeln. Heute braucht man ein Stück Papier, um sterben zu dürfen. Man nennt es Patientenverfügung, es muss notariell beglaubigt sein und man muss es bei sich tragen. Doch selbst wenn ein solches Dokument vorliegt, gibt es immer wieder Ärzte, die im Moment des Sterbens schwach werden und die Möglichkeit unterstellen, der Patient könnte im letzten Moment seine Meinung geändert haben.

Vor gar nicht allzu langer Zeit stand ich mit einem Kollegen am Bett einer dreiundneunzigjährigen alten Dame, die bewusstlos mit einer Hirnblutung in die Notaufnahme eingeliefert worden war und gerade aufgehört hatte zu atmen. Ich sah, wie sein Blick zum Beatmungsbeutel hinüberging und seine Hand sich dorthin bewegen wollte. Ich hielt sie fest und sagte: »Nein. Es muss einmal genug sein. Man muss auch irgendwann einmal sterben dürfen.« »Aber es gibt keine Patientenverfügung.« Ich wurde wütend. »Du weißt doch genau, dass sie ohnehin nicht überlebt. Warum muss sie zuvor noch Stunden oder Tage auf der Intensivstation an Maschinen hängen. Sie wird das Bewusstsein nie wieder erlangen. Es kann doch nicht sein, dass man einen Zettel in der Tasche braucht, damit man mit dreiundneunzig Jahren in Würde sterben darf!«

Die alte Dame beendete unsere geflüsterte Diskussion, indem ihr Herz einfach stehen blieb.

Später, bei einer Zigarette draußen vor dem Krankenhaus sagte mir der Kollege, dass ich recht gehabt hatte. Nur leider hatte er auch recht gehabt – im Sinne des Eigenschutzes. Es gab keine Patientenverfügung, und die Angehörigen hätten mir erhebliche Unannehmlichkeiten bereiten können. Und sei es auch nur, weil sie ärgerlich waren, dass die Oma am letzten Abend des Monats gestorben war, während es einen Monat länger Rente gegeben hätte, wenn sie noch ein paar Stunden durchgehalten hätte. Dennoch war ich froh, dass ich so gehandelt hatte.

Früher fehlte mir diese Zuversicht, ich wurde ständig unsicherer und mein Selbstvertrauen begann zu bröckeln. Jeder Nachtdienst auf der Intensivstation fühlte sich an, als würde ich in gefährlichen Gewässern schwimmen, in denen es ohne Ende Strudel, Stromschnellen und unberechenbare Tiefen gab. Ich war froh, wenn ich in den OP oder auf den Notarztwagen verschwinden konnte, wo ich wieder festen Boden unter den Füßen hatte. Im OP fühlte ich mich sicher, ich hatte gelernt, dass ich Krisen bewältigen konnte, und war dafür gelobt worden. Auf dem Notarztwagen musste ich Patienten nur stabilisieren, bis sie im Krankenhaus ankamen, das konnte ich. Auf der Intensivstation aber hatte ich immer Angst.

Die morgendlichen Übergaben wurden immer unangenehmer, der Oberarzt immer giftiger. Und ich bekam immer mehr Angst. So große Angst, dass ich nachts, wenn ich frei hatte, nicht mehr schlafen konnte. In den Nächten vor meinen Diensten heulte ich stundenlang, und in den Nächten danach auch, weil ich wieder vor allen Kollegen eine demütigende Kritik hatte über mich ergehen lassen müssen.

Angst nagt an einem, sie frisst einen auf. Ich bekam ein Magengeschwür und wurde für einige Wochen krankgeschrieben.

Das Wort Mobbing, es existierte damals noch gar nicht, etwas Derartiges wäre mir auch nie in den Sinn gekommen. Das gab es eben, dass man sich mit einem Vorgesetzten nicht gut verstand, es gab welche, die man überhaupt nicht mochte, und sogar solche, deren Verhalten man als Schikane bezeichnete. Aber sie waren Respektspersonen und sie hatten immer recht. Wenn man, so wie ich, davon krank wurde, dann riskierte man höchstens, als zu weich und als nicht belastbar genug für diesen Beruf angesehen zu werden.

Als ich wieder zur Arbeit zurückkehrte, wurde ich in die Innere Abteilung versetzt. Ich hatte das nicht gewollt. Ich wollte in der Anästhesie bleiben, ich wollte Facharzt werden und ich wollte mich durchbeißen. Aber ich durfte nicht.

Als ich meine Stelle im Bundeswehrkrankenhaus angetreten hatte und als Soldat vereidigt worden war, hatte mich die personalführende Dienststelle für jeweils zwei Jahre in der Anästhesie und als Truppenarzt eingeplant. Nun wurde ich darauf hingewiesen, dass ich einen Eid geschworen hatte, der Bundesrepublik zu dienen, und ich erfuhr, dass andere entschieden, wie ich das am besten tun könnte. Ich hatte keinen Vertrag mit Rechten, auf die ich mich berufen konnte, ich befand mich in einem Dienstverhältnis mit einer Menge Pflichten. Und ich hatte zu gehorchen.

Es war das erste Mal, dass ich ernsthaft mit Befehl und Gehorsam in Konflikt geriet, aber meine ganze Gegenwehr nützte nichts. Ich wurde versetzt, ich kam in die Obhut des Chefarztes der Inneren Abteilung, ein kleiner drahtiger Oberstarzt mit kurz geschnittenen Haaren, die nach oben standen, was wir Mecki nannten. Das Einzige, was ich herausschlagen konnte, war, dass mir gestattet wurde, weiterhin den Dienst auf dem Notarztwagen zu versehen, einmal in der Woche. Allerdings durfte ich mich dabei nicht im Rettungszentrum aufhalten, sondern musste auf meiner Station sitzen, Briefe diktieren und andere administrative Aufgaben wahrnehmen.

Ich weiß nicht, ob es wirklich der Oberarzt der Intensivstation war, der meine Versetzung initiiert hatte, aber mein neuer Chef sprach in seiner kleinen Rede, mit der er mich den anderen Kollegen vorstellte, davon, dass jeder Mensch im Leben eine zweite Chance verdient habe.

Zwar wusste ich nicht, was ich verbrochen hatte, aber meine Chance nutzte ich. Ich bemühte mich, den neuen Gegebenheiten gerecht zu werden, und in seiner Abschiedsrede, als die Zeit, die mir dann so schön geworden war, viel zu schnell vorbeigegangen war, sagte er denn auch, er könne gar nicht nachvollziehen, was man in meiner alten Abteilung gegen mich gehabt hatte, und er würde es sehr, sehr bedauern, mich als Mitarbeiterin zu verlieren. Der Händedruck, mit dem er mich verabschiedete, zeigte mir, dass er es ehrlich meinte.

Ich hatte unendlich viel von ihm gelernt, wieder einmal über die menschliche und moralische Seite der Medizin, aber auch viel Neues über das Handwerk. Er war sehr gründlich. Viele Patienten verbrachten jährlich eine Woche stationär bei uns zu einer Vorsorgeuntersuchung, und wir drehten sie durch den Wolf.

Heute würde man Check-up sagen, aber heute würde man so etwas auch nicht mehr bezahlt bekommen. Am Anfang stand immer die große körperliche Untersuchung durch den Chef. Es war seine Angewohnheit, Privatpatienten persönlich zu untersuchen, das tut beileibe nicht jeder Chefarzt. Damit er sich voll darauf konzentrieren konnte und keine Information verlorenging, diktierte er einem der Assistenzärzte, nun also mir, seine Ergebnisse. Ich hatte bis dahin nicht gewusst, dass man einen Menschen so lange untersuchen kann. Mindestens eine Stunde dauerte die Prozedur, er blickte in jede Körperöffnung, maß, beklopfte und tastete alles ab, lauschte mit seinem Stethoskop an allen möglichen Stellen, und ich lernte dabei nun wahrhaftig, meine Hände einzusetzen und nicht nur sie. Auch mein Geruchssinn, mein Gehör und meine Augen waren mit einbezogen. Seine Devise lautete: »Es gibt keine gesunden Menschen, nur schlecht untersuchte.«

Er war ein aufmerksamer Beobachter, folglich erwischte er mich auch dabei, ständig neue Ausflüchte zu erfinden, um am gemeinsamen Mittagessen der Offiziere nicht teilnehmen zu müssen. Eines Tages stellte er mich zur Rede, sagte, und er tat es freundlich und mit einem Augenzwinkern: »Frau Stabsarzt, kommen Sie mir nicht mit Ausreden. Die Wahrheit ist doch, Sie haben zugenommen und Ihre Ausgehuniform passt nicht mehr, oder?«

Peinlich berührt konnte ich nur die Waffen strecken und seinen Befehl: »Nächsten Mittwoch sehe ich Sie dort!«, mit »Jawoll, Herr Oberstarzt« beantworten und ausführen.

Es wäre mir nie in den Sinn gekommen, nicht zu tun, was er wünschte, nur weil er es freundlich sagte. Er war ein Mann mit Charisma. Auch wenn er kleiner war als die meisten, seine Ausstrahlung sorgte dafür, dass man ihn bereits spürte, bevor er einen Raum betrat, und war er eingetreten, änderte sich sofort die Atmosphäre, auch wenn er gar nichts sagte. Einfach, weil er da war. Er war so sehr da, so intensiv war seine Ausstrahlung, er dirigierte uns mit einem Fingerzeig oder einer Bewegung seiner Augenbraue.

Er erhob nie die Stimme, als wüsste er gar nicht, dass andere Oberstärzte sie zum Brüllen benutzten. Er erwartete ganz einfach, dass man ihm folgte, und weil er ein guter Mensch war und es gut mit den Patienten und mit uns meinte, taten wir es. Bedingungslose Gefolgschaft, so nennt man das bei der Bundeswehr, und das bekommen nicht die, die am zackigsten schreien, sondern die, die wir respektieren für ihre nicht nur fachliche und militärische, sondern vor allem soziale Kompetenz.

Es war ein ungemütliches Mittagessen, denn damit der unter der Jacke am Rücken geöffnete Reißverschluss meines Rockes nicht zu sehen war, musste ich steif wie ein Stock sitzen und hinterher so schnell wie möglich verschwinden, damit ich den Rock im Stehen nicht verlor. Aber ich hatte doch hingehen müssen. Ich hätte ihn nicht enttäuschen können, unseren so sehr verehrten Oberstarzt.

Wir alle, die Kollegen und Schwestern, vergossen bittere Tränen, als er viel zu früh starb, an der Krankheit, die er am vehementesten bekämpft hatte. Er hatte sich voller Überzeugung und Enthusiasmus dem Kampf gegen Darmkrebs verschrieben und lebte auch selbst danach. Ballaststoffreiche Ernährung, regelmäßige Kontrolluntersuchungen, ausreichend Bewegung und gute Darmhygiene. Ich weiß gar nicht, wie viele Rektoskopien ich in seiner Abteilung durchführen musste, ich mochte es damals nicht, aber es hat mir nicht geschadet und wir erhoben ganz erstaunlich viele behandlungsbedürftige Befunde.

Als er ganz plötzlich innerhalb von sechs Monaten nach Diagnosestellung seines eigenen Karzinoms verstarb, war ich bereits versetzt worden. Ich besuchte natürlich die Beerdigung, und dieses Mal hätte er mir verziehen, dass ich nicht in korrekter Uniform war, denn ich hatte ein zweites Mal geheiratet und war hochschwanger.

Ich weinte und weinte, sicher nicht, weil ich schwanger war, alle anderen weinten auch, allen vorneweg die Stationsschwester der Privatstation, aber auch die anderen Schwestern und die anderen Ärzte weinten. Wir weinten, weil er so ein guter Mensch gewesen war, der in unseren Herzen einen besonderen Platz eingenommen hatte, und wir weinten auch darüber, dass es so ungerecht war. Nicht nur, dass es immer die Guten sind, die von uns gehen, sondern auch weil er ausgerechnet an der Krankheit verstorben war, die er am meisten gehasst hatte.

Später lernte ich einen anderen charismatischen Kollegen kennen. Er hatte sich der Implementierung der sogenannten Frühlyse bei einem Herzinfarkt verschrieben. Bereits im Notarztwagen sollte nach seiner Meinung das Blutgerinnsel, das den Herzinfarkt verursacht, mit Medikamenten aufgelöst werden, anstatt es erst im Krankenhaus bei einer Herzkatheter-Untersuchung mechanisch zu entfernen. Er tat es und rettete mit Sicherheit vielen Menschen das Leben, vor allem wenn sie weit entfernt vom nächsten Katheterlabor wohnten oder nachts, wenn die Labore nicht immer besetzt waren.

Wie immer in der Medizin gibt es gute Gründe für und wider, gibt es Nebenwirkungen und Risiken auf beiden Seiten. Es ist nun keine Überraschung mehr, wenn ich berichte: Er selbst starb an einem Herzinfarkt auf dem Kathetertisch, wohin ihn ein wohlmeinender, aber andersdenkender Kollege gebracht hatte, und auch bei ihm stand ich auf dem Friedhof und war traurig und dachte, wie ungerecht und gemein und grausam es ist.

Eine Tragik, die in unserer Natur begründet zu sein scheint und vor der auch Ärzte, vielleicht vor allem Ärzte, nicht gefeit sind, obwohl sie Kenntnisse über Krankheiten haben. Manchmal ist Wissen nicht Macht, sondern macht Angst. Und Angst ist eine der größten und mächtigsten Verbündeten von Krankheit und Tod. So bekommen Menschen häufig die Krankheit, vor der sie sich am meisten fürchten, und sie sterben an dem, was ihnen am meisten Angst macht.

Da gibt es doch diese Geschichte vom Metzgerlehrling, der aus Versehen über Nacht in der Kühlkammer eingeschlossen wurde, zum Erfrieren verdammt, und am Morgen wurde er folgerichtig dort tot aufgefunden. Nur – die Kühlkammer war defekt und die Kühlung lief gar nicht.

Aber Angst ist als Todesursache auf den Leichenschauscheinen nicht vorgesehen.

Proletendoktor

In der Vorweihnachtszeit breitet sich in allen Dienstgruppen, in denen Ärzte freiberuflich arbeiten, Panik darüber aus, wer an den Feiertagen Dienst tun wird, und man stellt fest, dass es wieder einmal Zeit ist, neue Kollegen hinzuzunehmen.

Das war auch der Preis für mich, um in den Ärztlichen Notdienst in Gießen aufgenommen zu werden. Den Heiligen Abend ersparte man mir, der Kinder zuliebe, aber ich arbeitete in diesem ersten und auch in vielen folgenden Jahren am ersten oder zweiten Weihnachtsfeiertag und an Silvester.

Es war ein anderes Arbeiten als auf dem Land. In der Stadt fand ich ein unterschiedliches, sehr gemischtes Klientel vor, und Marmelade und Eier bekam ich hier nicht mehr geschenkt.

Es war mehr los in diesem städtischen Notdienst, viel mehr. Die Anfahrten zu den Hausbesuchen waren kürzer, so bewältigten wir an die fünfzig Hausbesuche pro Arzt und Wochenende und sahen nicht selten mehr als zweihundert Patienten. Wir waren zu zweit, zwei Ärzte, die das komplette Wochenende über Dienst hatten. Während dieser achtundvierzig Stunden schliefen wir wenig und hatten kaum Ruhe, manchmal kamen wir nicht einmal zum Essen. Aber wir verdienten sehr gut und beschwerten uns nicht.

Es gab natürlich auch Privatpatienten, doch wenige. Entweder sind Privatpatienten wirklich gesünder und bekommen die bessere medizinische Versorgung, oder sie sind kostenbewuss-

117

ter, weil sie Einblick in ihre Rechnungen haben, oder aber die Hausärzte stehen auch am Wochenende für sie zur Verfügung, ich weiß es nicht. Gelegentlich spekulierten wir darüber, denn die Masse unserer Patienten rekrutierte sich aus den drei sozialen Brennpunkten in Gießen, eigentlich waren es Ghettos, die wir oft anfuhren. Auch bei kleineren Erkrankungen bestellten die Menschen, die dort lebten, lieber einen Hausbesuch, als in die Praxis zu kommen. Sie hatten keine Autos, und wenn doch, hatten sie kein Geld für Benzin. Oder sie gaben es lieber für etwas anderes aus. Und sie waren gewohnt, dass der Staat in Form des Sozialamtes sich immer um alles kümmerte. Von dort bekamen sie Geld, eine Wohnung, Telefon, Fernseher, auf Antrag zusätzliches Geld für Waschmaschine, Winterbekleidung, sogar für Weihnachtsgeschenke, warum sollte sich auf einmal keiner kümmern, wenn sie krank waren.

Sicherheitshalber hatte ich Pfefferspray in meinen kleinen schwarzen Lederkoffer gepackt, aber ich musste es nie benutzen. Ich fuhr gerne zu ihnen, am liebsten in die Gegend, die im Gießener Sprachgebrauch Gummiinsel genannt wird. Sie liegt idyllisch an der Lahn und wird nicht mehr, wie zu ihrer Entstehungszeit vor dem Zweiten Weltkrieg, bei Hochwasser überflutet, was den Eindruck einer Insel vermittelt hatte. Dadurch und wegen der nahegelegenen Gummifabrik, in der die Bewohner damals Arbeit gefunden hatten, war dieser Name entstanden.

Noch eine Eigenheit kennzeichnet die Menschen, die im Gießener sozialen Wohnungsbau leben, und sie ist besonders auf der Gummiinsel verbreitet. Sie haben eine eigene Sprache, das Manische. Es handelt sich hierbei um eine in Gießen, Wetzlar, Marburg und Bad Berleburg entstandene Verdeutschung des Rotwelschen, eine Art Sonderwortschatz, der sich seit dem späten Mittelalter in Subkulturen wie etwa bei Bettlern, Vagabunden und Kriminellen entwickelt hatte. Der überwiegende Anteil der in Gießen gesprochenen Variante entlehnt sich dem Romani, der Sprache des fahrenden Volkes, der Roma und Sinti.

In Gießen siedelten seit Ende des 19. Jahrhunderts die Jenischen, Zigeuner, die sich aufgrund ihrer helleren, weißen Hautfarbe von den Roma und Sinti bewusst und deutlich distanzierten. Viele Bewohner der Gummiinsel stammen von ihnen ab, Gießen ist ein reger Tummelplatz und ein Winterquartier für Zirkusleute, Artisten und Schausteller geblieben, und ich lernte, dass sie keine bösen Menschen sind, nur anders, und vielleicht sogar echter, ehrlicher, wärmer.

Als ich einmal selbst operiert werden musste und im Krankenhaus lag, war meine Bettnachbarin eine Schaustellerin. Wir unterhielten uns viel und lange, in den Nachtstunden, wenn wir nicht schlafen konnten oder Schmerzen hatten. Am Tag, da kam ihr Mann und lachte mit uns und brachte uns wunderbare Eisbecher mit, auch mir, der Frau, die er nicht kannte, die nur zufällig neben seiner in einem Bett lag. Sie hatten einen Stand für Zuckerwatte, gebrannte Mandeln und Waffeln, zogen mit ihm von Jahrmarkt zu Jahrmarkt, und in der Winterpause wohnten sie in einem schönen Einfamilienhaus in Gießen in der Nähe der Gummiinsel. Zudem kümmerten sie sich um den schwerbehinderten Bruder der Frau, der in seinem Heim so viel Besuch bekam wie kein anderer dort. Sie erzählte es mir und weinte dabei, und wir philosophierten darüber, was wichtig ist im Leben und was nicht. Als ich längst aus dem Krankenhaus entlassen und Gießener Herbstmesse war, wollte ich sie an ihrem Stand besuchen. Er war groß und bunt und voller Licht, aber die beiden waren nicht da – sie waren im Heim, den Bruder besuchen.

Ich mochte diese Sprache, das Manische. Aber ich sprach es nicht mit den Menschen, nicht weil es in Gießen etwas Anrüchiges hat, weil es die Sprache der Unterschicht und Außenseiter ist, sondern eher, weil es ihre ganz eigene Sprache ist, fast das Einzige, das sie wirklich ihr Eigen nennen können; es wäre ein Übergriff in ihren ureigenen Bereich gewesen. Aber es half, die Vokabeln, die sie verwendeten, zu verstehen, etwa zu wissen, dass sie kein Geld hatten, wenn sie sagten: »Tschü lowi!«

Ich mochte auch die kleinen Rotziegelhäuser, aus denen die Siedlung erbaut war. Sie besteht bis heute, und ab und an fahre ich dorthin, auch wenn ich nicht mehr dort arbeite. Ich steige nicht aus, ich fahre nur langsam durch die kleinen Straßen, am liebsten tue ich das um die Weihnachtszeit und freue mich an den selbst für amerikanische Verhältnisse riesigen Mengen an blinkenden Lichterketten, die an ausnahmslos jedem Haus angebracht sind.

Auch im Sommer mochte ich es dort. Dann saßen sie in ihren Vorgärten, manche dieser kleinen Gärtchen waren gepflegt und manche voller Schrott und Autoreifen, aber überall spielten Kinder, schmutzig und glücklich, beaufsichtigt von den Frauen und Großeltern, die mit ihren Zigaretten, ihrem Kaffee oder Bier daneben saßen, und immer war Zeit für einen Schwatz mit den Nachbarn oder mit einer armen gestressten Ärztin.

Wenn irgendwo in der Stadt Patienten neben ihrem eigenen Elend auch anderes wahrnahmen, zum Beispiel, dass eine Ärztin müde, gehetzt und hungrig war, so war es dort. Wenn ich bei diesen Diensten irgendwo einen Kaffee, etwas zu essen oder einen Stuhl angeboten bekam, dann hier.

»Setzen Sie sich erst mal, Frau Doktor, Sie sehen völlig fertig aus. Haben Sie gegessen?« Und wenn ich antwortete: »Nein, keine Zeit«, dann bekam ich einen Apfel oder ein Bonbon zugesteckt.

Es mochte schmutzig sein, aber in meiner Erinnerung hängen in den Küchen Käfige mit singenden Kanarienvögeln, und auf den Stufen vor den Häusern schlafen Hunde friedlich in der Sonne.

Diese Menschen haben einen besonderen Platz in meinem Herzen und trugen mir den Spitznamen »Proletendoktor« ein. Wenn ich ehrlich bin, so freute mich die Bezeichnung insgeheim sogar und machte mich ein wenig stolz. »Jeder kann eben was«, das war der einzige Kommentar, den ich damals ironisch dazu abgab.

120

Aber wer kann sich verschließen, wenn er mit einem Lächeln, das einem den Wind aus den Segeln nimmt, so offenherzig Geschichten wie diese erzählt bekommt: »Also, Frau Doktor, ehrlich. Methadon ist die größte Scheiße, die je erfunden wurde. Heroin ist schon schlimm, aber vom Methadon kommt man nie wieder weg.«

Es war ein Patient, der Rohypnol, ein sehr starkes Schlafmittel, das gerne von Drogenabhängigen missbraucht wird, verordnet haben wollte, weil er kein Geld hatte, es am Bahnhof zu kaufen. Man müsse dort für eine Tablette vierzig Euro bezahlen, und er brauchte an manchen Tagen über zwanzig davon.

Er bat ganz offen und freundlich um solche Tabletten, und seine Frau, die ihn begleitet hatte, unterstützte ihn.

»Er hält sich so gut«, vertraute sie mir an. »Mit Hilfe des Methadons ist er vom Heroin runter, aber das Methadon allein reicht manchmal eben nicht und er braucht Alkohol und Schlaftabletten dazu, sonst kann er nicht arbeiten; und das will er doch, er will uns doch anständig versorgen, mich und die Kinder.«

Und wie ich es sah, gab er sein Bestes. Das Beste, das er konnte mit all dem Wissen, das er je in seiner Umgebung und mit seinen Möglichkeiten erworben hatte. Und seine Frau war weit davon entfernt, ihn fallenzulassen. Sie lobte ihn für jeden Erfolg und unterstützte ihn bei jedem Rückschritt. Mit einer Einschränkung. Er bekam nichts von dem Geld, das für die Kinder bestimmt war. Sie teilte das Geld der Familie ein, und sie erklärte mir wie.

»Ich teile es in zwei Teile. Der größere davon ist für den Haushalt bestimmt, für die Kinder. Und der andere Teil ist für ihn, davon kauft er seine Zigaretten, Alkohol und die Tabletten. Und wenn er kein Geld mehr hat, dann gibt ihm seine Mutter etwas, wenn sie etwas übrig hat. Meistens macht sie es möglich. Aber von dem Geld für die Kinder bekommt er nichts, und das weiß er.«

»Das will ich ja auch gar nicht«, sagte er. »Und ich will auch nicht kriminell werden. Ich will ein guter Vater und Ehemann sein und irgendwann regelmäßige Arbeit finden, das ist mein Ziel. Nur, die Tabletten werden immer teurer, und sie reichen mir nicht mehr aus. Eine neue Therapie bekomme ich nicht mehr, in der Psychiatrischen Klinik sagen sie, ich war schon zu oft da, ich bin nicht mehr therapierbar.«

Eine gestrandete Existenz. Aber so gar keine traurige Gestalt. Er war erfüllt von Liebe und beseelt davon, ein guter Mensch zu sein. Nur, er war zu schwach. Ein Opfer seiner Umgebung und letztendlich auch unseres Systems. Unsere Gesellschaft zieht sich mit dem Methadonprogramm sauber aus der Affäre, aber das Problem wird damit nur verlagert, und die Patienten sind nun abhängig vom Methadon. Ich fand, dass er recht hatte.

Ich mag es nicht besonders, dieses Methadon. Ärzte arbeiten in dem Programm und bekommen es gut bezahlt. Ich habe noch nie jemanden gesehen, der wieder davon loskam. Aber ich habe ein kleines Mädchen gesehen, das gestorben ist, weil es die Methadon-Wochenration der Mutter für Apfelsaft gehalten und getrunken hatte. Vier Jahre war es erst alt gewesen, vier Jahre, überhaupt nicht drogenabhängig und vollkommen unschuldig.

Ich hätte ihnen so gern geholfen, diesem Mann und seiner Frau, die so tapfer kämpften und doch keine Chance hatten, und ihre Kinder hatten vermutlich auch keine im Leben. Aber ich konnte nicht. Mir fiel nichts ein, aber rein gar nichts. Es schien für ihn keine Hilfe mehr zu geben, außer, ihn zu ermutigen weiterzumachen, an seine Familie zu denken und die Drogen zu reduzieren.

Hundewetter

Es war mitten in der Nacht, ungefähr zwei Uhr, und es stürmte und regnete wie aus Eimern. Ich hatte einen Dienst in ländlichem Gebiet, die Strecke führte mich weit über Land, und ich konnte nur ganz langsam fahren. Regenwasser lief über die Windschutzscheibe, als würde ich unter Wasser fahren, die Scheibenwischer wedelten vollkommen nutzlos hin und her, Windböen peitschten gegen das kleine Auto, und mehr als einmal hielt ich an, weil ich nichts sehen konnte und Angst hatte, von der Straße geweht zu werden. Als ich nach einer Stunde, die ich für die zwanzig Kilometer gebraucht hatte, endlich das Haus erreichte, wurde ich auf den zehn Metern vom Auto bis zur Haustür vollkommen durchnässt. Den Kindern, deretwegen ich gerufen worden war, ging es nicht allzu schlecht, sie hatten einen fieberhaften grippalen Infekt. Sie hatten ruhig und tief geschlafen und hatten für die Untersuchung geweckt werden müssen. Seit drei Tagen hätten sie Fieber, sagte die Mutter. Ich blieb geduldig und stellte ein Rezept aus. Als ich es der Mutter aushändigte, sagte sie zu mir: »Vielen Dank, das hole ich dann morgen früh in der Apotheke.« Ich traute meinen Ohren kaum und platzte innerlich beinahe vor Wut. Morgen früh! Wozu, um alles in der Welt, hatte ich dann mitten in der Nacht herkommen müssen? Jetzt auf einmal hatte es Zeit bis morgen früh. Aber es kam noch schlimmer. Mit einem Blick aus dem sicheren trockenen Hausflur zum wütend tosenden Himmel über uns fügte sie hinzu: »Bei dem Wetter jagt man ja keinen Hund vor die Tür!«

Und damit verabschiedete sie mich und schlug mir die Haustür vor der Nase zu.

Ich musste stark schlucken, um mich nicht so sehr zu ärgern, dass ich nicht wieder einschlafen konnte, als ich zurück war. Eine Kollegin half mir, mit dieser nächtlichen Verärgerung besser umgehen zu lernen. Sie sagte etwas sehr Kluges zu mir: »Nimm es nicht persönlich, denn sie meinen es nicht persönlich.«

Es war für mich, als hätte sie einen Lichtschalter betätigt, und plötzlich konnte ich etwas sehen und erkennen. Sie hatte einen Knoten bei mir gelöst. Es stimmte. Diese Menschen kannten mich nicht, sie hatten nicht die Absicht, mich persönlich zu beleidigen, und die meisten von ihnen hatten einfach Angst und keine Ahnung, was sie tun und wie sie sich verhalten sollten.

Von da an wurde es leichter für mich. Ich konnte mich besser distanzieren und tat ab da nachts einfach, was anlag, ohne groß darüber nachzudenken. Mein einziges Ziel stand mir klar vor Augen: So schnell es geht, wollte ich wieder in mein Bett kommen.

Ich hatte frei. Ich war in der Küche und schnippelte Gemüse für das Abendessen, als ich von draußen einen lauten Krach hörte, sofort und unmittelbar gefolgt von markerschütterndem Kinderschluchzen. Ich ließ alles fallen, und an der Tür kam mir schon mein Sohn Jonas entgegen, damals vier Jahre alt. Sein Gesicht war blutüberströmt, und während ich ihn tröstete und abwusch, brachte ich die Geschichte aus ihm heraus.

Er war mit seinem kleinen roten Fahrrad, das er seit kurzem ohne Stützräder benutzen konnte, unerlaubterweise den Berg gegenüber dem Haus hinuntergefahren, »volle Kanne runtergeschreddert«, und in dem Betonblumenkübel vor dem Haus gelandet. Einen doppelten Salto hätte er gemacht, erzählte er später stolz seinen großen Brüdern. Sie waren im Gegensatz zu mir sofort bereit, das zu glauben, und bewunderten seine geschwollenen, dicken Lippen, auf die »jeder Neger sofort neidisch wäre«, wie sie sagten, und auch das schien ihn zu trösten. »Meine Zähne?

Die hab ich verschluckt«, antwortete er auf unsere entsprechende Frage, und es schien ihn zunächst nicht weiter zu stören. Er hatte ein großes Eis vor sich und ließ sich die Fürsorge und Bewunderung seiner Geschwister sehr behagen. Es waren die vorderen Schneidezähne, die er eingebüßt hatte, sie ließen sich nicht auffinden und er musste sie tatsächlich verschluckt haben, was ihn später doch ein wenig betrübte, denn nun würde ihm die Zahnfee wohl nicht im Austausch für sie zwei Markstücke unter das Kopfkissen legen, wie sie es nach Aussagen seiner kleinen Freunde offenbar zu tun pflegte.

Es waren Milchzähne gewesen, und auch sonst schien er außer einer wirklich mächtig geschwollenen, abgeschürften Lippe keinen Schaden davongetragen zu haben. Nachts wachte er auf und weinte, und ich überlegte, ob ich ihn nicht doch ins Krankenhaus hätte bringen sollen, damit er geröntgt wurde. Tagsüber hatte ich den Gedanken verworfen, Jonas schien in Ordnung zu sein. In der Nacht, in der Dunkelheit, als alles so still war und ich mit meinem kleinen, schluchzenden Jungen im Arm dastand, sah alles anders aus und ich machte mir große Sorgen.

Ich gab ihm ein leichtes Schmerzmittel, behielt ihn bei mir im Bett, fuhr nicht ins Krankenhaus, und am nächsten Morgen ging es ihm besser. Er hatte keine Schädelfraktur, und im hellen Tageslicht war alles gleich viel besser.

Aber ich verstand, wie es geschehen konnte, dass ein Kind drei Tage lang krank war und kein Kinderarzt aufgesucht wurde, und dann muss ein Notarzt kommen, mitten in der Nacht.

Schreibtischtäter

Etwas anderes, das man auch auf keinen Fall persönlich nehmen durfte, war das Gebaren der Ärztekammern und deren wachsendes Bedürfnis nach mehr Bürokratie, Formularen, Bescheinigungen, Zertifikaten, Testaten. Für alles benötigte man von nun an eine Lizenz. Auch wenn man zuvor regelmäßig bestimmte Dinge durchgeführt hatte, auf einmal durfte man es nicht mehr, sondern benötigte einen Schein, zu dessen Erlangung man zunächst kostenpflichtige teure Kurse besuchen musste.

Ich merke gerade, ich habe das nicht ganz korrekt beschrieben. *Machen* hätte man es gedurft, aber *bezahlt* bekam man es nicht mehr. Ich habe mir nur die Dinge gemerkt, von denen ich persönlich betroffen war. Das waren Ultraschalluntersuchungen, Belastungs-EKGs, psychiatrische Gespräche und Kriseninterventionen. Ich entschied mich dafür, diese Leistungen nicht mehr durchzuführen. Ich rechnete mir aus, nach welcher Zeit sich ein solcher Lehrgang für mich amortisiert hätte und überwies die Patienten ab da zu einem anderen Arzt, wenn ich der Meinung war, eine derartige Untersuchung oder Behandlung sei notwendig. Ein gravierender Einschnitt in der Qualität meiner Tätigkeit, wie ich fand.

Das Erste, was dieser neuen Kategorisierungs- und Einschränkungswut zum Opfer fiel, war meine freie Tätigkeit als Vertretung eines Anästhesisten, der zwei Krankenhäuser bediente und dessen Verpflichtung in den beiden Häusern sich an einem Tag in der Woche überschnitt. Für ihn ging ich gerne an dem betreffen-

126

den Tag in eines der beiden Häuser, und er überwachte mich pro forma aus der Ferne. Das war offiziell notwendig, denn eine Facharztanerkennung hatte ich nicht erworben. Nicht, weil ich die Befähigung dazu nicht gehabt hätte, die hatte ich, einschließlich der notwendigen Narkosen in allen Teilbereichen und Fachgebieten, die von der Ärztekammer gefordert waren. Nur, ich hatte alle diese Leistungen in »falschen« Krankenhäusern erbracht, in solchen nämlich, die keine volle Weiterbildungsberechtigung besaßen. Es ging nicht um meine Leistungen, es ging wieder nur um Papier und um sinnlose Vorschriften, die sich nicht an der Praxis orientierten und an den Patientenbedürfnissen, sondern an Statistiken und lebensfernen Vorstellungen eingefleischter Schreibtischtäter.

Für eine Weile fanden der Anästhesist und ich noch eine kleine Hintertür. Der Chirurg des einen Krankenhauses war schon älter und hatte seine Ausbildung nach einer früheren Ausbildungsordnung gemacht, nach der ihm selbst erlaubt war, Narkosen durchzuführen. Da er Facharzt war, durfte er mich dabei nun auch »überwachen«. Dabei hatte er nach all den Jahren kaum noch Ahnung von der Anästhesie. Aber die Papierlage stimmte nun wieder, so lange, bis er in Pension ging, dann war es endgültig vorbei mit dieser Tätigkeit, die ich sehr gern gehabt hatte.

Überhaupt hatte Papier auf einmal eine immense Bedeutung und für die quartalsmäßige Abrechnung in einer Arztpraxis hätte man eine Vollzeitkraft einstellen können. Auf einmal musste alles dokumentiert werden.

Hohe Schadenersatzleistungen in den Vereinigten Staaten ermutigten Patienten auch in Deutschland zu gerichtlichen Auseinandersetzungen, und wenn einmal ein Kollege verurteilt wurde, so geschah es nicht, weil ihm ein Fehler nachgewiesen werden konnte, sondern weil er nicht jede Einzelheit ausreichend und erschöpfend dokumentiert hatte.

Der Telefonist des ärztlichen Notdienstes stellte mitten in der Nacht ein Gespräch zu mir durch. »Hier hat jemand eine Frage zu seinen Blutdrucktabletten«, sagte er knapp und legte auf. Ich nahm das Telefonat an und hörte die Stimme eines älteren Mannes, der mir eine lange Geschichte erzählte über seine seit Jahren bestehende Grunderkrankung, den hohen Blutdruck. Er beschrieb mir, wie es ihm damit immer ergehe und welche Tabletten er nehme, und er kam und kam nicht auf den Punkt. Weil ich müde war und er so langatmig, fiel es mir schwer, ihm zu folgen. Irgendwann unterbrach ich ihn und fragte: »Was wollen Sie denn nun von mir wissen?«

»Soll das etwa heißen, Sie kommen jetzt nicht vorbei?«, rief er da ganz erbost und knallte den Hörer auf die Gabel, so dass es mir im Ohr wehtat. Ich sah erstaunt auf den Hörer, lauschte noch einmal hinein, aber da war niemand mehr. Ich rief den Telefonisten zurück und sagte: »Was wollte der Mann, ich habe den Eindruck, er wollte einen Hausbesuch bestellen.«

»Dann würde es enorm helfen, wenn er seine Adresse angegeben hätte«, meinte der Telefonist sarkastisch. »Mir hat er nur gesagt, er hätte eine Frage zu seinen Medikamenten. Sehr krank schien er nicht zu sein.«

Ich konnte nichts machen. Der Mann hatte weder Adresse noch Rückrufnummer hinterlassen. Aber er zeigte mich an, und eines Tages erhielt ich Besuch von der Kriminalpolizei. Sie vernahmen mich und meinen Telefonisten, nahmen die Sache nicht allzu ernst, sagten mir, das Ganze würde sicher nicht zu einer Anzeige kommen.

Darauf wollte ich mich nicht verlassen. Ich konnte keinesfalls riskieren, meine Zulassung als Ärztin zu verlieren. Sicherheitshalber nahm ich einen Anwalt. Meine Versicherung zahlte nicht, die Anzeige war wegen unterlassener Hilfeleistung erfolgt, was mich in die Zuständigkeit des Strafrechts katapultierte. Straftaten können nicht durch Versicherungen abgedeckt werden, daher blieb ich nach Einstellung des Verfahrens auf den dreihundert Mark Anwaltskosten sitzen.

Wen wundert es, dass man hinfort in diesem ärztlichen Notdienst erst seine vollständigen persönlichen Angaben abliefern musste, bevor man auch nur fragen durfte, welche Apotheke geöffnet war.

Auch der Rettungsdienst hatte bürokratische und administrative »Fortschritte« gemacht. Zentrale Leitstellen wurden geformt, die weit größere Bereiche als zuvor abdeckten, und bald kannten wir die Menschen nicht mehr, die hinter den Stimmen an den Funkgeräten steckten.

Auch hier wurden neue Qualifikationen erfunden und etabliert. Neben dem bisherigen Rettungssanitäter gab es nun Rettungsassistenten, sie durchliefen eine längere und intensivere Ausbildung, und ihre Tätigkeit wurde als Lehrberuf eingestuft. Damit hatten die Männer erstmals die Möglichkeit, sich Berufskrankheiten anerkennen zu lassen. Sie mussten aber auch jährliche Fortbildungsmaßnahmen durchlaufen, und zu diesem Zweck wurde der Lehrrettungsassistent ins Leben gerufen. Es gab spezielle Ausbildungen für die Luft- und die Flugrettung, einen Ärztlichen Leiter Rettungsdienst und eine Ausbildung zum Leitenden Notarzt. Es führt zu weit und ist auch vollkommen uninteressant, im Einzelnen zu erklären, was das alles ist und wozu es dient. Man musste immer mehr Kurse und Ausbildungen machen, und wenn ich einmal gedacht hatte, der Fachkundenachweis Rettungsdienst sei lästig, so wurde ich eines Besseren belehrt und war froh, dass ich ihn irgendwann erworben hatte. Ich hätte meine Arbeit sonst jetzt nicht mehr verrichten dürfen. Ich profitierte aber auch von diesen Entwicklungen. Für all die neuen Ausbildungen wurden Lehrer benötigt, und so eröffneten sich für mich ganz neue Möglichkeiten. Ich hatte schon im Bundeswehrkrankenhaus die Schwesternschülerinnen unterrichtet, nun bildete ich Rettungsassistenten aus, etwas, das sich gut mit den Kindern vereinbaren ließ, weil es immer stundenweise war und tagsüber stattfand.

Des weiteren war man aus Kostengründen von den großen Notarztwagen abgekommen und auf das »Rendezvous-System«

umgestiegen, das bis heute etabliert ist. Der Notarzt fuhr nun mit einem Rettungsassistenten zusammen in einem Pkw, einem sogenannten NEF, Notarzteinsatzfahrzeug, zum Einsatzort und traf dort mit dem Rettungswagen zusammen.

Auch hier gab es Vor- und Nachteile zu entdecken. Wir waren nun kein eingespieltes Team mehr, ich arbeitete bei jedem Einsatz mit einer anderen Rettungswagenbesatzung zusammen, die einzige Konstante war der Rettungsassistent, der mich in dem Pkw begleitete. Dafür waren wir flexibler geworden, konnten von den Rettungswagen hinzugerufen werden, den Patienten versorgen und gleich, wenn die Anwesenheit des Arztes auf der Fahrt ins Krankenhaus nicht unbedingt benötigt wurde, zum nächsten Einsatz durchstarten. Die Einsatzfrequenz ging in die Höhe, und damit mein Verdienst.

Wir waren moderner geworden, qualifizierter, reicher, hatten uns mehr Namen und Bezeichnungen zugelegt, waren großartige Spezialisten geworden mit großen Autos und Medizingeräten, die wahre Wunder der Technik waren, aber ich dachte, es sei gut, auf dem Teppich zu bleiben und mich darauf zu besinnen, warum wir taten, was wir taten.

Meine große Liebe, die gehörte noch immer den Menschen auf dem Land. Da, wo ich zum Kaffee eingeladen wurde, da, wo ich alle kannte und ihre Sprache sprach, da, wo ich dazugehörte und wo mir das Herz warm wurde. Da, wo man gut leben kann und gut sterben.

Kindersoldaten

Mit der Verabschiedung aus der Inneren Abteilung war ich in die Truppe versetzt worden. Wegen der Kinderbetreuung, die ich so schön organisiert hatte, war für mich das Wichtigste, dass ich nicht umziehen musste. Ich sollte zunächst an einen kleinen Ort in Schleswig-Holstein kommandiert werden, doch ich wehrte mich mit dem Hinweis auf meine Kinder und deren Betreuung durch meine Mutter, und man gab mir nach.

Ich durfte in Gießen bleiben und wurde Bataillonsärztin einer Kaserne am Stadtrand. Es war ein Raketenartillerie-Bataillon, bestehend aus kerngesunden, sportlichen Männern, und sollte doch einmal jemand krank sein, so hatte meine Tätigkeit im ärztlichen Notdienst mich gut darauf vorbereitet. Ich fand es gar nicht schlimm, es machte mir sogar Spaß.

Neben meiner Tätigkeit als Truppenärztin für die Artilleristen war ich auch für zwei Ausbildungskompanien zuständig, wo Rekruten im Rahmen ihres Wehrdienstes die dreimonatige Grundausbildung absolvierten. Obwohl es eigentlich meine Nebenaufgabe war, nahm sie mich weit über Gebühr in Anspruch. Wohl zu achtzig Prozent meiner Zeit schlug ich mich mit ihnen herum, während ich die Artilleristen eher bei den »dienstlichen Veranstaltungen geselliger Art« zu Gesicht bekam.

Uns wurden meist die mit »tauglich drei« gemusterten Wehrpflichtigen zukommandiert, was bedeutete, sie waren nicht für alle Tätigkeiten in der Bundeswehr geeignet. Die meisten würden nach dem sogenannten grünen Teil der Ausbildung beim Nachschub oder in irgendwelchen Schreibstuben landen, welche Aussicht sie nicht besonders motivierte. Sie versuchten sich zu drücken, wo es ging. Dabei führte sie ihr Weg oft über mich, und sie versuchten, mir alle möglichen Krankheiten und Wehwehchen vorzuspielen, damit ich die Empfehlung gegenüber dem Kompaniechef aussprechen würde, sie von bestimmten Dingen wie dem Biwak oder einem Nachtmarsch zu befreien.

Ich hatte selbst zu Beginn meiner Wehrdienstzeit eine Grundausbildung machen müssen, daher wusste ich, dass nichts Unmögliches verlangt wurde. Aus diesem Grund und auch, weil ich belagert werden würde wie ein Bananenhändler in der DDR, wenn es sich herumsprach, dass ich auch nur einmal nachgegeben und einen Rekruten bei seinen Tricks nicht erwischt hatte, blieb ich hart.

Gelegentlich ging ich vor Beginn meiner Sprechstunde in das Wartezimmer, in dem sie sich in ihren blauen Trainingsanzügen versammelt hatten, und sprach eine kleine Warnung aus. Mit einem dezenten Hinweis auf meine gerade an diesem Tag ausgesprochen schlechte Laune versprach ich, dass es jedem übel ergehen würde, der versuchen würde, mich hereinzulegen, und dass ich sehr ungemütlich werden würde, wenn ich jemanden vorfände, der gar nicht krank war.

Dann ging ich im Offizierskasino einen Kaffee trinken. Es lag direkt im Gebäude gegenüber. Wenn ich zurückkehrte, nahm ich erfreut zur Kenntnis, dass sich die Hälfte der wartenden Soldaten diskret entfernt hatte, und begann mit der Sprechstunde.

Nicht alle Rekruten ließen sich so einfach entmutigen, aber mit der Zeit kannte ich alle ihre Tricks, und die, die ich nicht kannte, verriet mir mein Unteroffizier Peter. Bindet man sich zum Beispiel über Nacht eine Zwiebel auf den Knöchel, so kann er anschwellen, mit dem Verzehr einer gewissen Menge Zahnpasta lässt sich Fieber hervorrufen, ganz zu schweigen von den Dingen, die man sich in die Augen praktizieren kann, damit diese sich röten und tränen.

Sie waren Kinder, die Rekruten. Ich war zwar selbst gerade erst dreißig Jahre alt, aber ich hatte zwei Söhne und einen Beruf, und verglichen mit ihnen kam ich mir geradezu alt vor.

Ich dachte manchmal, wie gut es sei, dass wir mit diesen Jungen nicht in einen Krieg ziehen mussten.

Wenn ich einen Wehrpflichtigen bekam, der bei uns im Sanitätsbereich arbeiten sollte, stellte ich ihm immer eine einzige Frage. »Wer hat bis jetzt bei Ihnen zu Hause Ihr Bett gemacht?« Wenn er dann antwortete, und in über neunzig Prozent der Fälle taten sie das: »Meine Mutter«, dann wusste ich Bescheid. Es handelte sich um einen jungen Mann, der noch grün hinter den Ohren war und den ich vorsichtig einarbeiten musste, bevor ich ihn irgendetwas selbständig tun lassen konnte.

Neben der Behandlung Kranker bestand meine Arbeit zum großen Teil aus Tauglichkeitsuntersuchungen. Bevor ein Soldat etwas tun darf, muss immer erst ein Militärarzt feststellen, ob er dafür gesundheitlich geeignet ist. Dabei geht es nicht nur um Dinge wie Fallschirmspringer- oder Einzelkämpferverwendungsfähigkeit, sondern auch um die Eignung, ein Kraftfahrzeug führen zu dürfen, einen Lastwagen, einen Panzer, ein Motorrad, oder einfach einen Lehrgang besuchen zu dürfen.

Auch am Ende seiner Wehrdienstzeit wird ein Soldat untersucht, wobei festgestellt werden soll, ob er während seiner Dienstzeit eine Wehrdienstbeschädigung erlitten hat, also muss man auch am Anfang der Dienstzeit eine entsprechende Einstellungsuntersuchung durchführen, um den Status zu erheben, mit dem jemand in die Bundeswehr eintritt. Damit hatte ich am meisten zu tun. Alle drei Monate begann eine neue Grundausbildung, und jedes Mal ereignete sich im Sanitätsbereich das gleiche Schauspiel. Es dauerte Tage und war sehr anstrengend und ermüdend.

Schubweise ließen wir die Rekruten aus ihren Kompanien antreten. In einer langen Schlange stellten sie sich in Trainingsanzug und Turnschuhen vor dem Sanitätsbereich auf. Bei der Bundeswehr geht man in Sportkleidung zum Arzt. So geht die Untersuchung schneller, und es wird kein Schmutz in den San-Bereich getragen.

Wir hatten verschiedene Stationen aufgebaut, die sie durchliefen. Am ersten Tisch wurden Puls und Blutdruck gemessen, die nächste Station war ein Hör-, dann ein Sehtest, und am letzten Tisch wurde der Impfstatus überprüft und falls notwendig aufgefrischt.

Waren alle diese Voruntersuchungen durchgeführt, kamen die Soldaten zu mir in mein Sprechzimmer, wo ich eine Krankengeschichte erhob und eine gründliche körperliche Untersuchung durchführte. Wie ich es bei meinem Oberstarzt gelernt hatte, begann ich an der Haut, den Haaren, den Ohren, den Augen, sah in den Hals, tastete nach Lymphknoten, hörte Herz und Lunge ab, untersuchte den Bauch und arbeitete mich von oben nach unten vor zu dem für die jungen Männer »peinlichen« Teil der Untersuchung.

»Ziehen Sie bitte Ihre Unterhose ein Stück herunter«, sagte ich. Fast immer musste mein männlicher Arztschreiber eingreifen und den Rekruten versichern, es sei in Ordnung, ich sei ein Militärarzt und würde das andauernd tun, es sei normal, sie sollten ignorieren, dass ich eine Frau sei. Ohne seine Anwesenheit hätte ich wohl keine einzige Untersuchung je zu Ende bringen können. Was ich aber zu sehen bekam, war oft ganz erstaunlich.

Viele Rekruten stellten sich an, als hätte sie noch nie eine Frau außer ihrer Mutter nackt gesehen. Viele schienen auch noch nie bei einem Arzt gewesen zu sein, sonst hätten zum Beispiel die vielen Leistenbrüche, Phimosen und Varikozelen doch schon früher einmal einem auffallen müssen. Bei Varikozelen handelt es sich um ein Krampfadergeflecht am Hoden, das aufgrund der Überwärmung zur Sterilität führen kann und ab einem gewissen Ausmaß operationspflichtig ist.

Manche der Phimosen waren so ausgeprägt, dass diese Form der Vorhautverengung kaum mit dem Wasserlassen vereinbar zu sein schien, auf keinen Fall jedoch mit irgendeiner Form von Geschlechtsverkehr. Peter schüttelte immer nur den Kopf, wenn ein solcher Rekrut das Zimmer verlassen hatte.

»Gibt's doch gar nicht, schon wieder eine Jungfrau, und das in dem Alter!« Er schien es als Mann persönlich zu nehmen, empfand es wohl als Verunglimpfung des männlichen Geschlechts mir gegenüber. Und in der Tat dachte ich manchmal, man muss als Frau schon hartgesotten sein, um sich bei dieser Tätigkeit die Männer nicht abzugewöhnen.

Den Vogel schoss ein junger Mann ab, den ich wie jeden gebeten hatte, die Unterhose herunterzuziehen; auch er hatte sich geziert, hatte von Peter beruhigt werden müssen. Ich hatte die Hoden abgetastet, was den armen Jungen einem Herzinfarkt nahezubringen schien. Es war alles in Ordnung.

Dann hatte ich, auch wie immer, gesagt: »Ziehen Sie bitte die Vorhaut zurück.«

Er sah mich verständnislos an. Ich wiederholte meine Frage zweimal und dachte, es handle sich hier um ein ganz besonders verklemmtes Exemplar, als er mich staunend fragte: »Ja, geht denn das?«

Mir wurde spontan übel, als ich mir vorstellte, dass diese Stelle seines Körpers noch nie mit Wasser in Berührung gekommen war, und Peter stürzte mit einem vorgetäuschten Hustenanfall aus dem Raum.

Ich überwies ihn zum Urologen, ging Peter suchen, fand ihn Kaffee trinkend und rauchend hinter dem Gebäude und dachte, dass mir eine kleine Kaffeepause auch guttun würde. Während ich so rauchte und Peter sich immer noch nicht beruhigen konnte, philosophierte ich darüber, welch merkwürdige Wendungen das Leben manchmal macht.

Ich, die ich eigentlich Gynäkologin hatte werden wollen, sorgte nun auf ganz andere Weise für die Fortpflanzungsfähigkeit unseres Volkes. Etwas, das ja seit alters her das Anliegen des Militärs ist: »Der Kaiser braucht Soldaten.«

Ein merkwürdiger Job, so dachte ich, und es verfolgte mich bis in das Teenageralter meiner Söhne, wenn sie mich ihren Freunden vertrauensvoll als behandelnde Ärztin wegen eventueller Geschlechtskrankheiten empfahlen: »Meine Mutter war Bundeswehrärztin, die hat mehr Schwänze gesehen als wir alle zusammen!«

Der Obergefreitendienstweg

Arztschreiber, das war eine feine Erfindung. Ich untersuchte und behandelte, sonst musste ich nichts tun. Der Arztschreiber, ein Soldat, meist im Range eines Unteroffiziers, schrieb alles mit, stempelte und tütete alles ein, verteilte die Medikamente aus dem Schrank und wimmelte Telefonate ab.

Sicher wäre so eine Hilfskraft heute in Zeiten von computergestützten Datenblättern nicht mehr notwendig, aber ich fand es äußerst angenehm.

Meine Arztschreiber waren aber auch sehr pfiffige Kerle, besonders Peter. Seine Hilfsbereitschaft ging weit über seine Tätigkeit als Arztschreiber hinaus. Er war ein drahtiger junger Mann, gewitzt, immer einen Spruch auf den Lippen, dabei zackig und militärisch einwandfrei. Das muss man auch sein, wenn man ein System so ausnutzen will, wie er es tat. Dazu muss man es von der Pike auf kennen und alle Spielregeln beherrschen. Peter kannte jeden einzelnen Soldaten in der Kaserne mit Namen und konnte alles besorgen, absolut alles. Dabei balancierte er stets auf einem ganz feinen Grat, und dass er dies alles gegen Medikamente und Vitamintabletten tauschte, das nahm ich natürlich offiziell nicht zur Kenntnis. Die Bundeswehr verfügt über eigene Apotheken, die Medikamente an die Truppenarztbereiche und Krankenhäuser ausgeben, in unserem Bereich standen große Medikamentenschränke, aus deren Inhalt wir die Patienten versorgten, so dass sie auf den Gang zur Apotheke verzichten konnten.

Bei der Bundeswehr spielte Geld damals keine Rolle, es gab alles im Überfluss. Vitamintabletten, Salben, Cremes, selbst Hautpflegemittel und Shampoo. Die übliche Waschlotion, mit denen alle Seifenspender an den Waschbecken befüllt wurden, wurde in Fünfliterkanistern geliefert und war von hoher Qualität. Sie eignete sich, wie wir herausfanden, nicht nur zum Händewaschen, sondern auch zum Duschen, Haare waschen, Geschirr spülen, putzen und Auto waschen.

Contramutan-Tropfen vom Hersteller Klosterfrau, ein homöopathisches, pflanzliches Anti-Infektivum mit wenig Inhaltsstoffen, diese aber in einer hochprozentigen alkoholischen Lösung, waren sehr beliebt in der Kaserne. Bei einer Übung des Bataillons im Odenwald im Spätherbst, bei der ich als Truppenarzt dabei sein musste und tagelang im knietiefen Matsch herumstapfte und mir bei Schnee und Eis die Knochen abfror, erfuhr ich am eigenen Leib, warum. Wir drehten den Schraubdeckel ab, zogen mit den Zähnen den Plastik-Tropfendosierer heraus und kippten den Inhalt des Fläschchens hinunter wie einen Schnaps, was es ja im Grunde auch war, und es wärmte und tröstete uns. Für einen Karton mit zwanzig solcher kleinen Fläschchen hätten die Soldaten alles gegeben.

Natürlich konnte mein Arztschreiber in der Kaserne alles dafür eintauschen, wir bekamen das beste Grillfleisch aus der Küche, unsere kaputten Autos wurden repariert, und als ich wieder heiratete – einen Soldaten, wo auch sonst als bei der Arbeit hätte ich wieder jemanden kennenlernen sollen, ich kam ja sonst nirgendwo hin außer auf den Spielplatz –, da richtete die Küche gar ein großes Büfett aus.

Sehr beliebt waren auch Vitaminpräparate. Dafür zeigte der Leiter der kaserneneigenen Fahrschule ein besonders großes Interesse, denn seine Frau war schwanger und er dachte, sie würden ihr guttun. So konnte Peter ihn leicht von der dringenden Notwendigkeit überzeugen, dass die Bataillonsärztin über einen Lkw-Führerschein verfügen müsse. Der Kommandeur war nicht ganz so leicht zu überreden, er bestand darauf, dass ich, wenn ich

138

schon Lastwagen bewegen wollte, und seien es auch nur die Rettungswagen des Sanitätsbereichs, denn das war mein Argument gewesen, auch am Offizierssport teilnehmen müsse. Davor hatte ich mich bislang gedrückt. Offizierssport, darunter verstand er das wöchentliche Gemetzel beim Feldhockey. Der Kommandeur liebte diesen Sport, und mich zwang das Hockey donnerstags fast immer dazu, länger zu arbeiten, um mindestens einen der Offiziere wieder zusammenzuflicken. Irgendwie schien es ihnen an Treffsicherheit zu mangeln, sie trafen öfter einen gegnerischen Kopf als den kleinen Ball.

Aber ich versprach, mir Mühe zu geben, und so besuchte ich die Fahrschule und lernte, eine Lkw-Kabine aufzuklappen, einen riesigen Reifen zu wechseln, und verwirrende Dinge über Bremssysteme lernte ich auch. War Not am Mann im San-Bereich, so tauchte ich dort im Blaumann auf, aber das kam selten vor. Der Bereich lag in den bewährten Händen Peters, der, wenn ich Fahrstunde hatte, auch schon mal die Sprechstunde allein durchführte. Hierzu hatte ich ihn mit einer Reihe von unterschriebenen Blankoformularen versehen, und so bestand seine Sprechstunde im Wesentlichen aus einem Sortiervorgang. Patienten, die nur harmlose Medikamente wollten, etwa Aspirin, fertigte er selber ab; andere, die etwas kränker zu sein schienen, bestellte er für den nächsten Tag zur Kontrolle; noch schlimmere Fälle wies er großzügig ins Krankenhaus ein, so dass nichts »anbrannte«, wie er sich ausdrückte.

Am Ende waren alle zufrieden. Die Frau des Fahrlehrers brachte einen gesunden Jungen zur Welt, ich besaß einen Lkw-Führerschein, den ich leicht für das zivile Leben umschreiben lassen konnte, und Peter freute sich, weil ich ihn über die Maßen lobte für seine loyale Unterstützung.

Nur im Medikamentenschrank hatten wir eine größere Lücke an Vitaminpräparaten zu verzeichnen. Aber das war egal. Die meisten Soldaten des Bataillons waren kerngesund.

Es waren die guten alten Zeiten bei der Bundeswehr. Wenn

man so redet, bedeutet das meistens, dass man alt wird. In diesem Fall denke ich jedoch, dass es stimmt. Später wurde der Sanitätsdienst selbständig, er wurde zu einer eigenen Teilstreitkraft ausgebaut, und Truppenärzte sind nun nicht mehr, wie ich damals, dem Bataillonskommandeur unterstellt, sondern einem anderen Arzt in einem Sanitätskommando. Die Bürokratie hat überhand genommen, und die Zeiten, in denen man als Arzt in einer Kaserne aufgenommen wurde wie in einer Familie, sind vorbei. Das meiste von dem, was wir damals taten, wäre heute undenkbar.

Der Kommandeur dürfte mir nicht mehr erlauben, dass ich einen Lastwagenführerschein erwerbe, auch wenn er vielleicht der Meinung ist, dass es Sinn macht, wenn die Chefin des Sanitätsbereichs etwas von ihrem Fuhrpark versteht und ihn notfalls auch bewegen kann, und der Kommandoarzt würde es nicht erlauben, weil er denken würde, das Bataillon soll die Ärzte fahren. Ich dürfte heute im Wartezimmer keine einschüchternden Reden mehr halten, obwohl es von der Truppe begrüßt wurde, weil die Soldaten sich öfter zum Dienst und seltener krank meldeten. Der Bataillonskommandeur bezeichnete meinen Ton als zackig, und der Kommandoarzt würde heute sagen, ich muss höflich sein, die Sanität ist ein Dienstleistungsunternehmen und der kranke Soldat ist der Kunde.

Aber zu den guten alten Zeiten, so rau der Ton auch immer gewesen sein mag, gehörte auch, dass man füreinander einstand und für die, die es allein nicht konnten. Und wenn die Rekruten oft versucht hatten, mich hereinzulegen, so war es eher wie ein sportlicher Wettkampf, sie gaben sofort auf, wenn sie sich ertappt sahen, und es schien ihr Vertrauen zu mir zu fördern.

Gelegentlich, da brauchten sie mich, damit ich sie vor ihrem Hauptmann, einem drahtigen, sportlichen, humorlosen Menschen schützte, und das tat ich. Wutentbrannt ließ ich alles stehen und liegen und stürmte aus dem Sanitätsbereich hinüber in seine Kompanie, um ihm ordentlich die Meinung zu sagen. »Und wenn Sie das noch einmal tun, dann werde ich Sie wegen Körperverletzung anzeigen!«, schrie ich ihn an. Ich glaubte, schreien zu müssen, weil ich vermutete, dass er mich sonst nicht ernst nehmen würde, weil ich eine Frau war, ein weiblicher Soldat, woran er nicht gewöhnt war, Schreien und Brüllen hingegen kannte er.

Er schrie mich nicht an, das konnte er nicht, weil ich eine Frau war und Offizier, und er war auch Offizier. Also musste er mich höflich behandeln, und ich war im Vorteil. Er erklärte mir, was ich schon wusste, das Ausbildungsziel sei gewesen »Schlafen im Schlafsack«, und da habe er eben die von mir aus gesundheitlichen Gründen vom Außendienst befreiten Soldaten im Bad auf dem kalten Fliesenboden schlafen lassen. Und ich hatte mich gewundert, warum die Nierenbeckenentzündungen mehrerer Rekruten immer schlimmer anstatt besser geworden waren.

Irgendwann wurde auch der Hauptmann krank und musste mich aufsuchen. Ich kurierte ihn aus, und wir wurden so etwas wie Freunde.

Auch mit den anderen Offizieren verstand ich mich gut. Es gab viele schöne Abende im Offizierskasino und auf Übungen, es war ein anderes Leben, als ich es jemals gekannt hatte, aber es gefiel mir. Ich war außer den Küchenfrauen die einzige Frau in der gesamten Kaserne, für viele Soldaten der erste weibliche Soldat, den sie je gesehen hatten, und sie machten es mir leicht.

Es gab damals etwas in der Armee, das nannte sich »Stil und Form«, und man brachte es mir entgegen. Ich glaube nicht, dass ich je eine einzige Tür geöffnet habe in dieser Kaserne, weder in einem Gebäude oder die eines Autos. Im Kasino oder beim Essen standen die Offiziere auf, wenn ich hereinkam oder ging. Und ich machte im Gegenzug alles mit, ohne zu klagen. Eher wäre ich auf einer Übung erfroren als zu jammern, oder ich goss heimlich bei den feuchtfröhlichen Feiern lieber ein Getränk in einen Blumentopf, als es abzulehnen und mich auszugrenzen.

Und wenn ich auch deutlicher als zuvor im Bundeswehrkrankenhaus merkte, dass ich Soldat war, so hatte ich durchaus nichts dagegen. Wir hatten ein gutes Leben dort in unserer Kaserne, und ein Land braucht eine Armee, davon war ich überzeugt.

Nur manchmal, da dachte ich, wie merkwürdig das Ganze doch war. Dass ich nun durchtrainiert und zackig grüßend über den Kasernenhof ging, alte Militärlaster fuhr, bei denen man Zwischengas geben musste, meine kleine Truppe antreten ließ und dem Kommandeur meldete, nicht zusammenzuckte, wenn ich bei nächtlichen Schießübungen dabei war und ausschließlich männliche Patienten betreute. Dabei hatte ich doch eigentlich Babys auf die Welt bringen und Frauen behandeln wollen.

Kriegsmedizin

Später in meinem Leben, da ging ich noch einmal zur Bundeswehr. Ich hatte keine Ahnung, worauf ich mich dieses Mal einließ. Ich mutierte von »Heike«, wie man mich im Bundeswehrkrankenhaus kameradschaftlich angesprochen hatte, über ein respektvolles »Frau Stabsarzt« in der Raketenartillerie-Kaserne und ein höfliches »Frau Doktor« im Notdienst zu »Hey Doc« und zog in den Krieg. Aber das hatte man mir so nicht gesagt.

Es war eine Zeit in meinem Leben, in der ich es nachgerade satt hatte. Ich war müde und erschöpft von den Nachtdiensten, den Wochenenden und Feiertagen, die ich in irgendwelchen Krankenhäusern, Arztpraxen oder Dienstzimmern bei Maltesern, Johannitern oder dem Roten Kreuz verbrachte anstatt daheim bei meinen Kindern. Ich war ausgelaugt und somit ein gefundenes Fressen für den Hauptmann des Bundesministeriums der Verteidigung, der mich kurz nach dem Terroranschlag auf die Vereinigten Staaten am 11. September 2001 anrief und bat, zur Bundeswehr zurückzukehren. Man wolle nach Afghanistan gehen, um einen Friedenbewahrenden Einsatz durchzuführen, und brauche gute Notärzte. Ob ich mir vorstellen könnte, im Januar nach Afghanistan zu gehen.

Zuerst war ich von den Socken. Naiv fragte ich, woher er meine Telefonnummer habe und woher er wisse, dass ich eine gute Notärztin sei. Er lachte nur.

»Hier ist das BMVg, das habe ich Ihnen doch schon gesagt. Wenn wir nichts wissen, wer denn dann?«

Ich blieb misstrauisch, bat ihn aufzulegen, ich würde ihn zurückrufen. »Da kann ja jeder hier anrufen und mich veräppeln«, sagte ich nicht sehr respektvoll.

Als ich im Ministerium zurückrief und bat, mich zu einem Hauptmann seines Namens durchstellen zu lassen, da gab es ihn tatsächlich und es war wahr. Die Bundeswehr hatte mich gesucht, auch gefunden, obwohl ich mindestens viermal umgezogen war in den zehn Jahren seit meiner letzten Dienstzeit, und sie wollten mich reaktivieren.

Ich sagte, ich könne nicht nach Afghanistan gehen, ich hätte Kinder zu versorgen. Der Hauptmann versprach mir, ich würde nicht oft und nicht lange im Auslandseinsatz sein, drei Monate höchstens, das würde vermutlich genügen, man würde sich bald aus Afghanistan wieder zurückziehen und ich könnte anschließend einen Truppenarztposten in der Kaserne in Gießen, meiner Heimatstadt, haben.

Ich dachte darüber nach. Dachte daran, dass die Sanitätsbereiche von Kasernen heutzutage nachts und am Wochenende meist geschlossen sind. Dachte daran, wie es sein würde, jede Nacht in meinem eigenen Bett zu schlafen. Bis auf die Zeit im Auslandseinsatz, aber das würde zumindest interessant und abenteuerlich sein, eine willkommene Abwechslung. Urlaub beinahe. Ich würde bekocht werden und würde meine Uniform in die Wäscherei geben können, ich würde einen Fahrer haben und keine Hausarbeit.

Der Hauptmann musste mich nicht lange überreden. Ich kehrte zur Bundeswehr zurück, und am Anfang lief es auch gut. Später nicht mehr, und ich war länger und viel öfter in Afghanistan, als ich es mir angesichts meiner Kinder hätte vorstellen können, ruhig und entspannt war es auch nicht, und in die Kaserne in Gießen habe ich nie einen Fuß gesetzt. Alles kam anders, als ich es erwartet hatte.

Aber darüber habe ich an anderer Stelle ausführlich berichtet und will mich nicht wiederholen. Auch über Naivität will ich nichts mehr hören oder sagen.

Nur so viel: Kriegsmedizin.

Es ist etwas anderes, und dass man es anders findet, hat überhaupt nichts damit zu tun, dass man bis dahin in unserem Land ein feines Leben hatte als Soldat und Arzt, und nun wird es ernst und man fühlt sich vielleicht nicht vorbereitet und erweist sich als zu schwach. Nein, das war nicht das Entscheidende. Und auch wenn ich früher einmal mehr durch Zufall Soldat geworden war, so hatte ich mittlerweile hinreichend Zeit gehabt, darüber nachzudenken. Das hatten wir Soldaten alle. Wir waren trainiert und vorbereitet und vor allem auch willens, in den Krieg zu ziehen, das Töten und Sterben auf beiden Seiten zu tolerieren, um unser Land, unsere Familie, unsere Kinder, unsere Freiheit zu erhalten. Für die Freiheit unserer Kinder wären wir sogar selbst bereit zu sterben.

Dann findet man heraus, dass man ein Spielball unverständlicher Politik ist, auf beiden Seiten, und dass die heutigen modernen, sogenannten asymmetrischen Kriege, für die man sogar ein neues Wort erfinden musste, eine sinnlose Angelegenheit sind, und man ändert seine Meinung. Natürlich sind Kriege nie gut, aber dieser hier ist nicht nur sinnlos, sondern zudem aussichtslos, und das macht das ganze Sterben auf beiden Seiten unerträglich.

Auch wenn sich unsere Politiker nur mühsam an den Begriff gewöhnen können, in Afghanistan herrscht Krieg, und der ist ganz anders, als wir dachten. Wir Deutschen glauben immer, wir wissen alles, aber vom Krieg haben wir keine Ahnung. Weder wie man ihn führt, noch gewinnt. Das hatten wir noch nie, aber wir glauben doch, wir können mitreden aufgrund der Erfahrungen unserer Vorfahren, der Bücher, die wir lasen, und der Filme, die wir über Vietnam und Korea und den Zweiten Weltkrieg sahen. Wenn man da ist, ist es ganz anders. Heldentum findet man nicht, und es geht auch nicht gut aus. Für uns Deutsche gibt es nicht einmal ein Purple Heart. Es gibt keine Rambos, die immer gewinnen. Es gibt nur Verlierer. Auf allen Seiten und auch an der Heimatfront.

Man nimmt es persönlich. Die Verwundeten, die vor einem liegen auf der Straße und im Lazarett, sie sind nur verwundet, weil sie zur falschen Zeit am falschen Ort waren. Wäre man selbst ein paar Minuten früher oder später dort entlanggefahren, wo man immer entlangfuhr, oder wäre man ein paar Minuten später zum Essen gegangen, dann hätte es einen selbst erwischt.

Man gehört dazu, auch als Arzt, zu denen, die das Ziel der anderen sind, und die Genfer Konvention interessiert die anderen nicht. Mittlerweile ist der erste meiner Kollegen in Afghanistan gefallen. Er war Oberstabsarzt wie ich und verheiratet. Die Freundin eines meiner alten Kameraden fuhr seine junge Frau zur Trauerfeier, woran man sieht, wie klein die Welt bei der Bundeswehr ist. Es ist nicht der erste Arzt, der in einem Auslandseinsatz ums Leben kam, aber der erste, der absichtlich getötet wurde, umgebracht. Wofür und wem das nützt, weiß man nicht. Sein Rettungssanitäter wurde schwer verletzt, überlebte aber. An der Trauerfeier seines Chefs konnte er nicht teilnehmen, weil er noch im Krankenhaus lag. Er schreibt mir gelegentlich, erzählt, wie es ihm geht, und ich antworte ihm. Er braucht jede Unterstützung, die er bekommen kann, denn er wird in Kürze, nur wenige Monate nach seiner Verwundung und nun mit einem neuen Chef, erneut nach Afghanistan geschickt werden.

Man gehört dazu, auch jetzt noch, Jahre nach der Dienstzeit gehöre ich nach wie vor dazu. So wie unsere Großeltern bis an ihr Lebensende vom Krieg erzählten, so lässt es auch uns nicht los, und wir alten Kameraden werden wohl bis an unser Lebensende in Verbindung bleiben. Kameradschaft endet nicht mit der Dienstzeit.

Und obwohl ich das als Ehre empfinde und obwohl es ein Bedürfnis jedes Menschen ist, irgendwo dazuzugehören, so wäre man hier lieber nicht dabei. Aber weil man dazugehört, nimmt man jeden Verwundeten persönlich und nimmt ihn sich zu Herzen, als wäre er ein Bruder gewesen oder ein sehr guter Freund.

146

Die anderen zielten auf uns und wir auf sie, und die Toten waren alle gleich und die Verletzungen waren von einer Art, auf die wir nicht vorbereitet waren, weil wir in unserer Naivität – und nun muss ich dieses Wort doch gebrauchen, mit der wir in den letzten vierzig Jahren eine Landesgrenze nach Osten hin verteidigt hatten, der sich nie ein Feind genähert hatte – gedacht hatten, so schlimm könnte es doch nicht sein.

Aber es war noch schlimmer. Kriegsmedizin.

Man hatte mir gesagt, ich sei hier richtig, weil es Notfallmedizin sei. Aber das war es nicht. Das waren keine Notfälle, das natürlich auch, wenn man es aus den Augen der verletzten Kameraden betrachtet, aber sie als »Unfälle« zu bezeichnen geht mir gegen den Strich. Angriffe waren es, geplant, gezielt und gewollt. Und sie trafen. Einen wirklichen Sinn konnten wir nie erkennen, und dass wir unser Vaterland verteidigen würden, wie wir einst unter der schwarzrotgoldenen Fahne geschworen hatten, das konnten wir auch nicht erkennen.

Und das ist etwas ganz anderes.

Meine letzte Ehe hat diese Zeit nicht überlebt, und die Kinder und ich überlegten, wie es weitergehen sollte. An einem Krankenhaus bewarb ich mich erst gar nicht. Ich hatte die Stellenangebote im Ärzteblatt durchgesehen und wusste, ich war zu teuer, der gegenwärtige Trend lag nicht bei erfahrenen älteren, sondern preiswerten, jungen Ärzten.

Dann würde ich eben eine Praxis übernehmen. Ich würde es so gestalten, dass die Belastung erträglich sein würde, und wenn es ganz alleine meine Praxis wäre, würde es sicher gut funktionieren. Ich fand eine schöne Hausarztniederlassung, an einem Waldrand in Gießen gelegen, hoher Privatpatientenanteil und gut eingearbeitete Angestellte, die bei mir bleiben wollten, keine Auszubildenden.

Ich kam mit dem Kollegen überein und suchte meine Bank auf, um die Finanzierung zu regeln. Ich hatte sämtliche Bilanzen und Steuererklärungen des Kollegen dabei und fand seine Vorstellung für eine Abstandssumme gerechtfertigt.

»Arztpraxen finanzieren wir schon lange nicht mehr, das Risiko ist viel zu hoch«, ließ mich mein langjähriger Bankberater wissen, und er erzählte mir von all den Kollegen im Landkreis, die im letzten Jahr mit ihrer Praxis in die Insolvenz gegangen waren.

Neuanfänge gibt es nicht im Leben. Man kann nur immer weitergehen, vorwärts. Ich sah mich im englischsprachigen Ausland um und fand eine schöne Stelle in der Bay of Plenty in Neuseeland, da ging ich mit meinen drei jüngsten Kindern hin.

Es würde etwas Neues sein, mein Job in der Notaufnahme eines kleinen Krankenhauses im Hinterland würde erträglich sein, die Arbeitszeiten lagen weit unter den in Deutschland üblichen, das Honorar war so angemessen, dass man in Neuseeland davon wie ein Fürst leben können würde.

Meine Kinder hatten hierzu einen Familienrat einberufen. Dazu setzen wir uns um den großen dunklen Holztisch in der Küche, jeder wird reihum angehört und jede Meinung zählt gleichwertig, auch die der Jüngsten.

Ich ließ sie reden, sagte nichts. Ich hatte die verschiedenen Möglichkeiten vorgetragen, Verlängerung meines Vertrags bei der Bundeswehr, schlecht bezahlte Dienste in Deutschland oder Notaufnahme eines ländlichen Krankenhauses in Neuseeland, wo niemand von uns zuvor gewesen war.

Das Gespräch meiner Kinder, es war ein Gespräch und keine Diskussion. Sie waren alle einer Meinung, es trieb mir die Tränen in die Augen, und wenn ich anfangs nichts gesagt hatte, weil ich sie nicht hatte beeinflussen wollen, so konnte ich nun nicht mehr sprechen, denn die Tränen drückten mir die Kehle zu.

Ich hatte nicht alles falsch gemacht in meinem Leben, bei weitem nicht.

Hier saßen meine fünf Kinder am Tisch, und die vier jüngeren nickten zustimmend, als der Älteste sagte: »Fünfundzwanzig Jahre lang tat die Mama nur, was wir wollten und was gut für uns war. All die Jahre hat sie nur für uns gesorgt und nie an sich gedacht. Ich glaube, es ist Zeit, dass es einmal umgekehrt ist und dass wir einmal tun sollten, was die Mama möchte und was gut für sie ist. Und wenn sie nach Neuseeland möchte, dann sollten wir das tun.«

Jetzt liefen mir die Tränen über die Wangen.

Es gab gar keine Frage, keine Abstimmung, keine Diskussion, sie waren alle einer Meinung, sie würden tun, was der Mama gut-tut. Und da war die Bundeswehr gar keine Option, sie wurde mit einer Handbewegung abgetan, »kommt nicht in Frage«, sagte Erik, und wieder nickten alle.

Auch an den folgenden Überlegungen hatte ich keinen Anteil. Sie legten gemeinsam fest, die beiden Ältesten würden zunächst daheimbleiben, Haus und Hof hüten und ihre Ausbildungen ab-schließen, die drei Jüngeren würden mitkommen.

Meine Tochter Nora sagte: »Auf jeden Fall lernen wir Englisch, waren mal woanders und erleben etwas. Und wenn es nicht gut wird, dann können wir hinterher ein Buch schreiben, das nen-nen wir dann das Gedankenbuch der unintelligenten Entschei-dungen!«

Drei Wochen später reisten wir ab.

Aber all das war viel später, und ich greife der Geschichte vor.

Kopfgeldjäger

Als ich in Bangkok gelandet war, war es Abend, und ich bat den Taxifahrer, der die Schlacht vor dem Flughafen um mich gewonnen hatte, mich in ein günstiges Hotel zu bringen. Das sei unmöglich, sagte er mir. Es seien die Tage des chinesischen Neujahrsfestes, alles sei ausgebucht.

Das hatte der ADAC nicht bedacht, für den ich diesen Patienten-Rückholtransport durchführte. Ich machte das gelegentlich, wenn ich Zeit hatte. Es wurde einigermaßen ordentlich honoriert, damals flogen wir Businessclass, bekamen das Hotel bezahlt und ein, zwei Tage Aufenthalt in einem anderen Land, es konnte wie ein kleiner Kurzurlaub sein.

Der Taxifahrer sagte, das einzige Hotel, das seines Wissens noch freie Zimmer hätte, sei zwar teuer, dafür aber sehr gut. Er wüsste es zufällig, sein Cousin arbeite da als Portier. Seufzend ließ ich mich von ihm in dieses Hotel fahren, es war gut, würde aber das Budget, das man mir zur Verfügung gestellt hatte, sprengen, und ich hoffte, man würde mir später die Kosten erstatten. Das Angebot des freundlichen Fahrers, auf dem Weg dorthin einen kleinen Umweg zu einem anderen Cousin zu machen, der ein sehr günstiges kleines Kunstgewerbegeschäft betreiben würde, lehnte ich ab, ebenso seine Kontakte zu Läden mit CDs und Computerspielen, sehr billig, und zu der Cousine, die ein Eins-a-Restaurant führe, wollte ich auch nicht.

Im Hotel sprach ich am nächsten Morgen mit dem Portier, der mir den Weg zum Krankenhaus erklärte. Er offerierte mir die traurige Wahrheit, dass es keine Krankenwagen gäbe, in ganz Bangkok nicht, aber auch er hatte Cousins, und einer davon betreibe ein Geschäft für Mietwagen und Limousinen.

Ich schob diesen Aspekt meiner Mission zunächst beiseite, eventuell war der Patient ja auch mobil und wir könnten einfach ein Taxi nehmen. Er sollte einen Herzinfarkt gehabt haben, wann genau, konnte ich meinem Auftragszettel nicht entnehmen.

Einschlägige Erfahrungen veranlassten mich dazu, das Krankenhaus aufzusuchen, um mich dem Patienten schon einmal vorzustellen und ihn darauf vorzubereiten, dass ich ihn in zwei Tagen nach Deutschland bringen würde.

Das vergaßen die Versicherungsgesellschaften und die Angehörigen der Patienten manchmal. Man war übereingekommen, einen Patienten nach Deutschland zurückzubringen, aus Kostengründen, weil es einfacher für die Pflege zu sein schien oder was auch immer die Beweggründe gewesen sein mochten, nur manchmal, da vergaß man, mit den Patienten zu sprechen. Und mir vergaß man manchmal mitzuteilen, wie viel Gepäck sie dabei hatten oder dass sie einen Rollstuhl benötigten. Und dann war ich schwerbeladen und in Zeitnot und auch sonst im Stress, weil die Tickets oft auch nicht dort waren, wo sie sein sollten, oder der Reisepass nicht auffindbar war.

Meine Aufträge waren immer sehr knapp formuliert, enthielten Aufenthalts- und Zielort des Patienten und lediglich kurze Angaben über die Erkrankung. Ich hatte mir also angewöhnt und war damit gut beraten, mich lieber über alles rückzuversichern.

Um es kurz zu machen, mein Patient war nicht im Krankenhaus, und niemand dort wusste, wo er abgeblieben war. Er hatte weder Telefonnummer noch Adresse hinterlassen. Einen Herzinfarkt habe er auch nicht gehabt, er habe sich mit Herzschmerzen vorgestellt, aber ein Infarkt sei ausgeschlossen worden, und der Patient sei verschwunden.

Die Kommunikation gestaltete sich aufgrund der Sprachbarrieren schwierig. Ich kehrte ins Hotel zurück, um zu telefonieren. Weder die Malteser noch der ADAC konnten mir weiter-helfen. Es lag ein Auftrag vor, den Patienten von Bangkok nach Deutschland zu transportieren, der ADAC übernehme die Kosten; die Adresse des Krankenhauses, aus dem ich gerade unverrichteter Dinge zurückgekehrt war, war alles, was sie hatten. Aber der Auftrag für mich bleibe unverändert bestehen, so versicherten sie mir. Ich solle den Patienten finden und nach Deutschland bringen.

Ich kam mir vor wie ein Kopfgeldjäger, der jemanden, der das offensichtlich nicht wollte und ziemlich gesund zu sein schien, in dieser Millionenstadt auffinden und nach Deutschland bringen sollte. Auf meinem Auftrag war als Heimat-Telefonnummer eine Handynummer angegeben. In meiner Verzweiflung wählte ich sie. Mit etwas Glück würde ein Angehöriger abnehmen.

Wir überrascht ich war, als der Patient selbst sich meldete! Wir brauchten eine Weile, um zu sortieren, dass er nicht in Deutschland war, sondern sein Mobiltelefon bei sich hatte. Ja, es gehe ihm gut, und ja, er wolle nach Deutschland zurück. Er sei nur eben in sein Hotel gefahren, um seine Sachen zu packen.

Wo das Hotel sei, fragte ich. Er gab mir die Adresse, und ich versprach, ihn dort abzuholen. Keinesfalls würde ich zulassen, dass er mir noch einmal durch die Lappen ging.

Ich ging hinunter zum Portier und fragte nach einem Mietwagen. Er wollte wissen, wo ich hinwollte, und ich gab ihm die Adresse. »Ah, schöne kleine Fahrt durch die Reisfelder an die Küste, dauert nur zwei Stunden«, so verpasste er mir den nächsten Schock. Dass sein Hotel so weit weg sei, hatte der Patient nicht erwähnt. Ich ließ mich vom Portier belehren, dass ich da unmöglich alleine hinfahren konnte. Zwar war ich bei dem Gedanken an die Geschäftstüchtigkeit der Cousins und Cousinen inzwischen misstrauisch, ließ mich aber von dem Argument überzeugen, dass kein einziges Straßenschild außerhalb Bangkoks für mich lesbar sein würde. Die englische Beschriftung, wurde mir versichert, höre an den Stadtgrenzen auf. Ob ich Thai spräche oder mich auskennen würde? Ich musste beides verneinen und gab meinem Finanzetat den Rest, indem ich eine Limousine mit Fahrer buchte.

Es war dann auch wirklich eine sehr schöne Fahrt durch die Reisfelder, und dafür, dass es eigentlich Arbeit war, bekam ich eine Menge zu sehen. Ich fand meinen Patienten vor einer kleinen Pension, er saß unter einem Schattendach auf einem Korbstuhl an einem Rattantisch. Er verspeiste gerade genüsslich eine Kokosmilchsuppe mit Gemüse.

»Ach, Frau Doktor, herzlich willkommen! Setzen Sie sich zu mir und essen Sie mit mir!« Er war fröhlich und überhaupt nicht krank. Braun gebrannt, schlank, mit einem Strohhut auf dem Kopf und einer dicken schweren Goldkette um den Hals.

Die war denn auch die Lösung zu der ganzen Geschichte, wie er mir beim Essen, zu dem ich mich hatte überreden lassen, erzählte.

Er war Rentner und hatte es gerne warm. Daher verbrachte er nach Möglichkeit den Winter in Thailand, das Geld dafür machte er mit kleinen, vermutlich illegalen Goldtransaktionen. Viel brauchte er nicht, das Leben in Thailand ist viel billiger als in Deutschland. Angenehmer sowieso, wie er mir mit einem Augenzwinkern und einem Seitenblick in Richtung Strand versicherte, und ich war nicht ganz sicher, ob er dabei auf den Strand, den blauen Himmel oder die Mädchen anspielte, die da in kurzen Miniröcken und mit engen, ausgeschnittenen Oberteilen kichernd entlangflanierten.

Ein Schmuckstück würde genügen, um für einen Winter ausgesorgt zu haben. Er würde auf dem Hinweg immer über Dubai fliegen und dort eine Halskette oder ein Armband aus qualitativ hochwertigem Gold sehr günstig erstehen. Wenn man die Schmuckstücke selbst anzöge, als würden sie einem gehören, würde keiner Zoll verlangen, und dann würde er sie nach seiner Rückkehr in Deutschland verkaufen und hätte genug Geld für die nächste Saison.

Ich vermutete, aber ich fragte nicht und er sagte es nicht, dass ihm für diese Saison das Geld für den Heimflug ausgegangen war, oder vielleicht hatte er es so geplant und machte es immer so, dass er über seine Rückholversicherung kostenfrei nach Deutschland zurückkam.

Er konnte sich nur schwer verabschieden, und mir wurde langsam angst und bange, ob wir den Flug noch rechtzeitig erreichen würden. Er machte so gar keine Anstalten, sich in irgendeiner Weise zu beeilen, sondern schwärmte mir nur immer wieder vor, wie schön es hier doch sei. Das war es in der Tat. Es war warm und sonnig, das Essen war wunderbar gewesen und die Menschen waren freundlich.

Wie schön wäre es gewesen, einfach auszusteigen und hier zu bleiben. Aber ich hatte einen Auftrag, und wir mussten zurück.

Nach einer langen Abschiedszeremonie von der jungen Dame hinter dem Tresen gelang es mir endlich, ihn in die wartende Limousine zu verfrachten, und wir fuhren in Richtung Bangkok-Flughafen.

Nach ungefähr einer Stunde richtete er sich plötzlich auf und sagte entschieden: »Wir müssen zurückfahren!«

Der Kopfgeldjägergedanke tauchte wieder in mir auf, aber es gelang mir doch, freundlich zu fragen: »Warum, bitte? Wir werden das Flugzeug verpassen, wenn wir das tun!«

»Nun, das wäre ja nicht das Schlechteste, oder?«, entgegnete er mit einem Grinsen und bestätigte meine schlimmsten Befürchtungen. »Nein, ich habe meine Geldbörse vergessen.«

Ich konnte es nicht glauben. Ich hatte ihn gefragt, ob er alles dabeihatte, vor allem den Pass, und er hatte bestätigt, dass es so sei.

Den Pass hatte er auch dabei, und so sagte ich sehr bestimmend, dass wir auf keinen Fall umdrehen könnten, weil wir dann die Maschine nicht erreichen würden. Er solle sich die Geldbörse nachschicken lassen.

Er wurde störrisch. Ich ließ den Fahrer anhalten, und wir traten in eine zeitraubende Diskussion ein. Am Ende rief er einen Freund an, der ihm die Geldbörse bringen wollte, und ich gab ihm hierfür eine Stunde Zeit. Eine Stunde, die mir sehr lang wurde, und ich glaubte ihm kein Wort. Ich dachte, es sei ein Trick, um nicht nach Deutschland zu müssen. Wir warteten an einer kleinen Imbissbude an der Straße, und ich trank einen grünen Tee nach dem anderen.

Nach einer Stunde wollte ich gerade zur Weiterfahrt blasen, was zu einer erneuten erbitterten Diskussion führte, als sich in einer Staubwolke ein kleiner alter Pkw näherte und ein Mann ausstieg. Es kam zu einer herzlichen und wortreichen Begrüßung, ich wurde immer nervöser, denn die Zeit lief uns davon, doch zu meinem großen Erstaunen wechselte eine Geldbörse den Besitzer.

Wir erreichten den Flughafen gerade noch rechtzeitig, und nun war ich sehr froh, dass er seinen Geldbeutel hatte. Ich hatte nicht gewusst, dass ich Flughafengebühren bezahlen musste, und Kreditkarten wurden nicht akzeptiert. Ich lieh mir von ihm das Geld, und als die letzten Passagiere betraten wir das Flugzeug.

Es war der letzte Rückholtransport, den ich durchführte. Das Ganze war mir zu anstrengend, und mein Leben war schon verrückt genug.

Kindergeburtstag

Mit zunehmendem Alter ließen sich meine Kinder nicht mehr verschaukeln, wie ich es ein einziges Mal am Geburtstag meines Ältesten getan hatte.

Ich war noch im Bundeswehrkrankenhaus tätig gewesen, zum Dienst eingeteilt worden und hatte niemanden gefunden, der tauschen wollte oder konnte. Daher hatte ich einfach so getan, als sei sein Geburtstag einen Tag später, und da er erst fünf wurde, merkte er es nicht. Ich hatte mit meiner Taktik rechtzeitig begonnen, indem ich sagte: »Noch viermal schlafen, noch dreimal, noch zweimal, heute muss ich leider den ganzen Tag und die Nacht arbeiten, und dann komme ich morgen früh und hole dich bei der Oma ab und ihr müsst nicht in die Kindergruppe, sondern wir feiern den ganzen Tag Geburtstag.«

Mein Sohn hatte es nicht gemerkt, aber für mich war dieser Dienst am Geburtstag meines Kindes ein schrecklicher Tag, und auch für die Oma, die sich nichts anmerken lassen durfte. Ich schwor mir, dass ich es nie wieder tun würde, und habe es auch bis heute durchgehalten, wo mein Jüngster, mein fünftes Kind, schon fünfzehn ist.

Ja, mein fünftes Kind. Es war mir wieder passiert. Ich war wieder schwanger geworden. Dieses Mal hatte ich einen Rettungsassistenten an meinem neuen Arbeitsplatz kennengelernt. Auch diese Schwangerschaft war nicht geplant, dieses Mal hatte ich mich ganz sicher gefühlt, denn ich hatte eine Spirale. Aber es gab nichts zu rütteln, der Ultraschall zeigte es klar und deutlich, und ich meinte, auf dem Monitor zu sehen, wie der kleine Fötus die Spirale in einem seiner kleinen Fäustchen hielt und zu lachen schien.

Mein Gynäkologe empfahl, die Spirale zu entfernen. Es war nicht ohne Risiko, so oder so. Beließ man sie, konnte sie das Kind verletzen, zog man sie, bestand die Gefahr einer Fehlgeburt.

Ich wählte das zweite Risiko. Eine Abtreibung zog ich nicht in Betracht, ich hatte gelernt, dass es immer irgendwie weitergeht, und ich liebe meine Kinder, würde auf keines verzichten wollen. Aber ein Baby, das durch die Spirale verletzt würde, vielleicht gar behindert auf die Welt kommen würde, das wollte ich nicht.

Nun, es geschah nicht, die Spirale wurde gezogen, das Baby entwickelte sich prächtig und wurde im Februar geboren, einen Tag nach dem Geburtstag seines nächstälteren Bruders.

Ich hatte mir sehr große Mühe gegeben, das Baby einen Tag zuvor zu bekommen, jede Mutter mehrerer Kinder wird mich verstehen. Kindergeburtstage sind eine Art Vorhölle hier auf Erden. Vor allem im Februar. Eine Horde aufgeregter Kinder mit nassen, schmutzigen Stiefeln überschwemmt das Haus und stellt alles auf den Kopf. Tagelang hatte man zuvor gekocht und gebacken, sie essen es nicht. Sie sehen es an, stochern darin herum, verstreuen Krümel überall, versehen alles Mögliche mit schokoladigen Fingerabdrücken. Zum Essen haben sie nicht genug Zeit, sie müssen spielen und toben und haben ganz offenbar obendrein den Auftrag, die Wohnung zu zerstören.

Wenn man so einen Feiertag überstanden hat, das Geschenkpapier, das über das ganze Haus verstreut ist, vernichtet ist und man putzt und aufräumt, während die Sprösslinge vor Aufregung, und obwohl sie hundemüde sind, nicht einschlafen können, dann fragt man sich, warum man nicht Hunde züchtete anstatt Kinder zu bekommen. Übrigens eine Bemerkung, die ich gelegentlich fallen lasse und die meine Kinder äußerst übel aufnehmen. Das also sollte ich nun für die nächsten Jahre an zwei aufeinanderfolgenden Tagen durchmachen müssen.

Nicht mit mir. Ich war Ärztin, ich wusste, was zu tun war, und vorsorglich hatte ich mir Wehen förderndes Nasenspray besorgt. Als dann pünktlich ohne mein Zutun am Geburtstag meines Zweitjüngsten gegen Mittag die Fruchtblase sprang, fühlte ich mich bestätigt. Das Leben meinte es gut mit mir, ich würde die Kindergeburtstage am gleichen Tag abhalten können.

Nur, ich bekam keine Wehen, auch das gibt es. Ich nahm das Nasenspray, lief gefühlte tausend Meter Treppen hinauf und hinunter, aber für sechs lange Stunden bekam ich keine Wehen. Meine Hebamme, die bei uns zu Hause das Kind hatte entbinden wollen, wurde rabiat.

»Wir fahren jetzt ins Krankenhaus, die Geburt muss eingeleitet werden.«

»Auf keinen Fall, ich geh nicht ins Krankenhaus!« Das hatte ich eigentlich nicht gewollt, meine liebe gute Hebamme anzuschreien, aber ich war laut geworden und sie gab mir eine weitere kurze Schonfrist von einer halben Stunde, dann aber, und da würde sie nicht mehr mit sich handeln lassen, würden wir ins Krankenhaus fahren.

Ich wusste, dass sie recht hatte. Es könnte zu einer für das Baby und mich gefährlichen Infektion kommen, wenn das Baby nicht bald herauskäme. Aber ich hatte mir diese Hausgeburt so sehr gewünscht, ich war wild entschlossen, sie durchzuführen. Außerdem war es mein fünftes Kind, die Geburt könnte unmöglich noch lange auf sich warten lassen. Ich täuschte mich. Zwar bekam ich nur Minuten, nachdem mir meine Hebamme mit der Einweisung ins Krankenhaus gedroht hatte, Wehen, aber es dauerte noch einmal zwölf Stunden und Mitternacht war lange vorbei, bevor das Kind geboren war.

Nur ein einziges Mal feierte ich den Geburtstag meiner beiden jüngsten Kinder am gleichen Tag. Sie waren so enttäuscht gewesen, dass ich es nie wieder versucht habe. Sie sind der Meinung, jeder Mensch hat das Recht auf seinen eigenen Geburtstag. Und so feiern wir bis heute an zwei aufeinanderfolgenden Tagen,

158

und, da der Freundeskreis der beiden sich in großen Teilen über-schneidet, es sind die gleichen Kinder, die am zweiten Tag wieder erwartungsvoll vor der Tür stehen, falls sie nicht schon da sind, weil es Wochenende war und sie übernachten durften. Und sie erwarten ein neues, noch tolleres Programm als am Tag zuvor.

Harte Zeiten

Ich war von einer älteren Dame gerufen worden, ihrem Mann ginge es nicht gut. Näher konnte sie es nicht erklären, das können die Menschen oft nicht, manchmal vertut man sich daher mit der Dringlichkeit der Hausbesuche. So war es auch hier. Als ich endlich das Wohnzimmer betrat, mit meinem kleinen Lederköfferchen in der Hand, der das Notwendigste enthielt für einen normalen Hausbesuch, Blutdruckmanschette, Stethoskop, ein paar Spritzen und Medikamente gegen Schmerzen und kleinere Wehwehchen, tat der ältere Herr gerade seinen letzten Schnaufer und fiel vom Sessel auf den Boden. Er atmete nicht mehr, und ich konnte auch keinen Puls fühlen. Seine Hautfarbe wechselte zu aschgrau, aus seinem Mund kamen kleine weiße Schaumblasen. Zum Glück kein Erbrochenes, dachte ich mir und bereute sehr, dass ich den Notfallkoffer aus Bequemlichkeit im Auto gelassen hatte. Ich zerrte die Tischdecke vom Tisch, wischte ihm den Schaum ab, legte einen anderen Zipfel der Tischdecke über seinen Mund und begann mit Mund-zu-Mund-Beatmung. Als ich zwei Atemzüge gegeben hatte, wechselte ich zu Herzdruckmassage und sagte dabei zu seiner Frau, die fassungslos beobachtete, was vor sich ging, in scharfem Befehlston: »Gehen Sie an mein Auto, und holen Sie den Koffer aus dem Kofferraum, schnell!«

Zu meinem großen Glück gehorchte sie ohne Widerrede und brachte den Koffer. Bis dahin machte ich weiter mit meiner Beatmung durch die Tischdecke und versuchte, meine aufsteigende Übelkeit zu unterdrücken. Ich war heilfroh, als sie zurückkehrte, ich zunächst eine Maske benutzen und dann den Patienten intubieren konnte, immer im Wechsel mit der Herzdruckmassage. Als der Rettungswagen endlich ankam, war ich schweißgebadet, aber der Patient lebte und war einigermaßen stabil. Nie mehr ging ich künftig ohne den Beatmungsbeutel mit der Maske zu einem Hausbesuch.

Mit fortschreitender Schwangerschaft konnte ich ähnliche Aktionen nicht mehr allein ausführen, und es war gut, dass mein Mann mich begleitete. Wir wurden zu einer festen Institution auf dem Land, die anderen Rettungsassistenten kannten ihn ohnehin, die Patienten gewöhnten sich schnell an ihn und fragten noch lange nach der Schwangerschaft, als ich wieder alleine kam, nicht nur nach dem Baby, sondern auch nach dem netten jungen Mann. Der war allerdings nicht zu Hause, wie sie vermuteten, sondern saß mit dem Baby auf der Wache. Nur bei kurzen Diensten konnte er daheimbleiben, und dann hatte ich vorher etwas Milch abgepumpt. Während der längeren Dienste kam er mit dem Baby mit, und während der Hausbesuche oder im Rettungsdienst zwischen den Einsätzen hütete er dort den kleinen Simon, und wenn ich zurückkkam, stillte ich ihn.

Von dem Gehalt meines Mannes als Rettungsassistenten hätten wir nicht leben können. Keine Familie kann das, auch keine kleinere als unsere. Aber die schon gar nicht.

So war es also klar, dass ich arbeiten musste, und mein Mann versorgte die Kinder, was ja nun mit dem neuen Baby wieder notwendig geworden war. Schule und Kinderhort und die Oma reichten nicht mehr aus.

Die Kosten für die noch größere Familie waren natürlich auch gestiegen, und ein neues, größeres Haus hatten wir auch. Es war ein alter Bauernhof, auf dem fünf Kinder in Freiheit aufwachsen konnten, nicht mehr nur von Goldhamster Harry Fettspeck begleitet, so genannt aufgrund seiner Leibesfülle, sondern nun auch von Katzen und Hunden.

Das war natürlich nichts, was mein Leben leichter gemacht

hätte, auch nicht der große Garten, den wir nun hatten, und die generelle Renovierungsbedürftigkeit des Hofes, wozu ich einen kurdischen Arbeiter beschäftigte, der mich, vermutlich weil ich ihm am Ende jeden Tages einhundertzwanzig Euro in bar überreichte, liebevoll Chefina nannte.

Auch dieses Geld musste verdient werden, und so war ich jeden Monat ungefähr vier- bis fünfhundert Stunden abwesend. Obgleich ich gerne Nacht-Tag-Nacht arbeitete, fing das alles langsam an, Spuren bei mir zu hinterlassen, und als dann mein Mann begann, von Selbstverwirklichung zu reden und davon, dass er wieder Vollzeit arbeiten gehen müsse, sonst drehe er durch – ehrlich, ich kann mich beim besten Willen nicht mehr daran erinnern, wie wir alles bewältigten, wie ich diese Zeiten überstand und wie alles unter einen Hut gebracht wurde und immer weiterging. Ich weiß es nicht mehr, wie intensiv ich auch darüber nachdenke.

Irgendwie waren die Kinder immer sauber angezogen, wenn sie in die Schule oder in den Kindergarten gingen, danach nicht mehr, danach genossen sie die Freiheit des Landlebens und hatten Freunde im Dorf und die Tiere und einen kleinen Teich direkt hinter unserem Grundstück, und vor allem hatten sie sich.

Sie hingen zusammen wie Pech und Schwefel, und vielleicht deswegen, weil sie immer einander hatten und weil sie so viele waren, sich nie allein fühlen mussten und die Kleinen von den Großen lernen konnten, sind sie nicht vollkommen neurotisch geworden, sondern eigentlich ganz normal und liebenswert. Aber natürlich bin ich voreingenommen.

Dafür, dass sie während dieser Zeit nicht verhungerten, gab es eine pragmatische Lösung: In ganz wilden, hektischen Zeiten teilte ich alle ein. Jeder bekam eine Aufgabe, und abends musste reihum jeder einmal für das Abendessen sorgen. Daran versuchte ich eisern festzuhalten, trotz all dem ganzen unruhigen Leben und allen Schichtdiensten. Abends wurde zusammen gegessen. Mein kleiner Jonas, sieben Jahre alt, war ein wenig bedrückt, als er an der Reihe war, das Abendessen zuzubereiten. Er könne doch

noch nicht kochen, er sei zu klein. Ich ermutigte ihn: »Na, irgendetwas kannst du doch bestimmt. Überleg mal!« Und er überlegte und sagte dann ganz treuherzig: »Ich kann nur Cornflakes.«
»Gut«, sagte ich, »dann machst du eben Cornflakes, und wir essen das heute Abend. Ist doch ein gesundes Essen.«

Wir aßen also Cornflakes. Wir hätten leicht ein paar Eier in die Pfanne schlagen können, aber ich dachte, es ist wichtig, dass sich jeder gleichwertig fühlt. Und das tat er. Heute ist er mit seinen achtzehn Jahren ein großer Koch. Als er seine Sachen packte, um an die Uni zu gehen und sein Studentenzimmer zu beziehen, da ließ er sich von mir scharfe Messer und eine gute Pfanne kaufen, weil, so sagte er: »Weißt du, es geht doch nichts über eine Qualitätspfanne und gute Messer, wenn man ordentlich kochen will!«

Fernsehen

Wenn ich gedacht hatte, harte Zeiten zu kennen, so wurde ich eines Besseren belehrt. Es kam noch schlimmer, und ich wurde von meinem Beruf vollständig absorbiert. Es war nicht nur wegen des Geldes, das auch, aber auf einigermaßen undurchschaubare Weise machte sich die Arbeit selbständig, man konnte sich nur schwer dagegen wehren. Ich war Mitglied von drei verschiedenen Notarztgemeinschaften, wir betrieben Notarztwagen, und die mussten rollen, vierundzwanzig Stunden am Tag, gnadenlos, rücksichtslos, immer. Tag und Nacht, am Wochenende und an den Feiertagen erst recht. Es gab Verträge, man hatte sich verpflichtet, und ein Fahrzeug stillzulegen, kam nicht in Frage, krank sein auch nicht. Man konnte nicht um sechs Uhr morgens einen Kollegen anrufen und fragen, ob er um sieben Uhr den Dienst übernehmen könnte, nur weil man ein wenig Fieber hatte oder einen verstauchten Knöchel.

Wir leisteten eine Unzahl von Dienststunden, bis zu fünfhundert im Monat, zwanzig mal vierundzwanzig Stunden war keine Seltenheit.

Den Zeitraum zwischen den Einsätzen auf der Wache lernte ich nun noch mehr zu schätzen als zuvor. Diese kleinen Pausen, wenn der Melder schwieg, waren mir so wichtig, dass ich gar nicht wusste, was ich zuerst machen sollte. Lesen, fernsehen, einfach nur schlafen oder mich mit den Rettungsassistenten unterhalten.

Oft entschied ich mich für die Gespräche, auch wenn mein Mann immer schimpfte, wenn ich müde nach Hause kam, und sagte, ich hätte lieber schlafen sollen. Aber ich saugte diese kleinen, manchmal banalen Unterhaltungen auf wie ein Schwamm. Die Menschen, mit denen ich beruflich zu tun hatte, bildeten wieder einmal die einzigen sozialen Kontakte, die ich hatte. Zu mehr hatte ich keine Zeit. Ganz unrecht hatte mein Mann natürlich nicht. Irgendwann muss der Mensch schlafen, und daheim während des Tages tat ich es nie.

Da war immer so viel zu tun. Und es machte ja keinen Sinn, frei zu haben, aber im Bett zu liegen. Davon hatten die Kinder auch nichts.

Ich hatte eine lange Anfahrt, und morgens war immer Stau auf der Autobahn in Richtung Frankfurt, also legte ich meine Dienste so, dass ich so selten wie möglich fahren musste. Ich stieg in ein weiteres System im Rheingau ein und versuchte, mit einer Fahrt so viele Dienste wie möglich hintereinander abzuleisten. Am liebsten fuhr ich abends los, hatte noch den Tag mit den Kindern und fuhr dann zum Nachtdienst. Machte Nacht, Tag, Nacht in Groß-Gerau, dann das Gleiche in Rüdesheim und eventuell noch einmal in Rüsselsheim, bis ich nach Hause zurückkehrte. Wenn ich Glück hatte, konnte ich dann zwei oder drei Tage daheim sein und dort alles wieder in Schuss bringen, bevor ich von neuem loszog.

In dieser Zeit besaß ich so gut wie keine normale Kleidung. Ich hatte nur eine Menge weißer T-Shirts und rote Hosen mit Leuchtstreifen darauf, sie und die passenden Jacken dazu waren aus schwer entflammbarem Material, und wie Rolf früher trug ich nun weiße Birkenstockschlappen, die schwarzen Stiefel mit den Stahlkappen darin deponierte ich im Fahrzeug, falls ich sie brauchen sollte. Diese Kleidung schien mir bald an den Leib gewachsen zu sein, noch heute kann ich das Gefühl, die rote Jacke zu tragen, spüren, und ich weiß genau, wie weich sich das schwarze Synthetikfutter anfühlte und dass es in der linken Jackentasche einen Riss gab, durch den mein Feuerzeug immer im Inneren der Jacke verschwand und mühsam herausgeschüttelt werden musste. Den Riss zu nähen kam mir nie in den Sinn. Auch dafür hatte ich keine Zeit. Ich packte, wenn ich daran dachte, lieber das Feuerzeug in die rechte Tasche.

Einer meiner Kollegen war ganz pragmatisch. Noch extremer als ich zog er von Dienst zu Dienst und kam manchmal wochenlang nicht heim. Er trug Einmalunterhosen aus dem Sanitätsbedarf, diese kleinen Netzdinger, und er kaufte immer ganz billige Socken, die er einfach wegwarf, und kaufte neue, wenn sie schmutzig waren. Er sagte, das sei preiswerter und auf jeden Fall zeitsparender, als sie in eine Reinigung zu geben.

Während des Dienstes zog ich mich nie zum Schlafen aus. Ich trug ein weißes T-Shirt und die rote Hose, neben dem Bett standen die Schlappen. Die akzeptierte Zeit betrug zwei Minuten von der Alarmierung bis zum Ausrücken des Fahrzeuges. Da ging ich in der kurzen Zeit lieber schnell noch mal auf die Toilette. Man wusste ja nie, wohin man fahren, wie lange man unterwegs sein und auf welche Situation man treffen würde. Bei einer Reanimation kann man zwischendurch nicht mal eben aufs Klo gehen. Der Rettungsassistent musste noch schneller sein, er musste innerhalb von einer Minute im Fahrzeug sein, um den Auftrag entgegenzunehmen, sein Dienstzimmer war daher immer in der Nähe der Fahrzeughalle.

Mein Zimmer in Groß-Gerau war spartanisch eingerichtet, wie all die verschiedenen Dienstzimmer, in denen ich während meiner Laufbahn als freiberufliche Notärztin Jahre meines Lebens verbrachte, wartend auf das schrille Piepsen des Funkmeldeempfängers. Da war immer ein Bett, meistens ein Stuhl, manchmal ein Schreibtisch und, wenn man Glück hatte, ein Fernseher. Immer gab es eine Gemeinschaftsküche, meistens ein Gemeinschaftsbad. Ganz, ganz selten, dass man mal ein Badezimmer für sich hatte. Man wollte ja wenigstens Zähne putzen. Für eine Dusche reichten diese zwei Minuten, mit denen man leben musste, oft nicht. Bei allem, was man tat, galt es zu überlegen, ob man es in zwei Minuten schaffen konnte.

Telefonate endeten oft abrupt, wenn der Melder aufging. »Entschuldige, ich muss weg. Ich ruf zurück.« Kochen beschränkte sich meist darauf, mitgebrachtes Essen in der Mikrowelle aufzuwärmen. Wenn man Essen bestellte, dann am besten Salat, der wird nicht kalt, oder Nudeln, die kann man aufwärmen. Pizza ist ungünstig, sie wird entweder hart oder matschig.

Anfangs hatte ich das Bett immer mit der steifen weißen Bettwäsche, die es auch in den Krankenhäusern gab, zu jedem Dienst überzogen, später wurde mir das zu mühsam, und ich nahm einen Schlafsack mit. Noch später kaufte ich mir einen VW Camping-Bus und benutzte die Dienstzimmer gar nicht mehr, sondern schlief in meinem Bus. Dann brauchte ich keine Treppen mehr zu steigen und konnte mein Bett immer aufgebaut lassen, hatte einen Tisch zum Schreiben und einen Kocher, um Kaffee zu kochen. Hatte Bücher um mich herum und meine eigenen Dinge und konnte mich zu Hause fühlen, obwohl ich es nicht war.

Ich fand das ungemein praktisch, überlegte aber gelegentlich doch, ob dieses merkwürdige Leben, das ich führte, bereits Spuren hinterließ und ich nicht schon zu einem Einzelgänger, einem seltsamen Kauz geworden war.

Der Fernseher spielte eine ganz wichtige Rolle in diesem Leben.

Ich kannte alle Vormittags-, Nachmittags- und Vorabendserien, alle Talkshows, alle Gerichtsserien. Es half abzuschalten und auszuruhen. Es ist sehr schwer, auf Kommando einzuschlafen, nur weil man gerade keinen Einsatz hat. Vor allem, wenn man weiß, dass man schlafen sollte, weil man nie wissen kann, was einen in der kommenden Nacht erwarten wird. Alles, was man weiß, ist, dass man rund um die Uhr in Bereitschaft ist und jederzeit von Null auf Hundert schalten können muss mit seiner Aufmerksamkeit, seinem Wissen, den handwerklichen Fähigkeiten und der Menschlichkeit. Kein Mensch kann das bieten, rund um die Uhr. Also muss man schlafen, wann immer man Zeit hat.

Ich legte mich oft vor den Fernseher und döste vor mich hin.

Bei Serien kann man nicht viel verpassen, man kann jederzeit, wenn man aufwacht, den Handlungsstrang wieder aufgreifen. Die Waltons vermittelten mir ein Gefühl von Heimeligkeit, Dr. Carter von Emergency Room, Dr. Quinn und Quincy bestärkten mich in der Ansicht, dass es eine gute Sache ist, Arzt zu sein. Aber auch Arabella, Fliege und Domian fühlten sich so an, als würden sie zur Familie gehören. Eigentlich bin ich ja ein großer Fan von Columbo, Derrick und Schimanski, aber es ist selten, dass man in so einem Dienst einen 90-Minuten-Film auch wirklich ohne Unterbrechung zu Ende sehen kann.

Nachrichten sah ich selten. Ich konnte es nicht ertragen. Manchmal, wenn im Zimmer der Rettungsassistenten der Fernseher flimmerte, sah ich es. Unfälle, Unglücke, Tod und Sterben überall, das schienen die großen Überschriften zu sein und alles zu dominieren. Jedenfalls kam es mir so vor. Davon hatte ich genug in meinem eigenen Leben, zum Abschalten brauchte ich sanftere, leichtere Kost, sonst wurde es unerträglich.

Ein Asthmaanfall

»Mist, der Aufzug ist kaputt!«, stöhnte Chris, der schlanke, dunkelhaarige Rettungsassistent, mit dem ich unterwegs war. Ich seufzte gequält, dachte, dass es für mich noch schlimmer sei, ich war deutlich älter als Chris und bei weitem nicht so durchtrainiert, aber ich sagte nichts. Lieber sparte ich meinen Atem und begann stattdessen seufzend den steilen Aufstieg in den siebten Stock des Hochhauses, in dem eine unserer Dauerpatientinnen wohnte. Sie litt unter Asthma und bekam bevorzugt mitten in der Nacht ihre Anfälle, so wie auch dieses Mal.

Ich war aus dem Tiefschlaf gerissen worden, als der Melder aufging, und hatte noch auf die Toilette gemusst, so dass ich nicht mitbekommen hatte, wohin uns die Leitstelle geschickt hatte. Als ich mich auf den Beifahrersitz neben Chris fallen ließ, fuhr er sofort los.

»Wohin geht es?«, fragte ich ihn, damit ich wusste, ob ich Zeit hatte, noch einmal kurz die Augen zu schließen. In meinen Jahren im Rettungsdienst habe ich das gelernt. Ich kann immer und überall schlafen, egal wie laut es ist. Nur bei den Geräuschen, die mich etwas angehen, wie das Weinen meiner Kinder oder wenn der Melder piepst, stehe ich wie von der Tarantel gestochen senkrecht und bin auch sofort hellwach und voll da. Chris sagte mir die Adresse und, weil ich nicht gleich schaltete, fügte hinzu: »Ach, du weißt schon, die Alte da im siebten Stock hat wieder einen Asthmaanfall. Und der Rettungswagen ist besetzt, wir sind erst mal allein.«

Ich stöhnte. »Schon wieder!«

In der kalten Jahreszeit treten Asthmaanfälle gehäuft auf, oft steckt aufgrund des schlechten Wetters eine Infektion dahinter, und wir hatten eine Unmenge solcher Einsätze.

Asthmaanfall, das bedeutet immer eine langwierige Angelegenheit. Entweder man sieht eine Chance, den Patienten zu Hause lassen zu können, dann muss man warten, bis die Medikamente wirken, oder man transportiert ihn ins Krankenhaus, muss aber vorher auch Medikamente geben und Sauerstoff. Und langweilig ist es sowieso. Es mag sich blöd anhören und wenig respektvoll, aber wir fuhren lieber zu einer Schlägerei.

Bei dieser Dame, die wir hinreichend von ihren vielen früheren Notrufen kannten, gab es zudem erschwerte Bedingungen. Sie war schrecklich dick, und wenn sie wie gewöhnlich wegen ihrer Atemnot auf der Bettkante saß, hingen ihre Waden als riesige faltige Masse von Haut und Fett neben ihren Füßen herunter und berührten den Boden. Entsprechend waren auch ihre Arme gebaut, und es bedurfte einer großen Kunstfertigkeit, die tief verborgenen Venen zu finden und zu treffen.

»Die schleppe ich aber heute Nacht nicht nach unten«, hatte Chris auch prompt gesagt und schon während der Anfahrt begonnen, eine Strategie zu entwickeln.

Ich hatte zugestimmt. »Nein, wir werden alles versuchen, um sie daheim zu lassen. Wir stauen beide Arme gleichzeitig und versuchen, so schnell wie möglich einen Zugang zu legen, mit etwas Glück erwischen wir den Anfall noch rechtzeitig.« Wozu wir umso entschlossener waren, als wir feststellten, dass der Aufzug nicht funktionierte.

Vor der Wohnungstür atmeten wir noch einmal tief durch, wir wussten, es gab weitere Erschwernisse in Form von übelsten Düften zu ertragen. Die Dame hatte sieben Katzen, die nie die Wohnung verließen, überall standen zwar Katzenklos herum, wurden aber selten gesäubert. Was beinahe logisch war, der Hausherrin war es aufgrund ihrer Körperfülle fast unmöglich, sich zu bücken, und sie selbst passte schon lange nicht mehr in die Dusche. Wer für sie die Massen an Nahrungsmitteln einkaufte, die geeignet waren, ihre Körperfülle zu erhalten, fand ich nie heraus.

Wir hatten Glück, Chris fand eine Vene, wir konnten Medikamente applizieren, sie taten ihre Wirkung und wir konnten nach einer guten halben Stunde die Wohnung verlassen. Als wir im Wagen saßen, auf dem Rückweg zur Wache, fing Chris auf einmal zu lachen an.

Ich hatte noch den üblen Gestank in der Nase, war müde und konnte gar nicht begreifen, was so witzig war. Er sagte es mir. »Jedenfalls ruft sie heute Nacht nicht noch einmal an.«

Damit begegnete er meinen heimlichen Befürchtungen. Was, wenn es wieder schlimmer würde und wir würden sie doch die ganzen sieben Stockwerke hinuntertragen müssen? Dann würden wir die Feuerwehr zu Hilfe holen, beschloss ich schon insgeheim. »Warum glaubst du das?«, fragte ich ihn, und er konnte es vor Lachen kaum aussprechen.

»Weil ich, als wir die Wohnung verlassen haben, über das Telefonkabel gestolpert bin. Die ganze Dose brach aus der Wand.«

Ich war entsetzt und fand es gar nicht komisch.

»Ach du liebe Zeit, was machen wir denn jetzt? Wieso hast du nichts gesagt, das können wir doch nicht lassen. Was ist, wenn sie stirbt, weil sie nicht um Hilfe rufen kann?«

Chris nahm es leicht. »Ach, dazu wird es schon nicht kommen, und wenn, so kann sie bei den Nachbarn klingeln. Ich fahre jedenfalls nicht zurück. Wir finden jetzt in der Nacht niemanden, der es repariert, und wir können sie wohl schlecht ins Krankenhaus bringen, weil ihr Telefon kaputt ist.«

Auch nicht ganz falsch, dachte ich. Und ich schäme mich, es zuzugeben, aber für den Moment siegte die Müdigkeit, und ohne weitere Maßnahmen fuhren wir zurück auf die Wache. Ich konnte nicht besonders gut schlafen in dieser Nacht. Ich war erst beruhigt und zum ersten Mal freute ich mich, als einige Tage später wieder ein Notruf von ihr einging. Beim Betreten der Wohnung äugte ich gleich nach der Telefondose, ja, sie war ordnungsgemäß in der Wand eingebaut, und das Kabel führte von dort bis zum Bett, auf dessen Kante sie saß. Ihr Fett quoll an allen Seiten über, und die Katzen liefen uns vor die Beine. Es stank bestialisch, und ich freute mich kein bisschen mehr, dass sie angerufen hatte.

Der kleine André

Ich putzte mir gerade die Zähne, als der Funkmeldeempfänger das bekannte markerschütternde Geräusch von sich gab. Sofort spuckte ich die Zahnpasta ins Waschbecken und eilte zum Fahrzeug, nahm meinen Platz ein und lauschte den Anweisungen der Rettungsleitstelle, die uns über Funk den Einsatzort und den Grund des Einsatzes durchgab. Wilhelmstraße 15, Kindernotfall, unstillbare Blutung.

Normalerweise rennen wir ja nicht bei unseren Einsätzen. Dieses Mal rannten wir. Kindernotfälle sind immer etwas anderes.

Etwas, das ich nie verstehen werde, ist, dass Menschen glauben, ein anderer Mensch sei in Lebensgefahr, sie wählen die Notrufnummer 112 und machen dann die Tür nicht auf. Oder haben keine Hausnummer an ihrem Haus, das Licht ist aus und wir verschwenden kostbare Zeit, um sie zu finden oder um hineinzugelangen in ihr Haus, an den Ort des Notfalls.

Dieses Mal war es anders, eine ungefähr sechzig Jahre alte, schlanke Dame mit dauergewellten, silberblau gefärbten Haaren, mit Modeschmuck behängt wie ein Christbaum und beinahe so viel Make-up im Gesicht wie ein Clown, stand an der weit geöffneten Tür und schrie: »Kommen Sie schnell, mein kleiner André blutet!«

Obwohl ich mich wunderte, weil sie für eine Mutter älter war, als ich angenommen hatte, beeilten wir uns noch mehr. Ich trug den Kinderkoffer in der Hand, der die gleiche Ausrüstung enthielt wie der Erwachsenenkoffer, alles nur in Miniaturform, und

173

wir betraten ein Zimmer, in dessen Richtung die Dame demonstrativ mit dem Zeigefinger wies.

Nur – das Zimmer war leer. Es war ein schönes, großes Wohnzimmer mit einer großen Fensterfront, vor der sich ein halber botanischer Garten befand, da gab es einen riesigen offenen Kamin, teure Teppiche überall, aber kein kleines Kind. Überhaupt kein Mensch, niemand. Ich drehte mich Aufklärung verlangend nach der gepflegten Dame um.

»Wo ist der Patient?«, fragte ich sie. Für viele Worte ist im Notdienst keine Zeit.

»Na da, im Körbchen!«, schrie sie aufgeregt und deutete auf einen klitzekleinen geflochtenen Korb, der vor dem Kamin stand und in dem ein kleiner Hund lag.

»Nein, nicht Ihr Hund, Ihr Kind!« Ich sagte es sehr eindringlich, vor meinem inneren Auge entstand das Bild eines kleinen Jungen, der hilflos in seinem kleinen Bettchen lag und verblutete, während wir hier die Einrichtung bewunderten und mit dem Hund spielten.

»Nein, das ist André!«, schrie sie aufgeregt. »Mein armes Schätzchen, sehen Sie doch, wie er aus dem Mund blutet.« Nicht dass es nötig gewesen wäre, uns noch mehr zu bieten, um uns davon zu überzeugen, dass sie total verrückt war, aber sie tat es, fasste mich am Ärmel und schüttelte hysterisch meinen Arm. »Er darf nicht sterben, er darf nicht!«

Fassungslos starrte ich auf den Hund, starrten wir alle auf den Hund. Ein kleiner Pekinese lag auf einem gepolsterten Kissen in einem wundervoll gearbeiteten Korb, der wahrscheinlich mehr gekostet hatte als mein Queensizebett daheim, und in der Tat, bei näherer Inaugenscheinnahme sah ich, ja, doch, da war eine Spur von Blut an seinem kleinen Maul. Als ich mich hinunterbeugte, um es genauer anzusehen, schnappte der undankbare kleine André nach mir.

Frauchen fasste das falsch auf. »Sehen Sie, wie er leidet! Er muss doch nicht sterben, oder?«

Ich drehte mich zu ihr um. Mit aller Würde, zu der ich fähig war, fragte ich: »Gnädige Frau, Sie haben den Rettungsdienst nicht angerufen wegen Ihres Hundes?«

Doch, das hatte sie.

Rolf hatte den Raum schon grinsend bei den Worten »mein armes Schätzchen« verlassen, nun warteten auch die beiden anderen nicht länger, schnappten sich die Ausrüstung und folgten ihm. Anscheinend waren alle der Meinung, diesen Fall könnte ich allein bearbeiten. Ich wusste, was sie tun würden. Sie würden nach unten gehen, die Leitstelle anfunken, uns wieder frei melden, sich Zigaretten anstecken und sich schlapp lachen.

Ich konnte es noch immer nicht fassen, wollte ganz sichergehen, dass hier nicht irgendwo doch ein kleines Kind in Not war, bat, mir die ganze Geschichte zu erzählen, worum sich die Dame nicht zweimal bitten ließ.

André, der eine eigenwillige Persönlichkeit zu haben schien, er ließ sich immer noch nicht von mir anfassen, sondern knurrte und fletschte seine Minizähnchen, hatte sich wohl dem Gatten der werten Dame gegenüber ähnlich verhalten und ihn in die Waden gekniffen, woraufhin dieser nach ihm getreten hatte, wahrscheinlich nur, um ihn loszuwerden. Aber er hatte ihn so unglücklich erwischt, dass der Kleine eine Platzwunde davongetragen hatte. Je mehr das kleine Tier mich angiftete, umso sympathischer wurde mir sein Herrchen. Ich gab auf und teilte Madame mit, sie müsse einen Tierarzt aufsuchen, wir seien nicht die richtigen Helfer für sie.

»Ja, und wie komme ich jetzt dahin?«, fragte sie vorwurfsvoll. »Mein Mann ist nicht da, und ich habe keinen Führerschein.«

»Wo ist er denn hin, Ihr Mann?«, fragte ich neugierig, das konnte ich mir einfach nicht verkneifen.

»Ich weiß es doch nicht«, jammerte sie. »Als ich den Notdienst anrief, hat er das Haus verlassen. Er hat gesagt, ich sei ja hysterisch und übertreibe, und dann ist er weggegangen. Können Sie uns nicht mal eben hinfahren zum Tierarzt?«

Löwenmutter

Zum Glück ließen wir uns von Fehlmeldungen nicht irritieren. Wenn wir hörten »Kindernotfall«, waren wir immer ein wenig schneller als sonst und auch ein wenig angespannter.

Das kleine vierjährige Mädchen mit wunderbar zarten, weichen, blonden Locken, die ihr jetzt allerdings verschwitzt am Kopf klebten, blutete mit Macht aus dem Mund. Sie lag daheim, in einem Einfamilienhaus in einem Vorort von Rüsselsheim, auf dem Absatz zwischen Parterre und erster Etage, wo sich ihr Kinderzimmer befand. Sie hatte nach Angaben der Mutter ein Mittagsschläfchen gehalten und wollte wohl zur Mama in die Küche hinunter, als sie anfing zu bluten. Weiter hatte sie es nicht geschafft.

Nun lag sie da und blutete in Strömen. »Sie ist gestern aus dem Krankenhaus entlassen worden, man hat ihr die Mandeln herausgenommen«, erklärte mir die Mutter kurz und knapp.

Während sie noch sprach, hatte ich mich bereits hinter dem Kopf der Kleinen niedergekniet. Mein Team hatte mir sofort den Absaugschlauch in die Hand gedrückt, die Koffer waren aufgeklappt. Ich saugte den Mund und Rachen des Mädchens ab und verlangte nach dem Laryngoskop, ein spatelförmiges Metallgerät mit Licht.

Ich hatte zweierlei im Sinn. Zunächst wollte ich einen Tubus, einen Plastikschlauch in die Luftröhre einlegen, damit die kleine Patientin das viele Blut nicht in die Lunge aspirierte; selbst wenn sie nicht daran erstickte, könnte das später zu einer lebensgefährlichen Lungenentzündung führen. Danach wollte ich die blutende Wundstelle tamponieren. Wenn das geschehen war, würden wir die Kleine ins Krankenhaus fahren, vermutlich musste sie nachoperiert, auf jeden Fall aber so lange stationär beobachtet werden, bis die Blutung sicher stand und eine Heilung eingetreten war.

Um den Schlauch in die Luftröhre einlegen zu können, musste ich die Stimmritzen sehen können, schwer genug bei dem ganzen Blut, das wie ein kleines Brünnlein sprudelte und sprudelte, egal, wie viel ich absaugte. Noch machte ich mir keine Sorgen, dass sie verbluten würde. Blut sieht immer nach sehr viel aus, und wenn man es abmisst, sind es oft nur wenige Milliliter. Ein Tropfen Blut in einem Eimer Wasser färbt zwanzig Liter rot, und ist doch nur ein Tropfen. Freilich waren das keine Gedanken, die ich mit den Eltern hätte teilen wollen, die händeringend neben mir standen und mich beobachteten.

Mein Assistent reichte mir das Laryngoskop, mit der linken Hand schob ich den Spatel vorsichtig unter die Zunge, beförderte den Kopf mit dem linken Fuß in die richtige Position und gerade, als ich den Tubus zwischen die Stimmritzen schieben wollte, ging das Licht des Laryngoskops aus, eine Sekunde zu früh. Blind wollte ich den Schlauch nicht hineinstecken, ich hätte die zarte Schleimhaut noch mehr verletzen können oder der Schlauch hätte versehentlich in der Speiseröhre landen können.

»Mist, das Licht ist ausgegangen, habt ihr noch ein zweites Laryngoskop?«, fragte ich meine Assistenten, die eine hektische Suche und einen sinnlosen Reparierversuch starteten. Sie fanden ein zweites und, ich konnte es nicht glauben und es war mir sehr peinlich vor den Eltern, auch hier ging das Licht aus, kaum dass ich das Instrument aufgeklappt hatte.

Die ganze Zeit über saugte ich weiter Blut ab, und nebenbei erklärte ich der Mutter, was ich zu tun beabsichtigte. Der Vater war angesichts des vielen Blutes mittlerweile selbst ganz weiß im Gesicht, hatte sich auf die Treppe, die nach oben führte, zurückgezogen, saß dort und klammerte sich am Treppengeländer fest, ganz offensichtlich damit beschäftigt, nicht ohnmächtig zu werden.

Wir ignorierten ihn, auch seine Frau ignorierte ihn. Sie verstand meine Ausführungen, erwähnte kurz, dass es ja unmöglich sei, dass diese Instrumente einfach so versagten, womit ich ganz d'accord war, aber dafür war jetzt keine Zeit, das würde ich später klären, und meine Assistenten wussten das, ich konnte geradezu spüren, wie sie innerlich zusammenzuckten bei meinem kurz und grantig gebrummten: »Ja, in der Tat.«

Sicher hatten sie so wie bei jedem Dienstantritt auch an diesem Morgen die Birnchen und Batterien überprüft, und sicher hatten sie auch gebrannt. Aber auch ohne Gebrauch erschöpfen sich Batterien irgendwann, und so hatten sie heute Morgen so wie jetzt für den Moment des Aufklappens und Überprüfens kurz ihren Dienst getan, aber für mehr hatte es eben nicht gereicht. Wir sollten Ersatzbatterien und auch Birnchen dabeihaben, hatten wir aber nicht. Genauso wenig wie eine Pupillenleuchte. Wie sich herausstellte, hatte keiner meiner Assistenten eine funktionierende Lampe dabei, und auch bei meiner Lampe war die Batterie leer, ich musste mir also den gleichen Vorwurf, den ich ihnen später machen wollte, selbst gefallen lassen.

Meine Assistenten sahen mich hilflos an, einer von ihnen verschwand, rettete sich in Aktivität, wollte im Auto suchen gehen, nach einem dritten Laryngoskop, nach Batterien, Birnchen, Lampen, was weiß ich. Ich ließ ihn gehen. Der Vater war auch keine Hilfe, er hing immer noch bleich und wie weggetreten auf der Treppe.

Vier Männer um mich herum, alle hilflos, alle standen sie da wie angewurzelt.

Nur die Mutter behielt einen kühlen Kopf. Sie hatte nicht die Absicht, ihre kleine Tochter kampflos sterben zu lassen, und zu diesem Zweck blieb sie ruhig und gefasst, obwohl es in ihr kochte und tobte und wühlte, das stand deutlich auf ihrem Gesicht zu

178

lesen. Als ihr Mann sich zu einem ärgerlichen: »Wollen Sie denn nicht irgendetwas unternehmen?«, in meine Richtung hinreißen ließ, fuhr sie ihn an: »Das nützt doch jetzt auch nichts.« Und zu mir sagte sie kurz und zielgerichtet: »Was brauchen Sie, geht eine Taschenlampe?« Als ich knapp erwiderte: »Ja, das wäre gut«, sagte sie zu ihrem Mann: »Oben an der Treppe steht eine Taschenlampe, hol die mal schnell.« Er fragte: »Warum, was wollt ihr damit?« Und wieder fuhr sie ihn an: »Frag nicht lange, mach einfach.«

Ohne weitere Kommentare brachte er die gewünschte Taschenlampe, ich klemmte sie mir zwischen die Zähne und leuchtete damit in den Mund. Trotz meines permanenten Absaugens, mit dem ich keinen Moment aufgehört hatte, konnte ich die Stimmritzen nicht sehen, alles war voller Blut, und noch mehr lief jede Sekunde nach.

Ich musste aber diesen Schlauch dort hineinpraktizieren, unbedingt und um jeden Preis, und ich konnte nicht vor dieser Mutter, die so tapfer um das Leben ihrer kleinen Tochter kämpfte, obwohl sie jedes Recht gehabt hätte, zu weinen und die Nerven zu verlieren, einfach versagen. Ich wartete, bis das kleine Mädchen ausatmete, und schob den Schlauch dahin, wo die winzige Luftblase aus der Luftröhre herausblubberte. Ich hatte getroffen, ich blockte den Schlauch, damit er nicht mehr herausrutschte, und dann konnte ich auch endlich die Wunde austamponieren. Mit Blaulicht fuhren wir ins Krankenhaus, der angeschlagene Vater saß neben seiner kleinen Tochter, die Mutter fuhr das Familienauto hinterher, dazu war der Vater nicht in der Lage.

Hinterher verzichtete ich auf eine Zurechtweisung der Rettungsassistenten. Ich war erschöpft und froh, dass alles gut ausgegangen war, wechselte nur still die Batterie meiner eigenen kleinen Lampe. Dabei konnte ich beobachten, wie an sämtlichen Laryngoskopen aller Fahrzeuge Batterien und Birnchen ausgetauscht wurden und zusätzliche Batterien und Glühbirnen in den Schubladen der Autos verschwanden.

Frühlingsgefühle

Ich stieg aus dem Notarztwagen aus und traute kaum meinen Augen. An dem kleinen, weiß verputzten Einfamilienhaus in dieser ruhigen, etwas gehobenen Wohnsiedlung mit gepflegten Gärten und vielen schön bepflanzten Terracottakübeln rings um die Rasenflächen, aus denen Osterglocken und frühe Tulpen schüchtern lange, grüne Blätter und einige vorwitzige Blüten hervorreckten, waren fast alle Fensterscheiben kaputt. Gerümpel lag rund ums Haus auf der von einer akkurat in Form geschnittenen Buchsbaumhecke eingefassten Rasenfläche. Diese Unordnung schien so gar nicht in die fast vornehme Umgebung zu passen.

»Brustschmerz, männlich, 82 Jahre«, das war unsere Arbeitsdiagnose und der Grund für unseren Einsatz gewesen. Das Szenario, das sich uns auch nach Betreten des Hauses durch die weit offenstehende Haustür bot, schien jedoch eher auf eine häusliche Missstimmung hinzuweisen, und zwar auf die von jüngeren und kräftigeren Menschen, als man es jenseits der achtzig erwarten würde.

Auch im Inneren herrschte unbeschreibliches Chaos, das von meinem Rettungsassistenten mit den lakonischen Worten: »Die Bude hat aber einer kräftig umgeräumt!«, kommentiert wurde. Tatsächlich war hier kein Stein mehr auf dem anderen, alle Möbelstücke standen kreuz und quer, und nicht wenige waren auch vollkommen zertrümmert.

Das Haus schien auf den ersten Blick menschenleer zu sein.

180

Auf unser Rufen hin antwortete uns aber doch eine herrische Stimme aus dem vormals wohl gepflegten Wohnzimmer.

»Wer ist da, was wollen Sie, lasst mich doch alle in Ruhe, verdammt nochmal!« Das war die Stimme des Hausbewohners, der wohl um die achtzig sein mochte, aber weit davon entfernt war, schwach und gebrechlich zu sein. Weißhaarig und groß und schlank saß er auf der dunkelroten Samtcouch, die heil geblieben war.

Wir betraten den Raum, ich stellte uns vor und fragte, was ihm fehlte, was wir für ihn tun könnten.

»Das weiß ich doch nicht, zum Kuckuck!«, wetterte er. »An allem ist doch diese blöde Kuh schuld!« Er wies mit dem Finger in Richtung Tür, in der niemand zu sehen war. Auch sonst war niemand im Haus, bedeuteten mir meine Assistenten. Wer auch immer die »blöde Kuh« war, sie hatte sich entfernt.

Ich setzte mich vorsichtig neben ihn auf das Sofa, das sehr bequem war, und fragte vorsichtig: »Was ist denn passiert?«

»Fragen Sie doch die!«, schrie er ganz erbost, und ich merkte, so kam ich nicht weiter.

»Ich habe gehört, Sie hatten Herzschmerzen?«, versuchte ich es anders.

»Herzschmerzen? Was? Na klar hab ich Herzschmerzen, kein Wunder bei dieser dummen Pute, da hätte ja wohl jeder Herzschmerzen!«

Die Aussage war Anlass genug für mich, meinen Rettungsassistenten einen Wink zu geben, und sie begannen damit, vorsichtig und behutsam, dem alten Herrn den Blutdruck zu messen und ein EKG zu schreiben.

Aufgebracht versuchte er, sie durch heftige Armbewegungen abzuwehren, ließ sich aber von mir ablenken, beruhigte sich mehr und mehr, erduldete die Untersuchungen und erzählte mir seine Geschichte.

Er sei ja schon lange verwitwet, doch nun habe er vor einiger Zeit eine respektable jüngere Dame kennengelernt, fünfundsiebzig Jahre sei sie jung und verdammt attraktiv, ließ er mich mit einem Augenzwinkern wissen. Man sei ja zwar alt, aber gehöre noch lange nicht zum alten Eisen, und zu einer funktionierenden Beziehung gehöre ja auch Sex. Darüber könne man ruhig offen reden, oder? Mit einem fragenden Blick versicherte er sich meiner eilends durch ein freundliches Kopfnicken erteilten Zustimmung.

Das sehe er ganz genauso, fuhr er zufrieden fort. Und so habe er sich, da er ja nicht mehr achtzehn sei und noch grün hinter den Ohren, Viagra besorgt. Sein Hausarzt habe es ihm nicht geben wollen, weil er Nitrospray nehme, aber er könne da keinen Zusammenhang sehen, alles Geschwätz des dummen Quacksalbers, der nur neidisch sei, weil er in seinem hohen Alter noch sexuell aktiv ist, während der Hausarzt nur arbeite wie ein Wahnsinniger und daheim eine unbefriedigte Frau herumsitzen habe.

Es war ein kleiner Ort, und ich konnte mir vorstellen, dass man viel übereinander wusste, aber über den Zustand der Ehe des dortigen Landarztes wollte ich dann doch nicht diskutieren.

Er hatte mich zwar zunächst erwartungsvoll angesehen und schien ein ganz klein wenig enttäuscht zu sein, dass ich auf diese kostbare Information so unbeeindruckt reagierte, ließ sich aber nicht entmutigen und fuhr fort. Aber er sei ja kein kleiner Dummer, er brauche den Quacksalber nicht und habe sich das Viagra anderweitig besorgt, von einem alten Kumpel.

Ich stöhnte innerlich. Die alten Knaben dieses merkwürdigen Dorfes wären gut beraten, auf ihren Doktor zu hören. Viagra, das weithin bekannte Mittel zur Behandlung von Erektionsstörungen, kann in Verbindung mit Nitrolingual, einem Herzmedikament, in der Tat zu lebensgefährlichen Komplikationen führen.

Er habe dann mit der Dame für diesen Nachmittag ein kleines Tête-à-Tête geplant, habe sich auch vorher chic gemacht, geduscht, rasiert, nett angezogen, man sei ja ein Mann von Welt und kein dahergelaufener Wilder aus dem Busch, und dann habe die frigide alte Kuh, so drückte er sich aus, nicht gewollt.

182

An dieser Stelle wurde er ganz intensiv, nahm meine Hand, starrte mir tief in die Augen und sagte ganz eindringlich, immer noch zornig, aber auch ein wenig schmerzvoll, so dass es mich innerlich sehr anrührte: »Können Sie sich das vorstellen, Frau Doktor, dann wollte sie nicht! Hatte keine Lust! Nach allem, was ich für sie getan habe.«

»Und dann haben Sie Herzschmerzen bekommen?«, fragte ich, um auf meinen eigentlichen Auftrag zurückzukommen und auch um das Lachen, das langsam in mir aufstieg, zu beherrschen und im Keim zu ersticken.

»Nein, das war erst später. Nachdem ich das hier angerichtet hatte.« Er begleitete diese Worte von einer weit ausholenden Handbewegung, die auf den ganzen Raum wies und auf das Fenster zum Garten hin.

»Ja, was ist denn überhaupt hier passiert?«, fragte ich sanft. »Und wo ist denn eigentlich Ihre Bekannte?«

»Na, abgehauen ist sie! Mein Herz ist nicht gesund, es ist gebrochen, verwundet, es blutet, leidet. Auf mir herumgetrampelt ist sie, grob und ohne Gefühl!«, erregte er sich nun wieder.

Ich verstand noch nicht ganz. Er konnte doch wohl nicht die Wohnung so zugerichtet haben? Wenn er das geschafft hatte, dann war sein Herz vermutlich vollkommen in Ordnung, medizinisch gesehen jedenfalls.

»Und das hier?«, wiederholte ich seine Geste von vorher.

»Ich wollte alle die Bilder zerstören, die ich für sie gemalt hatte. Sie will nicht mit mir schlafen, nun soll sie auch nichts von mir bekommen.«

»Diese Bilder sind von Ihnen?«, staunte ich und betrachtete genauer die Ölgemälde, die teils noch an den Wänden hingen, teils auf dem Boden lagen, alle waren zerstört, bei manchen die Rahmen zerbrochen, bei den meisten die Leinwände zerschnitten.

Schöne Bilder waren es gewesen. Landschaften meistens, aber auch Porträts und Stillleben. Alle waren voller Licht und Leben, und auch wenn sie nun ruiniert waren, so konnte man das Talent dieses Mannes und seine Liebe zur Malerei deutlich erkennen. Das sagte ich ihm.

Meine Bewunderung gefiel ihm, und man konnte sehen, dass er nicht ungeübt darin war, Schmeicheleien entgegenzunehmen. Umso mehr hatte ihn natürlich die Abweisung der Dame getroffen, ein solches Verhalten schien er durchaus nicht gewohnt zu sein und empfand es als große Beleidigung.

»Ja, aber ich will sie nicht mehr. Sie können sie alle haben, wenn Sie wollen. Ich hatte sie ihr geschenkt, aber sie kommt mir nun nicht mehr ins Haus. Ich wollte sie alle kaputt machen, aber es hat sie gar nicht interessiert, sie ist einfach fortgelaufen, und da ist es wohl mit mir durchgegangen und ich habe alles kurz und klein geschlagen.«

Ja, es war in der Tat ein wenig mit ihm »durchgegangen«, und ich konnte mir vorstellen, dass die nette Dame, ich zweifelte nicht am guten Geschmack des alten Herrn, eine attraktive und auch freundliche Dame war, aber dass sie doch ein wenig erschrocken war von dem, was sie hier erlebte. Wohl darum hatte sie nach ihrem Rückzug auch den Rettungsdienst informiert.

Es stellte sich heraus, dass unser Patient Künstler war, ein erfolgreicher Maler, der seine Bilder gut verkaufte. So schien es ihm das Wertvollste, das er seiner neuen Liebe zu geben hatte. Sie aber hatte ihn zurückgewiesen, und das hatte ihn sehr verletzt. Tief gekränkt und getroffen, wollte er sich rächen – mit der Rücknahme seiner Geschenke an sie, seiner Bilder. Nachdem sich die Dame davon unbeeindruckt gezeigt hatte, hatte er einen Tobsuchtsanfall bekommen und die ganze Wohnung zertrümmert.

Während er das alles erzählte, hatten meine Assistenten ihre Untersuchung abgeschlossen. Es zeigte sich, dass er bisher keinen Herzinfarkt erlitten hatte, aber noch war er nicht aus dem Schneider, die beiden Medikamente waren noch in seinem Körper, und ich wollte nicht, dass er sich weiter aufregte, und streichelte beruhigend seine Hand. Ich sagte ihm, dass die Dame ihn wohl offensichtlich nicht verdient habe, welcher Gedanke ihm zu gefallen schien und ihn besänftigte.

Freundlich wandte er sich mir zu und sagte noch einmal: »Sie können den ganzen Kram ruhig haben. Nehmen Sie sich, was Sie wollen.«

Ich zögerte nicht lange. Es gehörte sich zwar ganz und gar nicht, wir waren angehalten, keine Geschenke oder Trinkgelder anzunehmen, aber wir taten es natürlich doch immer wieder mal. Manch ein Patient wäre sehr beleidigt gewesen, hätten wir seine Freundlichkeit zurückgewiesen. Und auch diesen Herrn wollte ich nicht beleidigen, aber noch mehr wollte ich eines dieser wunderschönen Bilder besitzen.

Bis heute hängen zwei Bilder in meinem Haus, zwei Waldlandschaften, in denen das Sonnenlicht schräg durch die Bäume fällt und auf den weichen Waldboden trifft, und jedes Mal, wenn ich sie ansehe, erinnern sie mich an den alten Herrn. Er hatte übrigens keinen Herzinfarkt.

Hilflosigkeit

Am schlimmsten war der plötzliche Kindstod. Es war kaum zu ertragen. Es gibt viele Untersuchungen und Studien darüber, warum er auftritt und in welchem Umfeld und Milieu, ob die Mütter während der Schwangerschaft geraucht oder die Babys die falschen Decken oder Kissen hatten. Für mich stand fest, egal wo und warum und weshalb, es war immer ganz furchtbar.

Selbst in Afghanistan war es genau das Gleiche. Man könnte vielleicht meinen, wenn man schon fünfzehn Kinder hat, und alle haben nichts zu essen, dann sei es nicht so schlimm, wenn mal ein Baby stirbt. Aber das ist es nicht, das ist es nie, nirgendwo auf der Welt. Stirbt ein eigenes Kind, so stirbt ein Teil von einem selbst.

Eine junge Frau öffnete uns die Wohnungstür. Sie musste etwa Anfang zwanzig sein, war sehr hübsch, hatte lange weiche blonde Haare und ein fein geschnittenes Gesicht mit klaren blauen Augen. Sie weinte. Sie war verzweifelt, aber gefasst. Noch. Sie hatte schon andere, schwere Zeiten erlebt. Es war ihr erstes Baby, der Vater hatte sie während der Schwangerschaft verlassen, sie hatte es allein ausgetragen, geboren und ein Jahr lang aufgezogen. Das erzählte sie mir später. Noch schimmerte ein winziges Fünkchen Hoffnung in ihren Augen, als sie uns in das Kinderzimmer führte. Wie der Rest der Wohnung in dem großen Mehrfamilienhaus war es einfach, aber geschmackvoll und mit Liebe eingerichtet. Ihr Sohn, der elf Monate alt war, lag tot im Bett. Er war ein starker, hübscher Junge. Er hatte dieselben weichen blonden Haare wie seine Mutter, nur ringelten sie sich zu kleinen Löckchen, die sein friedliches Gesicht einrahmten. So sah es aus, als schliefe er, aber ganz offensichtlich war er schon seit vielen Stunden tot, und ich beschloss, auf Reanimationsmaßnahmen zu verzichten.

Die meisten meiner Kollegen führen bei kleinen Kindern grundsätzlich Wiederbelebungsmaßnahmen durch. Man braucht ja doch einen kurzen Moment, um sich zu überzeugen, dass ein Mensch wirklich tot ist. Wertvolle Sekunden vergehen dabei. Zeit, die entscheidend sein kann. Außerdem, so argumentieren sie, können die Eltern dann wirklich sicher sein, dass alles Menschenmögliche getan wurde. Man kann es auch anders sehen. Wenn wir Reanimationsmaßnahmen einleiten, keimt bei den Angehörigen wieder Hoffnung auf und es kann zu größerer Verzweiflung führen, wenn sie nicht erfolgreich sind.

Hier war es ganz klar. Die Leichenstarre hatte bereits begonnen, der Junge war seit mehr als zwei Stunden tot, wahrscheinlich schon viel länger. Ich sagte es ihr, und sie weinte. Das ganze Ausmaß ihres Schmerzes konnten weder wir noch die junge Mutter selbst erfassen.

Langsam tastete sie sich heran, erzählte mir ihre Geschichte. Aus jedem Wort sprach die tiefe Liebe zu dem einzigen Menschen, den sie hatte, zu ihrem kleinen Sohn, nach dessen Bedürfnissen sie ihr ganzes junges Leben eingerichtet hatte.

Doch ich war gezwungen, es ihr noch schwerer zu machen. Ich konnte nicht »natürlicher Tod« als Todesursache auf dem Leichenschauschein ankreuzen. Wenn ein Kind stirbt, ist es nicht natürlich. Nicht, wenn das Kind, wie dieser kleine Junge hier, bis zum vorigen Tag kerngesund und munter war.

Unsere Gesetze sehen für diesen Fall vor, die Kriminalpolizei hinzuzuziehen. Auch wenn die Beamten immer sehr diskret vorgehen und sich bemühen, alles so freundlich und schnell wie möglich abzuwickeln, und auch wenn sich hier sicher keine Anzeige und strafrechtliche Verfolgung daraus ableiten würde, ich musste ihr erklären, dass die Polizei kommen und ein paar Untersuchungen durchführen würde und dass wir ihr empfehlen würden, eine Obduktion durchführen zu lassen.

Wann immer man als Arzt das Wort Obduktion im Zusammenhang mit einem Verstorbenen erwähnt, brechen die Angehörigen in noch tieferes Schluchzen aus. So geschah es auch hier, und mir blutete das Herz für die junge Frau. Aber ich konnte es nicht ändern.

Wir überstanden es einigermaßen gut. Zwei Beamte erschienen in einem zivilen Fahrzeug, und zivil waren sie auch gekleidet. Einer verschwand, um das Kind und die Wohnung auf Anzeichen für Gewaltanwendungen zu untersuchen, der andere stellte ihr behutsam und feinfühlig ein paar Fragen, notierte sich die Antworten in einem kleinen schwarzen Notizbuch, und dann winkten mich beide für ein Gespräch vor die Tür, wo wir übereinkamen, dass hier sicher kein Verbrechen vorlag und ich daher mit gutem Gewissen den Leichenschauschein unterschreiben könnte.

Obduktionen sind teuer in Deutschland und nutzen weniger und weniger der medizinischen Forschung, die Beamten sind angewiesen, sie nur zur Aufklärung von Kapitalverbrechen einzusetzen. Man kann dazu stehen, wie man will. Eine kleine Notärztin wie ich verfügt bei weitem nicht über die Macht, solche Dinge zu kritisieren oder gar zu beeinflussen.

Ich nahm es hin, und der jungen Frau war es nach dem Bescheid, wie allen Hinterbliebenen, ein großer Trost, dass ihr kleiner Junge nicht aufgeschnitten, sondern heil bleiben würde.

Nun hätten wir eigentlich mit dem Hinweis auf ein Bestattungsunternehmen auf die Wache zurückkehren können. Aber wir konnten die junge Frau doch nicht allein lassen, und es gab niemanden, den wir hätten anrufen können, der gekommen und bei ihr geblieben wäre. Wir hatten sie gefragt. »Nein, da ist niemand.« Wir saßen eine Weile da, in Schweigen versunken, nur gelegentlich, da schluchzte sie wieder auf, und dann sah sie mich mit ihren blauen Augen an und es zerriss mir das Herz.

188

Nein, wir konnten nicht einfach weggehen. Wir riefen einen Seelsorger an. Er kam auch unverzüglich, gerade zur rechten Zeit für mich. Ich hätte es keine Sekunde länger dort ausgehalten, in dieser schönen Wohnung bei der hübschen jungen Frau und dem toten Baby. So viel Schmerz auf einmal hatte ich noch nie zuvor gesehen, und so sehr ich mich auch um professionelle Distanz bemühte, konnte ich doch die Fassung kaum noch bewahren.

Sobald der Seelsorger eingetroffen war, stahl ich mich aus dem Raum, ging leise nach draußen vor das Haus und steckte mir eine Zigarette an. Die Rettungsassistenten müssen es ähnlich empfunden haben, denn als sie sahen, dass ich mich erhob, folgten sie mir unverzüglich. Wir standen draußen vor der Haustür und rauchten, und uns standen die Tränen in den Augen, unsere ganze Professionalität, oder was wir dafür hielten, war dahin. Auch die der Männer.

Als wir wieder in die Wohnung gingen, um uns zu überzeugen, dass wir die Patientin getrost in der Obhut des Seelsorgers zurücklassen und uns verabschieden konnten, war die Situation eskaliert. Es bot sich mir ein Bild, das ich nicht wahrhaben wollte. Ein richtiger kleiner Ringkampf spielte sich ab. Der Seelsorger hing am Arm der jungen Frau, der sich in die Luft reckte und eine Flasche Kognak festhielt. Mit Gewalt suchte er sie ihr zu entreißen und schrie sie dabei unaufhörlich an.

»Geben Sie die Flasche her, das ist nicht richtig!« Natürlich war es falsch, aber je mehr er rief und an ihr zerrte, umso mehr wehrte sie sich, und sie schluchzte laut dabei und stammelte unverständliche Worte.

»Lassen Sie die Frau sofort los«, sagte ich in scharfem Ton zu ihm, ich musste es wiederholen, bevor er mich wahrnahm.

Hilflos stammelte er ein »Ja, aber«. Ich fiel ihm ins Wort. »Kein Aber. Sie ist erwachsen. Sie hat gerade ihr Kind verloren. Natürlich wird es vom Alkohol auch nicht besser, aber Gewalt hilft hier auch nicht weiter.« Die junge Frau beruhigte sich und nahm einen tiefen Schluck aus der Flasche. Dann ging sie hinüber zum Sofa, setzte sich und wiegte die Flasche in ihren Armen wie ein Baby.

Der arme, überforderte Seelsorger versuchte eine Erklärung, und es war ihm sehr unwohl dabei. »Wir saßen hier, und ich wollte mit ihr reden, aber auf einmal sprang sie auf, ging an den Schrank, nahm die Flasche heraus, setzte sie an den Mund und stürzte die halbe Flasche auf einmal hinunter.«

Das konnte ich sehen. Sie war bereits vollkommen betrunken, und er hatte es vermasselt. Ich vielleicht auch, weil ich sie mit ihm allein gelassen hatte. Er war ein Mann, und sie schien zu denken, dass er sie nicht verstehen konnte. Nun war nichts mehr zu machen. Ich saß eine Weile bei ihr, und sie ließ mich ihre Hand halten. Sie hatte doch nur ihren großen, unfassbaren, nicht zu ertragenden Schmerz betäuben wollen. Meine Assistenten entfernten den Seelsorger diskret. Nach einer Weile räumte ich die Flasche in den Schrank und machte ihr einen Kaffee. Selten in meinem Leben hatte ich mich so hilflos gefühlt und meine Arbeit als so wertlos empfunden.

Ein Bier

Wir waren irgendwann gegangen, irgendwann muss man gehen, und es hatte sich eine Nachbarin eingefunden, die bereit war, bei der jungen Frau zu bleiben und ihr durch die nächsten Tage zu helfen.

Ich hoffte, wir würden ein wenig Ruhe haben oder wenigstens ein paar ruhigere Einsätze.

Es kam nicht so. Wir fuhren auf die Autobahn. Dort lag ein Pkw auf dem Dach und brannte wie eine Fackel. Die Feuerwehr war hektisch zugange und Jonny, mein Rettungsassistent, und ich näherten uns, soweit es aufgrund der Hitze und der Rauchentwicklung möglich war.

Ich hörte Schreie. Es überlief mich eiskalt, und die Kälte drang mir bis ins Mark. »Hörst du das, Jonny?«

»Ja.«

»Das kann doch nicht wahr sein.«

»Doch, ich glaube …« Seine Stimme erstarb.

Meine Beine fühlten sich auf einmal an wie Pudding, ich ging in die Hocke. Jonny hockte sich neben mich, und wir versuchten, mit unseren Augen den Rauch zu durchdringen.

Kopfüber hingen zwei Menschen in dem Fahrzeug, und sie schrien. Laut, wie ich es noch nie gehört hatte. Wie nur Menschen in höchster Pein und Verzweiflung schreien können.

Sie schrien, und es kam mir vor wie eine Ewigkeit. Die Feuerwehr kämpfte, und ich wünschte, dass die Zeit anhielt, damit es ihnen gelingen würde, den Brand rechtzeitig zu löschen. Es dauerte so lange. Es brannte, und das Auto war viel zu heiß, als dass man die Türen hätte öffnen können.

Dann wurden die Schreie leiser, und das war noch schlimmer und gar nicht zu ertragen, und nun wünschte ich, die Zeit würde schneller vergehen, damit es endlich vorbei wäre. Die Feuerwehrmänner rannten und schrien hektisch. Sie gaben alles. Aber Jonny und ich konnten sehen, dass die beiden Menschen im Auto schon ganz schwarz waren.

Ich stellte mir vor und konnte es doch gar nicht wissen, dass sie jung waren, ein junger Mann und seine Freundin und auf dem Weg in den Urlaub. Es war, als würde das Leben der beiden im Schnelldurchlauf vor uns abgespult, als würden die Bilder ihres Lebens noch einmal an ihnen vorbeiziehen, und ich spürte, dass es so war, aber ich konnte die Bilder nicht scharf erkennen, weil es nicht mein Leben war, sondern das ihre.

Ich griff nach Jonnys Hand. Ich wusste nicht, was ich sonst tun sollte. Er sah mich nicht an, er starrte in den Rauch und die Flammen, als würde auch er dem Film des Lebens der beiden zusehen. Wir hockten da und hielten uns an den Händen und wünschten, die Zeit würde schneller vergehen.

Dann waren die Schreie verstummt, und das war das Allerschlimmste. Es war so still, und wir hörten die Geräusche der Feuerwehr nicht und die ihrer Geräte und die des Verkehrs auf der Gegenfahrbahn. Alles, was wir hörten, war: keine Schreie.

Irgendwann lösten wir uns aus unserer Hockstellung, lösten unsere Hände voneinander und fuhren auf die Wache zurück. An der Unfallstelle gab es nichts für uns zu tun. Wir überließen alles der Feuerwehr, der Polizei und der Gerichtsmedizin.

Später erfuhr ich, dass die beiden tatsächlich jung gewesen waren, ein Pärchen auf dem Weg in den Urlaub.

Ich hätte schreien können. Natürlich tat ich es nicht. Ich bin Notärztin und Mutter, erwachsen und professionell, ich schreie nicht, nur weil ich emotional aufgewühlt bin.

Jonny und ich verloren nie ein Wort darüber. Wir sprachen

nie mehr über diesen Einsatz und auch nicht darüber, dass wir uns an den Händen gehalten hatten. Auf der Autobahn, angesichts der Feuerwehrleute und Polizisten, da behält man die Contenance. Nur hinterher – was spricht dagegen, nach dem Einsatz über das zu reden, was man erlebt hat?

Heutzutage hätte es ein *debriefing* gegeben, ein *defusing*, das ist ein kürzeres *debriefing*, oder eine zehnminütige *demobilization*, in der man über Stressmanagement informiert wird, alles unter Anleitung eines Psychologen, der als *supervisor* agiert und das im *setting* Erlebte mit einem reflektiert. Vielleicht bekäme man auch ein *one-on-one*-Gespräch mit einem *peer*, einem gleichwertigen, aber psychologisch geschulten Kollegen.

Warum man das alles nicht deutsch bezeichnen kann, entzieht sich meinem Verständnis, aber egal, irgendeine Form von Nachbearbeitung hätte mir auf jeden Fall gutgetan, doch das gab es alles damals noch nicht und wir wären vermutlich auch wenig aufgeschlossen gewesen. Wir waren es auch nicht, als diese Dinge später implementiert wurden, und mussten uns erst daran gewöhnen.

An diesem Tag aber wusste ich nicht, wohin mit mir und meinem Entsetzen, meinem Mitleid, das weit über jede Form von Mitgefühl hinausging. Ich wusste nicht, wohin mit meiner großen Hilflosigkeit und dem schlechten Gewissen, weil wir so einfach davongefahren waren, nur darauf bedacht, uns selbst so schnell wie möglich von jenem Ort des Grauens zu entfernen, anstatt den Feuerwehrleuten und Polizisten wenigstens moralische Unterstützung zu leisten.

Es war das Fürchterlichste, das ich je in meiner Laufbahn als Notärztin erlebt habe, und wir sprachen nicht darüber. Aber was hätte ich tun sollen? Zu ihm sagen, »Jonny, ich muss mal reden«? Wenn er dann geantwortet hätte: »Ja, was ist los?«, was hätte ich dann antworten sollen?

Ich wünschte mir so, dass jemand mich in den Arm nehmen

und trösten würde. Und, du meine Güte, was hätte denn dagegen gesprochen, dass Jonny und ich uns gemeinsam diesem Entsetzen stellten? Du liebe Zeit, so dachte ich, was wäre so schlimm daran, sich eben mal kurz in den Arm zu nehmen, wenigstens andeutungsweise zum Ausdruck zu bringen, wie furchtbar es war, was wir da hatten mit ansehen müssen.

Aber diese Zeit damals, sie war nicht so, und Jonny war ein Mann, er nahm keine Notärztinnen in den Arm und natürlich bitten professionelle Notärztinnen nicht darum. Vielleicht hätte er wenigstens sagen können: »Heute Abend brauche ich aber ein Bier!« Idealerweise hätten wir zusammen eines getrunken, vielleicht gleich mehrere, und hätten das Grauen weggespült.

Aber er sagte nichts, rein gar nichts, und ich hätte schreien können. Hätte ihn schütteln und mit dem Kopf gegen die Wand schlagen können. Selbstredend tat ich nichts dergleichen. Ich musste ja ohnehin nach Hause fahren, der Kinder wegen, hätte gar keine Zeit gehabt, mit ihm Bier trinken zu gehen. Das würde ich allein daheim tun, ein Bier trinken. Oder besser zwei. Zwei kleine. Dann würde ich meine Freundin anrufen und gemeinsam mit ihr auf diese blöden sturen Männer schimpfen, die zu stolz waren, auch nur ein einziges Mal zugeben zu können, dass ihnen etwas an die Nieren geht.

Meine Freundin würde mich nicht im Stich lassen. Sie würde sich die ganze Geschichte anhören, sie an den entsprechenden Stellen mit passenden Zwischenausrufen des Entsetzens und mitleidigen und mitfühlenden Geräuschen versehen und die nicht vorhandene Nachbearbeitung voraussichtlich mit einem Wort abhandeln und mich damit wieder mit der Welt versöhnen. »Männer!«

Lachen würde sie dabei und es nicht böse meinen, aber für den Moment würde sie bereit sein, alle Männer dieser Welt zu opfern, um mir Loyalität zu erweisen, um mich abzulenken, mir zu helfen, nicht mehr nachdenken zu müssen über das, was geschehen war.

194

Das Wunder

Ich fuhr nach Hause, aber mit meinem Bier wurde es nichts. Als ich heimkam, sah das Haus aus wie ein Schlachtfeld, als hätte eine Bombe eingeschlagen, wie bei Hempels unterm Sofa, Sodom und Gomorrha, mir fielen eine Menge Ausdrücke dafür ein und ich benutzte sie alle an diesem Abend.

In der Küche sah es aus wie im Schweinestall, die Spülmaschine war voll mit schmutzigem Geschirr, noch mehr türmte sich auf der Spüle, die Betten waren nicht gemacht, ein großer Haufen schmutziger Wäsche lag auf dem Boden vor der Waschmaschine. Immerhin. Die Kinder nannten es aufräumen. Alles an den entsprechenden Platz bringen. Nur fehlte es ihnen in meinen Augen an der notwendigen Konsequenz. Über das Bettenmachen streiten wir bis heute. Meine Kinder halten es einfach nicht für notwendig. Man lege sich doch am Abend wieder hinein und bringe es ohnehin wieder durcheinander, sagen sie.

Natürlich konnte niemand etwas dafür. Mein Mann hatte Nachtdienst, er hatte tagsüber geschlafen. So war es eben in der neuen Lebensform, die wir uns eingerichtet hatten. Wir sahen uns kaum, gaben uns die Türklinke in die Hand, einer war immer arbeiten und der andere bei den Kindern.

Und natürlich war niemand »schuld«. In meiner Familie hatte jeder an diesem Tag wie immer sein Bestes gegeben. Die Kinder waren in der Schule gewesen, mein Mann war aufgestanden, um ihnen Mittagessen zu kochen, hatte dann die Jungen zum Fußballtraining gefahren und sich anschließend wieder hingelegt.

Nur, erschöpft und erledigt wie ich war, reichte ein Windhauch, um mich aus der Balance zu bringen.

Wie immer in diesen Situationen malte ich mir aus, wie schön es wäre, »nur« Hausfrau und Mutter zu sein. Dann wäre die Wohnung jetzt blitzblank, das Essen längst abgeräumt, ich hätte jede Menge frisch gewaschene, wohlriechende Wäsche in den Schränken und würde gemütlich bei einem Glas Rotwein über einem Roman sitzen, anstatt den Staubsauger durch das Haus zu schieben. Ich hätte Zeit gehabt, die Kinder zum Sport zu begleiten, hätte ihnen zugesehen, so wie die anderen Mütter auch. Dabei hätte ich mich mit den Müttern unterhalten können, wie sie es immer taten, und gelegentlich, ganz selten, war ich ja auch dabei. Nur dass ich dann nie wusste, worüber ich mit ihnen reden sollte.

Wir hatten kein gemeinsames Thema, und ich saß immer schweigend und einigermaßen unbehaglich daneben. Was ich wirklich über ihre Gespräche dachte, das konnte ich nicht aussprechen. Dass es mir herzlich egal war, ob man im Kindergarten Milchschnitte für ein akzeptables Frühstück hielt oder ob das Mitbringen derselben verboten werden sollte. Dass mich nichts weniger interessierte, als ob die Kinder zu der geplanten Klassenfahrt ihren Walkman mitbringen durften. Meine Kinder spielten tagsüber draußen und hörten Hörspiele zum Einschlafen. Dass beim Aufenthalt in einer Jugendherberge das Schlafen nicht zu ihren primären Zielen gehören würde, auch diesen Gedanken behielt ich für mich.

Wenn ich so weit mit meinen Überlegungen gekommen war, stellte ich für gewöhnlich seufzend die Grübeleien mit der Feststellung ein, dass die Kirschen in Nachbars Garten immer süßer sind, und genoss den Rest des Abends. Die Kinder hatten sich in ihre Zimmer verzogen, das taten sie immer, wenn ich in dieser Laune war. Außerdem passte es prima zu dem Versuch, sich der Putz- und Aufräumaktion zu entziehen. Ich besuchte sie der Reihe nach und wünschte ihnen eine gute Nacht, damit war der Frieden zunächst wiederhergestellt.

Dennoch, die Batterie einer berufstätigen Mutter erschöpft sich leicht, und es war gut, wenn sie hin und wieder durch einen wirklich schönen Einsatz neu aufgeladen wurde. Am nächsten Tag hatte ich dieses Glück.

Ein Rettungswagen hatte uns zusätzlich angefordert. Er war mit einer Schwangeren auf dem Weg ins Krankenhaus. Der werdende Vater hatte angerufen, weil die Fruchtblase seiner Frau gesprungen war, aber nun kamen die Wehen ununterbrochen und die Rettungssanitäter hatten Angst, dass sie es nicht rechtzeitig in die Klinik schaffen würden.

Viele Rettungsdienstler haben Angst vor Geburten. Die Verantwortung ist riesengroß, es kann eine Unmenge an Komplikationen geben, und dann ist da noch der Peinlichkeitsfaktor. Man gewöhnt sich im Notdienst an vieles, aber eine Geburt scheint immer noch eine reine Frauenangelegenheit zu sein. Die meisten Rettungsassistenten sind aber nun mal Männer.

In der Ausbildung ist die Geburtshilfe immer das Stiefkind. Fast alle Geburten werden ja in Deutschland gut vorbereitet und laufen kontrolliert ab, daher kommt ein solcher Fall im Rettungsdienst nicht oft vor. Kaum ein Mitarbeiter hat daher wirklich Routine, und Frauenärzte wiederum fahren nicht Notarztwagen.

Aufgrund meiner langjährigen studentischen Tätigkeit in der Gynäkologie, auch wenn es nur als Schwester gewesen war, hatte ich keine Angst vor einer Geburt.

Also stieg ich in den Rettungswagen ein, es war furchtbar eng dort drin. Da war die Patientin, die auf der Trage lag und stöhnte, neben ihr standen die beiden Rettungsassistenten, die uns gerufen hatten, und der Mann sah aus, als ob er das Gefühl hatte, einfach nur im Weg zu sein, und das war er auch. Nun kam ich noch dazu und mein Rettungsassistent auch.

Ich platzierte den Ehemann am Kopf der Patientin, warf einen Sanitäter hinaus, stellte mich selbst an ihre rechte Seite, meinen Assistenten zu Füßen der Patientin und den Assistenten des Rettungswagens vor die Schubladen mit der medizinischen Ausrüstung. Vorsorglich bat ich ihn, bestimmte Medikamente in Spritzen aufzuziehen. Sicher ist sicher. Meinen Assistenten wies ich an, im Kinderkoffer nach der Nabelklemme und dem Babyabsauger zu suchen. Ich wollte sichergehen, dass alles gleich zur Hand wäre, wenn ich es benötigte.

Während einer kurzen Wehenpause untersuchte ich die Patientin. Ihr Muttermund war vollständig geöffnet, ich konnte das kleine Köpfchen ertasten. Es war eine große Erleichterung, es zu fühlen und nicht den Steiß. Der Kopf hatte sich auch bereits in die richtige Richtung gedreht, bei der nächsten Wehe würde sie pressen dürfen. Ins Krankenhaus würden wir es keinesfalls mehr schaffen.

Ich ließ sie ihren rechten Fuß auf meine linke Hüfte stellen, bedeutete dem Mann, den Kopf seiner Frau anzuheben und nach vorne zu drücken, und dann konnte es losgehen.

»Pressen, pressen, pressen, nicht aufhören, ein bisschen geht noch«, und dann, wenn ich fühlte, dass die Wehe nachließ, »und aufhören zu pressen und schön atmen.« Nun kam der große Einsatz des neuen Vaters, lange im Geburtsvorbereitungskurs geübt. Er hechelte mit seiner Frau und pustete, und dann kam die nächste Wehe.

Ich schützte mit einer Hand den Damm vor dem Einreißen und hielt mit der anderen das kleine Köpfchen, geleitete es sanft nach außen.

Es ist schmerzhaft, sehr sogar, ich habe fünf Kinder geboren ohne Periduralanästhesie, ich weiß es, und ich machte mir nichts daraus, dass die Frau an dieser Stelle nicht mehr wollte, das wollen wir alle nicht. Aber ich nahm ihre Hand und legte sie auf das Köpfchen, und ihr Gesicht begann zu leuchten ob des Wunders und das genügte, damit sie all ihre Kraft zusammennahm und noch einmal presste. Dann lag das Baby auch schon da, zwischen ihren Beinen, auf dem Papierlaken, und ich wischte ihm den Schleim aus dem Mund und war gottfroh, als es sofort zu quäken anfing. Ich legte es seiner Mutter auf die Brust, und ihre Tränen liefen und die ihres Mannes auch. Sie herzten und begrüßten den kleinen Mann, der nicht hatte warten können und dessen Geburtsort wir nun erst vom Straßenschild ablesen mussten.

Es war ein Wunder, immer wieder aufs Neue, und jedes Mal sah ich es in den Augen meiner hartgesottenen und mit allen Wassern gewaschenen Sanitäter verräterisch glitzern.

Und natürlich hatte auch ich in diesen Momenten ganz nah am Wasser gebaut.

Es macht auch die härtesten unter uns weich, dieses Wunder, wenn ein kleines Menschenwesen geboren wird, den ersten Atemzug tut, vollkommen unschuldig ist und so weich und warm und flaumig. Die kleinen Geräusche, wenn die ersten Schlückchen Muttermilch vorsichtig, probierend, durch diesen winzigen kleinen Mund rinnen, geschluckt werden, als wäre nie etwas anderes gewesen. Woher wissen sie, wie das geht? So frage ich mich jedes Mal aufs Neue. Und warum bilde ich mir ein, sie lächeln, wo doch jeder weiß, dass Babys frühestens mit drei Monaten damit anfangen.

Der kleine Junge wurde Dominik genannt, und noch jahrelang schickten uns die Eltern anlässlich des Geburtstags des Kleinen Fotos von ihm auf die Rettungswache, und wir klebten sie sorgfältig in unser Album neben die anderen Fotos, die oft nicht so erfreulich waren, und immer dachten wir, dass sie uns entschädigten für vieles.

Ich brauchte sie, diese gelegentlichen kleinen Wunder, die mir Tränen der anderen, heilsamen Sorte und ein Lächeln im Herzen bescherten. Diese wundersamen Momente, in denen die Welt den Atem anhält, um für einen Augenblick vollkommen in Ordnung zu sein, heil und wunderschön, und uns Menschen versöhnt mit ihr und mit uns selbst.

Der Blitzer

Für eine Weile, nach der Geburt meiner Tochter, hatten wir ein schönes Leben in einem schönen Haus mit einem Blumen- und Gemüsegarten, sogar einen kleinen Swimmingpool hatten wir hinter dem Haus, ich arbeitete gelegentlich und meinen Kindern ging es gut.

Der Große ging zur Schule und lernte schnell den Wert des dort erworbenen Wissens einzusetzen. Wenn er nach der Schule heimkam und merkte, dass ich mich beim Einkaufen oder bei der Arbeit verspätet haben musste, nutzte er seine Chance, sich vor den Hausaufgaben zu drücken, nahm seinen kleinen Bruder, der auf dem friedlichen kleinen Dorf den Heimweg vom Kindergarten bereits allein bewältigen konnte, und verschwand mit ihm. Dabei setzte er seine in der Schule neuerworbenen Fähigkeiten zielgerichtet ein und hinterließ kleine Zettel mit Texten wie: »vir sin bei den ferden«, was mich nach etwas Nachdenken zu der Pferdekoppel führte, auf der sie ihre Unabhängigkeit genossen. Sie grinsten, wenn ich schimpfte: »Erst Mittagessen und Hausaufgaben, dann dürft ihr wieder raus!«

Viel schimpfen musste ich allerdings nicht, ihre Streiche hielten sich in Grenzen und der Nachbar, dem sie ein Fasanenei aus dem Stall gestohlen und dann versucht hatten, es unter ihrem Hemd und, als das zu langweilig geworden war, auf der Heizung auszubrüten, was es in ein gekochtes Fasanenei transformierte, hat es nie erfahren. Nur einmal erhielt ich Besuch von der Polizei. Ein netter junger Polizist klingelte und fand das Ganze nicht halb so witzig wie ich. Ich konnte mir das Grinsen einfach nicht verbeißen, und er hielt mich wohl für sehr unsensibel. Schließlich bat er einfach darum, dafür zu sorgen, dass die Kinder solche Freizeitbeschäftigungen unterlassen.

Was sie getan hatten? In der Durchgangsstraße unseres kleinen Ortes gab es direkt vor der Grundschule eine Zone, in der man nur dreißig fahren durfte. Meine Jungs hatten entdeckt, dass sie mit ihren kleinen roten BMX-Rädern, ohne die damals kein normaler Junge auskommen konnte, sehr viel schneller fahren konnten und empfanden es als sportliche Herausforderung, wieder und wieder das rote Blitzlicht der dort installierten Radarfalle auszulösen. Der Polizist sagte, man könne sie leider nicht bestrafen, sie wären viel zu jung. Aber die Fotos würden eine Menge Geld kosten, und viel Arbeit verursachen würde es auch.

Ich hielt ihnen einen ernsten, eindringlichen Vortrag. Aber erst, nachdem ich heimlich zu Ende gelacht hatte.

Ich wusste ohnehin, dass ich die beiden nicht unbeaufsichtigt lassen konnte, und hatte die Dienste, die ich übernahm, längst an meine familiäre Situation angepasst. Ich arbeitete vormittags, wenn sie in der Schule und im Kindergarten waren, und am Donnerstagnachmittag, wenn ich für einen Hausarzt in einem der Nachbardörfer regelmäßig Routinehausbesuche durchführte, nahm ich die beiden einfach mit. Mit großem Erfolg für alle Beteiligten. Die Rentner waren immer sehr glücklich, die beiden lebhaften Jungs zu sehen. »Endlich mal wieder junges Blut und Leben im Haus«, so freuten sie sich und tätschelten die beiden liebevoll, was diesen gar nicht gefiel. Aber die Markstücke und die vielen Tafeln Schokolade, die sie heimlich, so dass ich es nicht merken sollte, zugesteckt bekamen, versöhnten sie, und so fragten sie schon immer montags, wann sie mit der Mama wieder mitfahren dürften, »Arzt sein«.

Nur einmal, da verschätzte ich mich. Der große Hund, den ich für harmlos hielt und bei dem ich gedacht hatte, er wolle nur spielen, sprang an Erik hoch und riss eine kleine Wunde in sein linkes Ohrläppchen. Ich flickte ihn daheim zusammen, zwei kleine Stiche genügten, und er war sehr tapfer dabei, wollte vor seinem kleinen Bruder auf keinen Fall weinen. Ab da brachte er gern seine Freunde mit ihren kleinen Verletzungen nach Hause, weil seine Mama das »wieder heil machen« könne, und als Referenz gab er immer an, die Mama habe ja auch sein Ohr wieder angenäht.

Dieses Vertrauen in mich behielt er, und als er sich mit über zwanzig Jahren bei einem Paintball-Turnier in Tschechien den Arm auskugelte, ließ er sich von seinen Freunden über neun Stunden lang im Auto nach Hause fahren. Er hatte mich angerufen, hatte gefragt, was er machen könne, und ich hatte empfohlen, die Grenze zu überqueren und den nächsten Arzt aufzusuchen. Als sie dann in Österreich waren, dachten sie, dass sie auch gleich nach Hause fahren konnten. Mir sagte er später lachend: »Du hast vergessen zu sagen, welche Landesgrenze und welchen Arzt!«

Sie weckten mich nachts um drei auf. »Mama, du musst mir den Arm einrenken, ich gehe zu keinem anderen Arzt.« Und dabei blieb er hartnäckig, auch als ich Einwände erhob und darauf hinwies, dass ich ihm zu Hause keine Narkose machen würde, weil es zu gefährlich sei. Er schluckte eine Schmerztablette, und im Wohnzimmer auf dem Teppich reponierte ich die Schulter mit Hilfe seines Freundes.

Es ging schwer, denn sie war schon zu lange ausgerenkt, und natürlich tat es weh und er konnte nicht locker lassen, und sein Freund musste die andere Schulter mit seinem Knie zu Boden drücken. Wir gaben bestimmt ein bizarres Bild ab, nachts um drei auf dem wollenen Teppich unter der Stehlampe. Ich im roten Flauschbademantel, die beiden völlig verdreckt in ihren verschwitzten Trikots, mein Sohn ein Stück Stoff zwischen die Zähne geklemmt, auf das er biss, um nicht schreien zu müssen.

Die Zitrone und die Zwiebel

Als ich nach Hause kam, fand ich ein bizarres Bild vor. Mein elf-jähriger Sohn Robert hatte ein weißes T-Shirt an, an den Händen trug er offensichtlich aus meinem Koffer entwendete Einmal-Latexhandschuhe, die viel zu groß waren für ihn. Aber er spielte nicht Arzt, es war Ernst.

Mit fachmännischem Blick sah er auf seine graue Wüstenrennmaus, deren Schwanz er zwischen Zeigefinger und Daumen der rechten Hand eingeklemmt hatte, von wo sie mit dem Kopf nach unten vor ihm in der Luft baumelte.

»Sie hat sich am Schwanz verletzt, und ich dachte, ich tue etwas Betaisodonna-Salbe darauf.« Das tat ich immer bei den kleinen Schürfwunden der Kinder. »Aber es war wohl keine gute Idee. Denn nun bleiben die ganzen Sägespäne daran kleben.«

Ich sah mir die kleine Maus näher an. Die komplette Haut des Schwanzes war abgeschält. Auf meinen fragenden Blick hin erklärte er es mir: »Sie hat mich schon wieder in den Finger gebissen, richtig fest, und hat nicht losgelassen. Ich wollte sie von meinem Finger wegreißen und dabei ging der Schwanz ab.«

Das kleine Biest biss immer, was Robbi nicht davon abhielt, sie zärtlich zu lieben, und sie musste auch erst abgewaschen und in den Käfig zurückgesetzt werden, bevor ich mir seine eigene Verletzung näher ansehen durfte.

Sie waren selbständig, meine Kinder, und sie riefen mich, wenn ich im Dienst war, nicht wegen jeder Kleinigkeit an. Obwohl es die kleineren manchmal gerne getan hätten.

203

Meine siebenjährige Tochter fand ich einmal, als ich heimkam, in eine weiche Wolldecke eingemummelt auf der Couch im Wohnzimmer vor einem Zeichentrickfilm liegen. Sie hatte starken Schnupfen, und ich fragte sie: »Warum hast du mich denn nicht angerufen, Nora? Ich hätte dir Nasenspray von der Apotheke mitbringen können.«

Sie war ganz entrüstet, und temperamentvoll trug sie mir vor, warum.

»Das wollte ich ja, aber der Erik hat gesagt, ich soll dich nicht stören und ich soll in eine rohe Zwiebel beißen, dann krieg ich wieder Luft. Aber das ist eklig!« Ihre Stimme wurde immer höher.

In der Tat lag auf einem kleinen Teller auf dem Wohnzimmertisch eine angebissene, geschälte Zwiebel. Daneben eine ebenfalls angebissene Zitrone, diese mit Schale.

»Und was ist mit der Zitrone?«, fragte ich sie.

»Da musste ich auch reinbeißen. Der Erik hat gesagt, das ist gesund, unter der Schale sind die ganzen Vitamine. Aber das ist auch eklig!« Nun glitzerten doch ein paar Tränen in ihren Augen.

Ich tröstete sie, kochte ihr einen Tee und musste heimlich lachen. Obgleich, einmal mehr, mit einem schlechten Gewissen.

Es begleitete mich durch mein ganzes Leben, dieses schlechte Gewissen, nicht genug Zeit für die Kinder zu haben, mich nicht ausreichend um sie zu kümmern. Ich könnte ellenlang Gründe aufzählen, die wir berufstätigen Frauen uns und anderen sagen, um unsere Berufstätigkeit zu rechtfertigen. Sie treffen auch alle zu. Die Kinder werden selbständig, von einer unzufriedenen Mutter haben sie auch nichts, es ist gut für die Kinder, mehr Kontakt zum Vater zu haben, ich könnte beliebig lange fortfahren.

Nur dass alle diese Gründe nicht ausreichen, damit wir berufstätigen Mütter uns trotz alledem nicht schlecht fühlen. So sehr man es auch versucht und alles gibt. Man organisiert den Haushalt, fährt die Kinder zum Sport und zum Musikunterricht, sorgt für gesunde regelmäßige Mahlzeiten, und wenn man selbst keine Zeit hat, so findet man jemanden, der zuverlässig ist, freundlich, intelligent, gut deutsch spricht, vielleicht sogar über eine pädagogische Ausbildung verfügt. Man gönnt sich keine eigene Freizeit, verbringt die Nicht-Arbeitszeit auf dem Sportplatz und sieht den Sprösslingen zu, geht mit ihnen ins Schwimmbad, gleich nach der Arbeit, nimmt vielleicht Unterlagen mit oder eine Fachzeitschrift und liest sie dort. Man tut alles, was man kann, und noch viel mehr. Eines erreicht man nie: das schlechte Gewissen loszuwerden.

Die Kinderfrau

Auch meine zweite Ehe zerbrach, und ich musste von nun an alleine für unseren Lebensunterhalt sorgen. Deshalb sah ich zu, schleunigst meine Schlagzahl im Dienst erhöhen.

Die ärztlichen Notdienste der Umgebung ließ ich wissen, dass ich wieder mehr freie Kapazitäten hatte. Ich rief einen befreundeten Kollegen an und sagte nur ganz knapp: »Ich lasse mich scheiden, ich brauche mehr Arbeit. Weißt du etwas?« »Lass mich mal telefonieren«, antwortete er, »und ein paar Erkundigungen einziehen, dann rufe ich zurück.«

Es dauerte keine zwei Stunden, und ich hatte einen weiteren Job im Rettungsdienst.

Für mich kamen einmal mehr harte Zeiten. So flexibel eine freiberufliche Tätigkeit auch sein kann, so sehr kann sie einen absorbieren und fordern. Im Gegensatz zu meiner Zeit bei der Bundeswehr gab es hier keinen bezahlten Urlaub, und wenn ich krank war, verdiente ich nichts. Ich musste mich zusätzlich versichern und wieder einen Dienst mehr machen, um die Versicherungsprämie zahlen zu können. Ich begann, alle Kosten in Dienste umzurechnen. Zehn Dienste im Monat für Zins und Abtrag des Hauses, fünf fürs Essen, drei für die Rentenversicherung und die Krankenkasse und ein weiterer für die Krankentagegeldversicherung. Meine Dienstplanung war ein Meisterwerk der Organisation, sie erforderte stundenlange Telefonate und eine akribisch geführten Terminkalender.

Auch brauchte ich dringend eine Kinderfrau, die flexibel war, kochen konnte und die Kinder auch mal über Nacht oder am Wochenende übernehmen konnte.

Ich gab eine Annonce auf und erhielt eine Reihe von Zuschriften. Zunächst sortierte ich alle Bewerberinnen aus, die der deutschen Sprache nicht mächtig waren. Für die Betreuung meiner kleinen Kinder, die gerade sprechen lernten, kam eine Ausländerin mit mangelhaften Sprachkenntnissen, wie man den Anschreiben bereits entnehmen konnte, nicht in Frage.

Dann legte ich die Briefe der Damen beiseite, von denen ich aufgrund ihres Alters annahm, dass sie den Belastungen meines merkwürdigen Haushalts nicht gewachsen waren.

Übrig blieb eine junge Frau. Gitta. Ich lud sie ein.

Als sie das Haus betrat, blieb mir die Spucke weg. Sie trug ihr langes wallendes Haar offen und es reichte ihr bis zum Gürtel, sie war um vieles schlanker und hübscher als ich. Ich nahm mich zusammen und dachte, es würde ja kein Problem mehr darstellen, da ja sowieso kein Mann mehr im Haus war, den sie mir hätte wegnehmen können.

Ihre Kleidung machte mich schon nachdenklicher. Ob sie überhaupt bereit wäre, zu putzen und zu spülen und die Wäsche aufzuhängen? Kleidungsstücke von der Art, wie Gitta sie trug, waren in meinem Schrank nicht zu finden. Ein knapper Minirock aus schwarzem Leder, darüber ein enges, tief ausgeschnittenes Top, an den Beinen lange Stiefel, die bis über die Knie reichten, dazu jede Menge Modeschmuck und Make-up. Später merkte ich, dass sie sich keineswegs besonders herausgeputzt hatte für unsere Begegnung, sondern sie sah immer und bei jeder Gelegenheit so aus, und ich lernte es hinzunehmen, es gehörte zu ihr wie ihre Tätowierungen. Es wurde normal für mich und fiel mir nur noch hin und wieder an den Reaktionen meiner Besucher auf.

Ihr Aussehen hielt sie auch nicht davon ab, mit beiden Händen anzupacken, die Wohnung war immer blitzblank, der Garten unkrautfrei. Auch wenn es ein bizarres Bild war, manchmal, wenn ich nach Hause kam: Die Fußmatten hingen über dem Geländer, die Stühle waren hochgestellt, und Gitta schwang in einem ihrer atemberaubend kurzen Röckchen mit Fingern voller glitzernder Ringe und langen, rot lackierten Nägeln einen Schrubber schwungvoll über den Küchenfußboden, während auf dem Herd ein leckerer Duft aus den leise vor sich hin brodelnden Töpfen stieg.

Ich hatte das Gefühl, dass sie nicht immer ein leichtes Leben gehabt hatte. Sie wollte nicht recht heraus mit der Sprache über ihre vorherigen Tätigkeiten.

Weil es mir gefiel, wie sie so voller Leben war und Lebensfreude versprühte, versuchte ich es mit ihr. Ich verzichtete auf Zeugnisse, weil sie frei heraus sagte, dass es keine gebe. Ich fragte nicht weiter, und ihre Vergangenheit blieb für mich immer im Dunkeln.

Sie war nicht dumm. Sie hatte auch nicht nichts gelernt. Nur eben andere Dinge als ich. Dinge, die das Leben lehrt. Sich durchschlagen, kämpfen, überleben, das konnte sie. Ich merkte es gleich bei unserem ersten Gespräch.

Und sie wollte diesen Job, sie wollte ihn unbedingt.

Ich sollte es nie bereuen. Gitta stellte sich als Juwel heraus. Sie liebte die Kinder heiß und innig, und wenn es auch manchmal ein wenig merkwürdig war, was sie mit ihnen unternahm und wo sie sie hinschleppte. Meine Kinder kannten Schrottplätze bald genauso wie das Altersheim, wo Gittas Onkel wohnte, und sämtliche Geschäfte, Wohn- und Baumärkte in der Umgebung, Gitta liebte das Einkaufen. Sie wohnte in einem alten Haus, in dem es immer etwas zu renovieren gab, aber sie gingen auch zum Spielplatz, in den Wald und an Seen, Teiche und ins Schwimmbad. Waren die Kinder nass oder schmutzig geworden, so waren sie es nicht mehr, wenn ich nach Hause kam. Dann war alles in Ordnung und friedlich und sauber, und alle waren zufrieden.

So war ich glücklich mit unserer Gitta, auch wenn die Nachbarn in unserem kleinen Dorf sie ausgesprochen misstrauisch wie einen nie gesehenen Paradiesvogel beäugten, sie nahm es heiter und brachte Stabilität, Freude und Lachen in unser Leben.

Jakob

Jakobs Vater war als amerikanischer Soldat nach Deutschland gekommen und hatte nach dem Ende seiner Dienstzeit das Land und seine deutsche Frau mit seinem Sohn zurückgelassen.

Meine Kinder spielten im Kindergarten gern mit Jakob. Er war immer vergnügt und lachte viel, und mir ging das Herz auf, wenn ich sie zusammen sah, meine beiden Blondköpfe und seine schwarzen krausen Locken und seine samtige zartbitterschokoladenfarbene Haut.

Eines Tages erzählten mir meine Kinder, als ich abends nach Hause kam, Jakob sei nicht im Kindergarten gewesen, er sei tot. Sie wussten nicht, was das war, tot. Aber sie verstanden, dass es dazu führte, dass er nicht mehr in den Kindergarten kam, und darüber waren sie traurig. Sie verstanden auch nicht, was die Worte »nie mehr« bedeuteten, welche die Kindergärtnerin benutzt hatte.

»Wie viel mal schlafen, bis Jakob wiederkommt?«, so fragten sie, gewohnt, alles in diesem Zeitmaß zu berechnen.

Ich sagte ihnen, ich wisse es nicht. Ich wusste ja gar nicht, ob es wahr war und was passiert war. Aber ich fand es heraus.

In der kleinen Stadt im Umkreis von Gießen, in der sich auch der Kindergarten befand, war nach Einführung des Rendezvous-Systems vor einigen Jahren ein zusätzliches Notarzteinsatzfahrzeug eingesetzt worden. Ich war von Anfang an dabei gewesen, wir waren ganz in die Nähe gezogen und es war äußerst praktisch für mich. Gelegentlich, wenn der Weg uns an unserem Dorf entlangführte, konnten wir sogar kurz daheim vorbeischauen, die Kinder begrüßen und schnell einen Kaffee trinken.

Außer mir gab es nur wenige freiberufliche Notärzte, wir übernahmen die Dienste an den Werktagen, alle anderen Kollegen waren noch im Krankenhaus tätig und konnten nur nachts und am Wochenende zusätzlich arbeiten. Für ein paar Jahre leistete ich dort viele Schichten im Monat ab. Bis Jakob starb.

Ich erfuhr von den Rettungsassistenten, was sich ereignet hatte, und später sprach ich auch mit Jakobs Mutter.

Es war Wochenende und eine Kollegin hatte Dienst. Jakob hatte zu Hause friedlich im Hof gespielt, wie an so vielen Nachmittagen und Wochenenden, wenn er nicht im Kindergarten war. Irgendwann war er dann ins Haus gekommen und hatte über Bauchweh geklagt. Seine Mama hatte ihn auf die Couch gelegt, mit einer warmen Decke zugedeckt und ihm Tee gegeben. Was man eben so tut. Aber Jakob erholte sich nicht, er jammerte immer mehr über seinen kleinen Bauch.

Sie bekam heraus, dass er im Hof wohl hingefallen und mit dem Bauch auf den Fahrradlenker gestürzt war. Sie nahm das anfangs nicht so ernst, Kinder fallen doch dauernd mit dem Rad. Und es war ja nur ein ganz kleines Rad, allerdings schon ohne Stützräder. Jakob hatte gerade gelernt, ohne sie zu fahren, und darauf war er sehr stolz gewesen.

Irgendwann ging es Jakob so schlecht, dass seine Mutter den Ärztlichen Notdienst anrief. Ein Arzt kam vorbei, sagte, Jakob müsse ins Krankenhaus. Er vermutete eine innere Blutung. Er rief einen Krankenwagen. Angesichts dieser Diagnose schickte die Rettungsleitstelle das Notarzteinsatzfahrzeug mit Arzt dazu. Die Ärztin, die aus dem Wagen stieg, unterstützte die Diagnose, auch sie dachte, dass der Junge sich bei dem Sturz verletzt hatte. Sie war der Meinung, er brauche eine Infusion, um den innerlichen Blutverlust auszugleichen, und begann, an Jakobs mageren Ärmchen nach einer Vene zu suchen. Aufgrund seiner dunklen Haut konnte sie keine sehen. Sie versuchte es blind und traf nicht.

Sie versuchte eine lange Stunde erfolglos, einen Venenzugang anzulegen.

Die Rettungsassistenten wurden nervös. Sie schlugen vor, den Kleinen ins Auto zu packen und in das einen Kilometer entfernte Kreiskrankenhaus zu bringen. Die Ärztin weigerte sich. Dann würde der Junge ja gewissermaßen unversorgt im Krankenhaus eintreffen, wie stünde sie dann da als Notärztin. Bevor sie ihre Reputation im Krankenhaus verlor, würde sie lieber gegenüber einem einzelnen Kollegen dumm dastehen. Sie rief einen Rettungshubschrauber. Dieser traf nach einer weiteren halben Stunde ein, und obwohl der Notarzt den Jungen ohne weiteres Federlesen eingepackt und ihn in die Universitätsklinik nach Gießen geflogen hatte, schaffte Jakob es nicht. Als sie in Gießen landeten, war er tot. Die Obduktion ergab, dass er verblutet war, an einem Riss in der Milz, was im Kreiskrankenhaus, das von Anfang an so nah gewesen war, leicht hätte operiert werden können.

Ein völlig überflüssiger und unnötiger Tod, wie die Rettungssanitäter sagten: »Wäre es passiert, bevor ein Notarzt hier stationiert wurde, hätten wir ihn direkt auf dem schnellsten Weg ins Krankenhaus gefahren und er würde sicher noch leben. Oder die Mutter hätte ihn gleich dorthin bringen sollen.«

Hätte, hätte. Das war es, was Jakobs Mutter noch jahrelang quälte. *Hätte* sie doch eher reagiert, *hätte* sie ihn doch gleich ins Krankenhaus gefahren, *hätte* sie ihm doch kein Fahrrad gekauft, *hätte* sie ihn besser nicht allein im Hof gelassen.

Sie überlegte auch, ob sie die Ärztin hätte anzeigen sollen. Das allerdings erst später. Wenn ein kleiner Sohn stirbt, hat man zunächst andere Gedanken.

Und die Ärztin? Sie wurde vom Ärztlichen Leiter des Notarztsystems gedeckt und beschützt. Ich führte eine erbitterte Diskussion mit ihm. Über die medizinische und die moralische Seite der Angelegenheit. In meinen Augen hatte die Ärztin einen Fehler gemacht. Es gibt Fälle, in denen der Patient vor Antritt der Fahrt ins Krankenhaus stabilisiert werden muss, und es gibt Indikationen für »load and go«, so wie es der Hubschrauberarzt tat. Eine lebensbedrohliche Blutung kann nur in einer Operation gestoppt werden, und das vordringlichste Ziel ist, diesen Operationssaal zu erreichen. Dabei müssen persönliche Befindlichkeiten des Arztes in den Hintergrund treten.

Ich führte den Fall an, den ich vor einiger Zeit erlebt hatte. Bei einem Reitturnier war eine junge Frau vom Pferd gestürzt, und ein Huf des Pferdes hatte sie unglücklich in den Oberbauch getroffen. Als ich eingetroffen war, hatte sie Schmerzen und ihr Blutdruck fiel ab. Die Rettungsassistenten fanden, sie bräuchte Infusionen. Ich ließ das nicht zu und zwang sie loszufahren. Ich wies den Fahrer an, so schnell zu fahren, wie es die Sicherheit erlaubt, und uns im nächstgelegenen Krankenhaus anzumelden. Auf der Fahrt versuchte ich, einen Venenzugang zu legen, und hatte Glück, es gelang. Wenn nicht, wäre es mir egal gewesen. Im Kreiskrankenhaus waren die Chirurgen mit einer anderen Operation beschäftigt. Als sie hörten, worum es ging, bedeckten sie das Operationsfeld des Patienten mit sterilen Tüchern und traten von der Operation ab. Sie öffneten schnell den Bauch meiner Patientin, erkannten, dass sie nicht nur einen Riss der Milz, sondern auch der Leber erlitten hatte, wozu sie sich in ihrem kleinen Krankenhaus nicht ausreichend kompetent fühlten, tamponierten die Wundflächen mit feuchten, sterilen Tüchern, was die Blutung zunächst stoppte, und verlegten sie dann in die Universitätsklinik, wo die komplizierte Operation zu einem guten Ausgang gebracht werden konnte. Danach kehrten sie zu ihrer ursprünglichen Operation zurück, und wir fanden die Situation von uns insgesamt gut gelöst. Ich weiß nicht, ob die Patientin die weite Fahrt überlebt hätte, wenn ich sie von Anfang an in die Universitätsklinik gebracht hätte. Vielleicht hätte ich auch gleich einen Hubschrauber rufen können, und sie wäre direkt dorthin geflogen worden.

Hätte. Im Rettungsdienst gibt es viele Konjunktive. Hinterher ist immer jeder schlauer, vor allem die anderen, die nicht dabei waren. Die dabei waren, wissen, es geht um Entscheidungen im Bruchteil von Sekunden. Und es bleibt nicht aus, dass man dabei gelegentlich Fehler macht. Dabei haben wir den Anspruch an uns, immer alles richtig zu machen, gerade im Rettungsdienst. Es geht um Menschenleben und nicht um Schrauben, sagten wir immer. Ein großer Druck lastet da auf jedem Mitarbeiter, und man muss aus ganz besonderem Holz geschnitzt sein, um ihm standzuhalten.

Man muss sich Kritik gefallen lassen. Hinterher, wenn Zeit ist. Dann muss man reflektieren, überlegen, ob alles richtig war oder hätte anders gemacht werden können. Damit man es beim nächsten Mal besser macht. So lernt man aus dem Erlebten und wandelt es um in Erfahrung. Es ist nur sehr schwer, den ersten Stein zu werfen.

Wer austeilt, muss auch einstecken, und wir tun uns schwer damit, andere zu kritisieren. Man möchte nicht überheblich sein, und man möchte auch nicht die Karriere eines anderen zerstören.

Aber dies war ein Fall, über den wir reden mussten, so dachte ich, als ich Mut gefasst hatte und in die Diskussion mit dem Ärztlichen Leiter eintrat. Ein großgewachsener Mann, sehr gut aussehend, weiche blonde Haare, blaue Augen und ein hübsches Gesicht mit ein paar Kanten darin, eine gute Partie alles in allem, Orthopäde von Haus aus, und er bildete sich viel darauf ein.

Meiner Argumentation, dass es in Ordnung ist und nicht verwerflich, wenn einem ein Fehler unterläuft, konnte er nicht folgen. Und leider konnte er auch nicht zugeben, dass es wichtig ist, dass man zu seinen Fehlern steht. Erstens, um daraus zu lernen, zweitens, damit man selbst sich besser fühlt, und drittens, und das ist wohl das Wichtigste, im Interesse der Patienten und, wie in diesem traurigen Fall, der Hinterbliebenen.

»Was ist dabei«, so fragte ich ihn, »wir sind doch alle versichert, und das kann man doch ganz diskret abwickeln. Und würde es die Patienten nicht sehr beruhigen, wenn wir zugäben, dass wir manchmal einen Fehler machen? Könnten sie dann nicht ganz beruhigt sein, dass die anderen Dinge, die wir tun, richtig sind?«

Ich war nun seit einigen Jahren Notärztin, ich hatte eine Menge Erfahrung gesammelt, und normalerweise hielt ich mich aus den Angelegenheiten der anderen heraus. Mit meinen Kindern und den Diensten hatte ich genug zu tun. Aber fassungslos hatte ich beobachtet, dass in dieser Angelegenheit keine Konsequenzen gezogen wurden. Es gab keine Nachbesprechung, keine Aufbereitung des Falles, kein Gespräch mit den beteiligten Rettungsassistenten, nichts. Es war, als hätte die Sache nie stattgefunden.

Außer für Jakobs Mutter natürlich und für ihre und Jakobs Freunde.

Ich dachte, irgendjemand sollte für sie eintreten und auch dafür sorgen, dass sich Ähnliches nicht wiederholt. »Was, wenn das nächste Mal meine Kinder mit dem Fahrrad stürzen und ich gerade nicht zur Stelle bin, sondern irgendwo arbeite. Werdet ihr meine Kinder dann auch sterben lassen, anstatt sie ins Krankenhaus zu fahren?«

Der Kollege hatte keine Kinder und beantwortete meine Frage nicht. Ihm war es wichtiger, den guten Ruf unseres Notarztsystems zu retten, und wie das zu bewerkstelligen sei, darüber hatten wir verschiedene Ansichten. Er sagte, es sei schön, dass die Mutter keine Anzeige erstattet habe, so würde die Kriminalpolizei auch nicht ermitteln. Von Seiten der Universitätsklinik sei ja auch nichts unternommen worden. Mit einem Wort, er wollte es unter den Tisch kehren.

Es ging mir nicht in erster Linie darum, dass Jakobs Mutter eine finanzielle Entschädigung erhielt, obwohl ihr das sehr geholfen hätte. Ich wollte, dass die Kollegin mit ihr redet. Ihr sagte, dass es ihr leidtat, dass ihr kleiner Junge gestorben war. Das hätte schon genügt. Damit hätte Jakobs Mutter leben können, wie sie mir später erzählte. Sie hätte akzeptieren können, dass wir Ärzte keine Götter sind. Aber dass wir feige sind und nicht zu dem stehen, was wir tun, damit konnte sie nicht fertig werden.

Es hätte nichts geändert daran, dass Jakob tot war und tot blieb, nie mehr wiederkam, nie mehr lachte und nie mehr im Hof Fahrrad fuhr. Aber ein Händedruck, ein einfaches »Es tut mir leid«, das wäre ein kleiner Tropfen Balsam auf die traurige Seele der Mutter gewesen.

Für mich war es nicht irgendein Fall, für mich war es ein kleiner, unschuldiger Junge, den ich gekannt und gemocht hatte und der nun tot war. Vielleicht hätten wir ja bei einer Nachbearbeitung des Falles herausgefunden, dass er sowieso gestorben wäre. Das hätte mich sehr beruhigt. Es waren mir zu viele Konjunktive im Spiel bei diesem Fall.

Burn-out

Die deutsche Sprache hat viele Synonyme, und wie viele andere Ärzte war ich in Bezug auf meine eigene Person auf die spezialisiert, die den Verdauungstrakt betreffen. Ich hatte während meiner Karriere als Ärztin oft das Gefühl, ich könne etwas nicht schlucken, nicht verdauen, etwas liege mir im Magen, und folgerichtig bekam ich Magengeschwüre. Als ich mir klarmachte, was dahintersteckte, der Stress und die Doppelbelastung als Mutter und Ärztin, heilten die Geschwüre ab, und ich bekam hohen Blutdruck, was natürlich psychologisch genauso leicht zu erklären ist. Ich war von dem, was mich innerlich auf- und angefressen hatte, übergewechselt zu hohem Druck auf der Leitung, und den bekam ich nicht so leicht weg. Dieses Mal musste ich mein Leben ändern, um wieder ohne Medikamente leben zu können. Was leicht gesagt und schwer getan ist, und für ein paar Monate geschah wieder nichts, außer dass ich weiterarbeitete und Blutdrucktabletten nahm.

Dann kam der Schlüsselmoment, in dem ich plötzlich wusste, dass es Zeit war. Höchste Zeit.

Ich saß auf der Terrasse hinter der Scheune in der Sonne, neben mir im Swimmingpool planschten die Kinder. Es war einer dieser blauen Plastikpools, in denen sich eine große Plane über ein Metallgestell spannt, und er war so groß, dass man beinahe darin schwimmen konnte. Es war ein herrlicher Tag, wohltuend warm, geradezu heiß war es. Ich hatte einen wunderbaren Blick. Vor mir erstreckte sich unser großer Garten mit der saftig grünen Wiese, ein paar alten Apfelbäumen, einem zu hoch gewachsenen Kirschbaum, an dessen Früchten sich immer nur die Vögel erfreuten. Rechts von mir hatte ich irgendwann ein Staudenbeet angelegt, da blühten weiß, blau, gelb und rot die Akeleien, und rosafarbene Pfingstrosen verströmten einen betörenden Duft. Die Terrasse und das Blumenbeet waren von Wildrosen, Sanddorn und wildem Flieder eingefasst, Sträucher, die Schmetterlinge und Bienen anlocken, und ich beobachtete, wie sie umherflatterten, schwirrten und summten. Dann wieder ging mein Blick in die Ferne, über den Gartenzaun hinaus, wo ein Naturschutzgebiet beginnt mit weiten grünen Flächen und einem Bach.

Seit zwei Stunden saß ich da nun schon und ließ meinen Blick und die Gedanken schweifen. Irgendwie war etwas anders als sonst, etwas war nicht normal und fühlte sich merkwürdig an.

Ich sah von Baum zu Baum und von den Blumen zu den Schmetterlingen und verfolgte ihren Flug, und dann merkte ich, was so merkwürdig war und so anders. Es war das erste Mal in diesem Jahr, dass ich länger als zehn Minuten auf einem Stuhl gesessen und nichts gearbeitet hatte. Das erste Mal seit Weihnachten, dass ich einfach nur dasaß und nichts tat.

Es war Mai. Ende Mai.

Ich wusste plötzlich, dass das schrecklich war und falsch. Als Arzt weiß man am besten, wie kurz das Leben sein kann. Und ich verschwendete es mit Arbeit. Verschwenden, verarbeiten. War es verschwendet, verarbeitete ich überhaupt etwas? Ich verlor mich in Gedankenspielen und versank tief in mir.

Was ich da sah, gefiel mir nicht. Ich sah nichts. Es gelang mir nicht, mich dort innen zu finden. Wo war ich geblieben, wo war mein Leben, was hatte ich, das mein Leben lebenswert machte?

Ach ja, natürlich, die Kinder. Ich sah zu ihnen hinüber. Der Pool leuchtete sehr blau im hellen Licht der Sonne, es war das gleiche Blau, in dem der Himmel an diesem Tag erstrahlte und das in unseren Gefilden so selten ist.

Die Kinder planschten, sie hatten aus Leitern und Brettern eine Art Sprungturm gebaut, und Luftmatratzen waren auch im Spiel, zwei Nachbarskinder waren da und sie lachten und schrien und hatten großen Spaß, gelegentlich spritzte eine kleine Wasserfontäne zu mir herüber.

Ich sah zu ihnen hinüber und wartete, dass sich das wohlige, zufriedene, ein wenig stolze Gefühl einstellte, das sonst immer so warm in mir aufwallte, wenn ich sie ansah und mir sagte, dass meine ganze Mühe und Arbeit sich lohnten. Aber ich hatte sie so lange nicht mit Ruhe angesehen, das Gefühl war nicht da.

Ich erschrak. Ich sah tief in mich hinein, versuchte zu entdecken, wo das Gefühl geblieben war, wo es verschüttet war, versuchte es wiederzufinden, wollte es fühlen. Aber da war nichts.

Ich sah meine Kinder an und fühlte nichts. Überhaupt nichts. Ich sah wieder auf das Blau des Pools, das Blau des Himmels. Ein solches Blau löste doch normalerweise Gefühle aus, Gefühle von Sommer, Urlaub, Faulheit, Nichtstun. Gefühle, die an Glück sehr nah herankommen.

Es passierte nichts. Die Farben bewirkten nichts. Das Blau nicht und auch nicht das viele Grün um mich herum.

Das war in Ordnung, damit konnte ich leben. Aber beim Anblick meiner Kinder nichts zu fühlen, das war nicht in Ordnung. Ganz und gar nicht. Das war schrecklich.

Ich versuchte erst gar nicht, etwas anderes zu spüren. Ich wusste, wenn meine Kinder, die mir das Wichtigste sind auf der Welt, in mir kein Gefühl hervorrufen können, dann konnte nichts das bewirken. Und weil das zu schrecklich war, konnte ich auch gar nicht weiterdenken.

Wie eine Platte, die einen Sprung hat, klang es nur immer in mir: Ich fühle nichts beim Anblick meiner Kinder. Ich bin erstarrt. In mir ist nur Eis. Ich bin taub. Ich fühle nichts. Gar nichts.

Ich erschrak zutiefst und überlegte, ob das Hoffnung bedeutete, weil Erschrecken ein Gefühl ist. Ich war nicht sicher und überlegte, ob es mir Angst machte. Angst ist ein Gefühl, wenn ich Angst hatte, so konnte ich noch fühlen, dann war es nicht so schlimm mit mir.

Da war keine Angst. Nur schlechtes Gewissen. Ist das ein Gefühl? Keine Ahnung. Aber ein schlechtes Gewissen ist nichts Gutes. Was für eine Mutter war ich?

Eine Mutter, der ihre Kinder egal waren, so egal, dass sie sich nicht freute, wenn die Kinder lachten. So egal.

Ich war müde. Das war das Einzige, was ich fühlte.

Und ich wusste schon, Müdigkeit ist nicht die Art von Gefühl, die ich vermisste. Das war es nicht, was ich verloren hatte und es wohl gar nicht gemerkt hätte, wenn ich nicht an diesem einen Tag beschlossen hätte, einmal im Leben Arbeit Arbeit sein zu lassen, mich zu den Kindern zu setzen und ihnen beim Spielen zuzusehen.

Ich bin Ärztin, ich wusste, was es bedeutete, ich wusste, ich war die Platte, die den Sprung hatte, und das Wort zwängte sich mir auf, kam gegen meinen Willen in mein Bewusstsein. Burn-out.

Bereits 1974 war das Wort geprägt worden, von dem deutschamerikanischen Psychoanalytiker Herbert J. Freudenberger. Es hatte damals nicht groß interessiert, und die alten Professoren aus meiner Studienzeit hätten es vermutlich für Humbug erklärt, für neumodischen Quatsch.

Aber nun, zu Beginn des neuen Jahrtausends, war auf einmal die Literatur voll davon. *Wege aus dem Burnout, Auftanken statt Ausbrennen, Strategien gegen den Burnout, Krise oder Chance, Top im Job.*

Nicht dass ich irgendetwas davon gelesen hätte, dazu hatte ich gar keine Zeit. Ich hatte auch keine Patienten mit solchen Symptomen behandelt, meine Zeiten in der Psychiatrie waren lange vorbei. Aber ich hatte eine Menge Patienten gesehen mit Magengeschwüren und Herzinfarkten, und immer öfter hatte ich die Worte gehört: »Frau Doktor, ich bin wie ausgebrannt.«

Es war zu einem Modewort geworden, und ich hielt nicht viel davon. Ich fand es übertrieben. Unentspannt, ja, das waren sie.

Dys-Stress anstatt Eu-Stress, das war es, was sie sich machten, um eine andere neue Wortschöpfung zu benutzen. Verkrampft und zwanghaft. Und das machte sie krank.

Erst kürzlich hatte ich nachts einen Patienten ins Krankenhaus transportiert. Wegen Schmerzen in seiner Brust hatte seine Frau den Rettungsdienst angerufen. Er selbst fand es übertrieben und bestand darauf, sich einen Muskel gezerrt zu haben.

Er war ein sportlicher, durchtrainierter Mann mit kurzen Haaren, sehr gepflegt, wie auch das ganze Haus, in dem er lebte. Alles war perfekt, selbst sein Schlafanzug hatte Bügelfalten.

Richtig ärgerlich wurde er, als ich ihm mitteilte, wir müssten ihn ins Krankenhaus mitnehmen, und nun wurde auch deutlich, dass er gewohnt war, Anordnungen zu treffen, und nicht, sie sich gefallen zu lassen. »Das kommt überhaupt nicht in Frage. Ich habe keine Zeit, ich habe morgen wichtige Termine.«

Wir hatten ein EKG geschrieben, und ich war sicher. »Sie haben einen Herzinfarkt, Sie müssen behandelt werden!«

Nun war er beleidigt. Er wurde laut, und seine Stimme schnappte über. »Ich«, kiekste er, holte Luft und begann noch einmal. »Ich habe keinen Herzinfarkt, ich kann gar keinen haben. Ich habe nie im Leben geraucht, und ich treibe Sport. Jede Woche hundert Kilometer laufen und zweihundert mit dem Fahrrad, das habe ich mir zur Routine gemacht, und davon weiche ich keinen Kilometer ab, niemals, egal, wie viel ich zu tun habe. Dazu zwinge ich mich.«

»Na eben«, sagte ich. »Da haben wir doch Ihren Risikofaktor schon entdeckt.«

Er sah mich verständnislos an, und ich sagte ihm, was ich dachte. »Sie haben Stress. Sie machen sich Druck.«

Er verstand nicht, was ich meinte. Sport ist gesund, darauf bestand er. Den Unterschied erkannte er nicht.

Aber ich, ich kannte doch den Unterschied. Ich war doch nicht so. Ausgebrannt sein, das wollte ich nicht. Genauso wenig, wie ich den Bandscheibenvorfall hatte haben wollen und die Magengeschwüre und den hohen Blutdruck. Ignoriert hatte ich das alles und einfach weitergemacht. Ich musste ja weiterarbeiten, wir brauchten das Geld, und ich hatte nichts anderes gelernt. Was hätte ich ändern sollen?

Ich sprach mit meinem Mann darüber. Ich erklärte ihm das merkwürdige Gefühl, das es war, kein Gefühl zu haben, und dass ich mein Leben ändern wolle. Er verstand es nicht, und ich dachte, dass man es vielleicht nur verstehen kann, wenn man es selbst erlebt. So wie ich es vorher nicht verstanden hatte.

Dennoch. Ich konnte vielleicht nichts fühlen im Moment, aber so ausgebrannt, dass nichts mehr geht, das war ich nicht. Das wollte ich nicht sein, und indem ich so dachte, spürte ich etwas von meiner alten Kraft in mir und beschloss, es als das zu nehmen, was es war: ein Warnsignal. Eines, wie man es bei Patienten beobachtet, die einen Angina-Pectoris-Anfall haben, aber noch keinen Herzinfarkt. Meine Platte hatte vielleicht einen Sprung, aber sie war nicht zerbrochen.

Ich fand in dem Zusammenhang einen Spruch: *Nur jemand, der einmal entflammt war, kann auch ausbrennen.* Na also. Für etwas brennen, engagiert und enthusiastisch sein, das ist doch etwas Gutes. Ich musste nur lernen, es zu kontrollieren.

Es war ein Warnsignal, und ich würde es beachten. Ich würde mein Leben ändern. Nur wie, das war die Frage.

Wir lebten nicht im Luxus, da war nicht viel zu reduzieren und einzusparen. Ich musste aus dem Rettungsdienst aussteigen, ich musste mir einen anderen Job suchen. Es war schwierig. Älter als ein Berufsanfänger und mit fünf Kindern war ich eine kostspielige Angestellte. Fachärzte für Allgemeinmedizin konnte man in Krankenhäusern kaum gebrauchen.

Doch manchmal quält man sich im Leben, den richtigen Weg zu suchen und die richtigen Entscheidungen zu finden, und dann passiert plötzlich etwas und es fällt einem in den Schoß.

Gerade als ich so weit war, den schlimmsten für mich vorstellbaren Schritt zu gehen und mich an einer Kurklinik zu bewerben, da rief ein ehemaliger Kamerad an und bat mich, im Rahmen einer Wehrübung zu unterrichten.

Das war eine gute Zwischenlösung, ich zog für ein paar Wochen in die Kaserne und hielt für die Soldaten Unterricht in Notfallmedizin ab. Kein Nachtdienst, kein Wochenenddienst, keine Schwerverletzten, alles nur Übung.

Wochenlang schlief ich jede Nacht durch, und am Ende dieser Zeit konnte ich mich wieder mit den Kindern freuen. Ich war nicht ausgebrannt gewesen, es war ein Warnzeichen, ich hatte es beachtet, und ich hatte auch andere Dinge geändert in meinem Leben. Der zwanghafte Radfahrer blieb mir sehr gut in Erinnerung, und unsere Wohnung war nun nicht mehr so sauber, gebügelt wurde überhaupt nicht mehr, ich bezahlte einen Fensterputzer und kaufte T-Shirts und einen Wäschetrockner, der Rasen im Garten wurde zu einer wilden Blumenwiese, und oft sah ich nun den Kindern dort beim Fußballspielen zu.

Herr Rudolf

Die Gemeindeschwester rief mich an. »Heike, kannst du bitte kommen, ich denke, bei Herrn Rudolf ist es jetzt so weit.«

Natürlich konnte ich. Ich hatte Dienst im Ärztlichen Notdienst Grünberg, der Vertretung der Hausärzte am Wochenende und an Feiertagen. Grünberg ist eine kleine historische Fachwerkstadt in Mittelhessen. Wir verfügten über ein Behandlungszimmer in der Zentrale und ein kleines rotes Auto mit einem Blaulicht auf dem Dach, mit dem wir unter Regie eines Telefonisten Hausbesuche durchführten, weit in den Umkreis dieses ländlichen Gebiets am Fuße des Naturparks Hoher Vogelsberg. Herr Rudolf wohnte in der Stadt, ganz in der Nähe der Praxis, aber mich hätte auch sonst nichts auf der Welt davon abhalten können, diesen lieben alten Dauerpatienten auf seinem letzten Gang zu begleiten. Alt war er eigentlich gar nicht, nur sehr, sehr krank. Herr Rudolf hatte Krebs, der alle seine Organe befallen hatte, und die Familie hatte ihn heimgeholt, als klar war, dass sämtliche Operationen, Bestrahlungen und Chemotherapien nichts mehr nützen würden. Sie pflegten ihn liebevoll. Er hatte oft starke Schmerzen, und wir besuchten ihn an jedem Wochenende mindestens einmal.

Wir, das waren vier Ärzte, die diesen Wochenenddienst betrieben.

Damals, es war Ende der Achtziger, herrschten noch goldene Zeiten für niedergelassene Ärzte. Es gab noch keine Budgetierung und keine Fallpauschalen, und die Landdoktoren fuhren Autos, von denen unsere Söhne heute nur träumen, und wohnten in großen eleganten Häusern mit gepflegten Gärten, großartig und riesig wie Parkanlagen. Auch wir Notdienstärzte wurden nach Einzelleistung bezahlt, ohne dass Durchschnittswerte ermittelt und Abzüge getätigt wurden, was uns dazu motivierte, fleißig zu sein und Patienten bei der Stange zu halten. Nicht ihre Krankheit zu verlängern natürlich, sondern sie so zu behandeln, dass sie wieder zu uns kamen, wenn sie krank waren, und nicht andere Ärzte aufsuchten. Bei uns gab es keine schlampige Kleidung, schlechte Ausrüstung oder die Ablehnung eines Hausbesuches, weil es mitten in der Nacht war oder ein Patient zwanzig Kilometer entfernt nur über kleine schmale Straßen auf dem Land zu erreichen war. Wir machten alles möglich, verfügten über Schneeketten, und notfalls baten wir die Feuerwehr um Unterstützung.

Wir kannten alle Wege, Strecken und Abkürzungen, die Hintereingänge der Häuser und Höfe, wir kannten die Infrastrukturen und die Ärzte der in Frage kommenden Krankenhäuser, und wenn Gallusmarkt war, der jährliche Jahrmarkt der Stadt, verstärkten wir unser Team.

Herr Rudolf wurde sowohl von seinem Hausarzt während der Woche als auch von uns Notdienstärzten am Wochenende intensiv betreut, seitdem seine Familie ihn zum Sterben nach Hause geholt hatte. Dank liebevoller Pflege waren aus den Tagen Wochen und Monate geworden.

Die Rudolfs lebten in ihrem selbstgebauten großzügigen Einfamilienhaus in einer guten Wohngegend, nahe der Innenstadt und doch ruhig, umgeben von einem schönen Garten und mit wunderbarer Aussicht über das grüne Tal bis hin zu der Anhöhe des Vogelbergs. Er und seine Frau waren Mitte fünfzig, die beiden verheirateten Töchter wohnten mit ihren Familien in der Nähe und kamen mit den Enkelkindern oft zu Besuch, sie unterstützten seine Frau bei der Pflege und setzten sich zu ihm ans Bett, hielten seine Hand und redeten liebevoll mit ihm.

So warm umsorgt fühlte sich Herr Rudolf wohl und lächelte viel. Ein gewisses Gleichgewicht hatte sich eingestellt, und da er nicht in dem von uns Ärzten avisierten Zeitrahmen gestorben war, hatte die Familie wieder Hoffnung geschöpft, dass es so bleiben würde. Außer Herrn Rudolf selbst schien niemand mehr so recht daran zu glauben, dass er sterben könnte. Wir Ärzte sorgten dafür, dass er keine Schmerzen hatte, die Pflege übernahmen sie, Hauptsache, er blieb bei ihnen und nichts änderte sich.

Nur Herr Rudolf selbst warf der Schwester und uns Ärzten manchmal einen ganz besonderen, einen merkwürdigen Blick zu. Ein wenig wehmütig war dann der Ausdruck in seinen Augen, da war ein Zwinkern wie unter Verschworenen.

Wir wissen ja, dass ich sterben muss, so deuteten wir diesen Blick. Wir wissen es, aber wir wissen auch, dass sie es nicht wissen wollen. Und das sollen sie auch noch nicht. Sie glauben, sie brauchen mich noch. Gebt ihnen noch ein wenig Zeit, sich daran zu gewöhnen.

Aber das taten sie nicht.

Wenn sie anfangs gesagt hatten, wir holen den Papa heim zum Sterben, so sprach bald keiner mehr vom Tod. Nur noch davon, wie lieb sie ihn hatten und dass er viel besser aussähe als in der letzten Zeit im Krankenhaus.

Dann kam eine Zeit, in der es ihm wirklich besser ging. So gut, dass er zuweilen sogar das Bett verlassen, am Fenster sitzen und die Aussicht auf den Garten und die Berge am Horizont genießen konnte.

Die Schwester und ich hatten uns darüber unterhalten. Wir wussten – was die Familie nicht wusste –, dass es oft ein Aufflackern vor dem Tod gibt, ein letztes Aufbäumen, ein letztes Sichwehren und auch ein letztes Genießen. Doch dann kommt unaufhaltsam das Ende. Nur, keine von uns beiden wusste, wie man das der Familie sagen konnte. Die Schwester war mutiger als ich und hatte es versucht.

»Ihr müsst ihn loslassen, ihr müsst ihn gehen lassen«, so hatte sie gesagt und versucht zu erklären, dass sein Leben keine Qualität mehr besäße, von Medikamenten bestimmt sei und von ande-

226

ren Menschen, die ihn waschen und füttern mussten, dass es nur noch Quälerei für ihn sei und er verdient habe, endlich seinen Frieden zu finden. Er nehme sich ihnen zuliebe zusammen, um ihnen keinen Kummer zu bereiten, und sie sprach auch davon, wie schwer das für ihn sei, wie anstrengend und kraftraubend.

Eines Morgens dachte die Gemeindeschwester, die Herrn Rudolf auf ihrer täglichen Runde besucht hatte, dass es nun so weit war. Sie hatte ihre Runde beendet, war dann zurückgekehrt und hatte die Familie zusammengetrommelt. Wir kamen beide gleichzeitig vor dem Haus an, vor der Haustür sagte sie traurig, aber nicht gedämpft, sondern warm, mit einem Lächeln, zu mir: »Na, dann wollen wir mal, was!«

Schwester Sigrid war nicht mehr ganz jung, aber sie schien irgendwie alterslos zu sein. Sie stammte aus der Gegend und war hier schon so lange als Gemeindeschwester tätig, dass sich kein Mensch mehr, am wenigsten wohl sie selbst, daran erinnerte, dass es einmal nicht so gewesen war. Sie liebte ihren Beruf, sie liebte die Menschen und sie liebte die Gegend. Lange Zeit hatte sie auch in der Gemeinde noch ihre Schwesternhaube getragen, wie sie mir einmal erzählt hatte. Aber das tat sie schon lange nicht mehr. Sie war eine praktische Frau, fuhr einen kleinen schnittigen Wagen, hatte ganz nebenbei ihre drei Kinder großgezogen, versorgte Haus und Garten, weckte Obst und Gemüse ein, wie es in dieser ländlichen Gegend üblich ist. Aber ihr Herz, ihre ganze Liebe gehörte den Patienten, die sie umsorgte, als seien sie allesamt Familienmitglieder.

Auch für Gemeindeschwestern waren es damals bessere Zeiten, und ihre Leistungen wurden nicht wie heute im Minutentakt abgerechnet. Und Schwester Sigrid nahm sich die Zeit, die sie brauchte. Sie krempelte auch schon mal die Ärmel hoch und erledigte den Abwasch oder half einem Rentnerpaar, die für sie zu hoch hängenden Äpfel aus dem Baum zu holen.

Immer war sie gelassen, meistens fröhlich, und wenn man ans

Bett gefesselt war, so hätte man wohl niemanden lieber um sich gehabt als sie.

Heiter betrat sie mit mir zusammen das Haus. Es war voller Menschen. Sie schüttelte Hände und verteilte warmes Lächeln. Ohne sich dabei aufhalten zu lassen betrat sie das Krankenzimmer, in dem Herr Rudolf eingefallen und weiß im Gesicht im Bett lag, neben ihm saß seine Frau, die seine Hand fest umklammerte. Sanft legte Schwester Sigrid ihre Hand auf die der beiden, streichelte sie und sagte freundlich, fast zärtlich: »Na, wollen wir es dann zusammen anpacken, lieber Herr Rudolf? Wollen wir zusammen hinübergehen?«

Das heftige Aufschluchzen der beiden Töchter, die auf der anderen Seite des Bettes etwas hilflos und Taschentücher in den Händen zerknautschend standen, als wüssten sie nicht, wohin mit sich, kommentierte sie freundlich, aber bestimmt, so dass es keine Widerrede gab, mit den Worten: »Wie wäre es, wenn ihr beiden mal in die Küche geht und eine große Kanne Kaffee kocht, die können wir bestimmt brauchen!«

Dann setzte sie sich ruhig in einen Lehnstuhl in der Ecke des Zimmers und packte ihr Strickzeug aus, während Frau Rudolf mir Platz machte, damit ich ihren Mann untersuchen konnte.

Die Untersuchung ergab, dass Sigrid wohl recht hatte. Das weiße Dreieck um den Mund, das oft den nahen Tod ankündigt, hatte ich zwar von der Tür aus schon gesehen, und ich gab darauf mehr als auf die ganzen Messwerte; aber auch die waren schlecht. Herr Rudolf atmete noch selbst, wenn auch schwer, und sein Herz schlug, aber langsam, matt, mit wenig Druck.

Er schien Schmerzen zu haben, und ich injizierte ihm ein wenig Morphium. Dann setzte ich mich neben ihn und hielt eine Weile seine Hand, während Sigrid mit seiner Frau in die Küche ging, um einen Kaffee zu trinken.

So ging es weiter für die nächsten drei Stunden. Die Stimmung war ruhig, fast andächtig. Immer saß einer am Krankenbett und hielt Herrn Rudolfs Hand, streichelte sie sanft, strich die weißen, bestickten Kissen glatt, bis es glatter nicht mehr ging, wischte ihm mit einem weichen Tuch über das Gesicht und redetet mit ihm. Wie ein Mantra wiederholten wir die Worte: »Alles wird gut, Sie sind nicht allein, Herr Rudolf, du bist nicht allein, Papa, mein Schatz, Opa.«

Immer saßen Familienmitglieder in der Küche, tranken Kaffee und ständig wurde neuer gekocht. Ab und zu gingen einige, vor allem die Schwiegersöhne, in den Hof und rauchten Zigaretten. Die Nachbarn hatten das Auto der Schwester und meines auf der Straße gesehen, sie kamen vorbei, um Herrn Rudolf ein letztes Mal die Hand zu drücken, versprachen ihm, sich um seine Frau zu kümmern, es blieb unklar, ob er es hörte oder nicht, und ganz im Vorbeigehen ließen sie in der Küche eine Schüssel Kartoffelsalat zurück, man würde ja wohl heute keine Zeit zum Kochen haben.

Der Pfarrer kam vorbei, man ist in diesem Teil Hessens nicht katholisch, aber auch der evangelische Pfarrer zündete Kerzen an und sprach ein Vaterunser und verabschiedete sich mit den Worten, er stehe jederzeit zur Verfügung, wenn er gebraucht würde, aber das wisse man ja. Er hatte die beiden Rudolfs getraut und jedes ihrer Kinder getauft und konfirmiert. Er würde auch Herrn Rudolf beerdigen.

Und immer wieder sagte Sigrid zu den Angehörigen: »Ihr müsst ihn gehen lassen, ihr dürft euch nicht an ihn klammern, ihr macht es ihm so schwer, und das wollt ihr doch nicht. Ihr habt ihn doch lieb. Das ist der letzte Liebesdienst, den ihr ihm erweisen könnt.«

Nach drei Stunden, in denen sich nichts geändert hatte, Herr Rudolf lag schwer atmend im Bett, jemand hielt seine Hand, sagte eine seiner Töchter weinend zu ihrer Mutter: »Mama, die Schwester Sigrid hat recht. Sieh mal, er quält sich doch so. Er soll doch endlich Frieden haben.«

Und gemeinsam mit ihrer Mutter setzten sich die Töchter an sein Bett und sagten ihrem Vater und Mann, den sie so sehr liebten, dass sie ihn gehen lassen würden. Dass er schon mal vorgehen solle, sie kämen dann nach, und bis dahin solle er sich keine Sorgen machen, sie kämen schon zurecht.

»Ich hab dich lieb!«, sagte eine nach der anderen zu ihm, und es war ganz deutlich zu sehen, wie er sich entspannte und ein ruhiger, gelassener, friedlicher Ausdruck sein Gesicht überzog.

Als er dann seinen letzten Atemzug getan und ich gesagt hatte: »Es ist vorbei«, da weinten sie sehr, aber in ihren Gesichtern spiegelte sich derselbe Frieden, den ihr Familienoberhaupt nun endlich gefunden hatte.

Im Schoße seiner Familie, umgeben von denen, die ihn liebten und die er so sehr liebte, hatte er sterben dürfen. Kein monotones Piepsen hatte ihn dabei begleitet und kein Geruch von Desinfektionsmitteln. Nur liebevolle Hände und Küsse und der Duft frisch gekochten Kaffees.

Schicksal

Ich lag im Dienst auf dem Bett und sah fern. Als das Telefon klingelte, hob ich den Hörer sofort ab. Es konnte immer mal geschehen, dass der Melder nicht auslöste. Aber es ging nicht um einen neuen Einsatz, es war mein Rettungsassistent, der sein Zimmer im Erdgeschoss hatte.

»Heike, kommst du mal runter, hier ist eine Dame, die dich sprechen will.«

Mehr sagte er nicht. Ich war neugierig. Normalerweise bekommt man keinen Besuch im Rettungsdienst.

In der Gynäkologie und Geburtshilfe, wo ich während des Studiums jahrelang als Nachtschwester gearbeitet hatte, kamen Patienten oft nach ihrer Entlassung vorbei, um sich zu bedanken, und wir wurden ständig von Geschenken überhäuft. Wir hatten Kaffee ohne Ende, unsere Schränke daheim waren immer mit Sekt und Kognak gefüllt, es gab fast täglich Kuchen. Wir erhielten Dankeskarten mit Geldscheinen für die Kaffeekasse, Fotos der neugeborenen Babys, Bücher, Blumen, selbst einen Teppich bekam ich einmal von einer Zigeunertruppe, die anlässlich der bevorstehenden Niederkunft einer ihren Frauen ihr Lager in der Nähe des Krankenhauses aufgeschlagen hatte.

Im Rettungsdienst geht es oft traurig aus, und die Patienten und deren Angehörige sind nicht der Meinung, dass sie Anlass zu Dankbarkeit haben. Und wenn, dann bringen sie es in dem Krankenhaus zum Ausdruck, in das wir den Patienten transportiert hatten.

Dennoch. Gelegentlich kommt es vor, dass sich jemand die Mühe macht, vorbeikommt, einen Blumenstrauß bringt und sich bedankt für schnelle und freundliche Hilfe.

Ich war also gespannt, nahm meine Jacke und ging nach unten.

Mein prüfender Schnellblick, durch ständig neue Einsatzorte und Unfallstellen geübt darin, in kürzester Zeit möglichst viel an Information zu erfassen, ergab, dass es hier nicht um Dank ging und auch nicht um medizinischen Rat. Die ungefähr sechzigjährige Dame war sehr gepflegt, mit dieser hellblauen Dauerwelle, wie sie man sie oft an älteren respektablen Damen sieht, sie trug hellrosa Lippenstift, ein elegantes hellgraues Kostüm, schwarze Lackschuhe, eine teure, zu den Schuhen passende Handtasche hing über der Schulter, und sie sah gesund aus.

Geschenke hatte sie keine dabei, sie sah auch nicht aus wie jemand, der dankbar ist. Sie war vielmehr sehr entschieden und sprach mit fester Stimme.

»Ich möchte mich bei Ihnen bedanken, Frau Doktor«, sagte sie und lächelte nicht dabei. Ich war verwirrt. Hatte ich falsch beobachtet?

Ich bat sie herein, bot ihr eine Tasse Kaffee an, sie lehnte alles ab, und so blieben wir vor der Tür auf dem Hof stehen und sie stellte sich vor. Der Name kam mir bekannt vor, aber ich konnte ihn nicht zuordnen.

Sie erklärte es mir.

Wir waren einige Wochen zuvor bei ihrem Mann gewesen. Er hatte einen Herzinfarkt gehabt und Kammerflimmern bekommen. Ein Zustand, der nicht länger als vielleicht drei Minuten mit dem Leben vereinbar ist. Das Herz schlägt dann nicht mehr, es flimmert nur, zuckt frustran, aber pumpt nicht, und es kommt zu einer Minderversorgung des Gehirns mit Sauerstoff und das führt zu meist bleibenden Schäden.

Der Rettungswagen war vor uns eingetroffen, und der Rettungsassistent hatte den Patienten defibrilliert, so dass er wieder am Leben war, als ich eintraf. Wir hatten den Patienten beatmet, die erforderlichen Medikamente gegeben, und ich konnte mich erinnern, dass ich eigentlich hochzufrieden mit dem Ergebnis dieses Einsatzes gewesen war. Gerade auf dem Land ist man trotz flächendeckender Notarzt- und Rettungssysteme oft zu spät.

Hier waren wir rechtzeitig gewesen, und es hatte uns mit tiefer Befriedigung erfüllt, den Patienten kreislaufstabil und mit guter Prognose im Krankenhaus abzugeben. Oft verläuft es nicht so positiv, auch wenn sich Notärzte und Rettungssanitäter wirklich alle Mühe der Welt geben.

Ein sehr berühmter Notarzt legte einmal in Darmstadt die Straßenbahn still und brachte den Verkehr in der gesamten Innenstadt zum Erliegen, nur weil er nicht aufhören wollte, den Patienten, der in der Bahn einen Kreislaufstillstand erlitten hatte, wiederzubeleben. Er hatte die Bahn nicht weiterfahren und die Einsatzstelle absichern lassen, so dass überhaupt niemand mehr durchkam, er reanimierte und reanimierte und gab nicht auf. Und irgendwann, als schon niemand mehr damit rechnete, da erschien auf einmal auf dem Monitor die kleine grün gezackte Linie, die verkündet, dass das Herz wieder von allein schlägt.

Der Patient starb dann zwei Wochen später auf der Intensivstation. So ist es meistens.

Bei unserem Patienten aber, dem Ehemann der Dame, die vor mir stand, hatten wir uns gute Chancen ausgerechnet, dass er eine »restitutio ad integrum«, eine völlige Wiederherstellung erfahren könnte.

Es war ein Irrtum, wie ich hören sollte, als die Dame meine Gedanken, die nur wenige Sekunden in Anspruch genommen hatten, unterbrach.

»Wissen Sie«, sagte sie langsam, »ich bin ja froh, dass Sie Notärzte und Sanitäter so gute Arbeit leisten.« Und ich freute mich. Verstand aber die Welt nicht mehr bei ihrem nächsten Satz. »Aber ich wünschte, Sie wären nicht ganz so gut.«

Was meinte sie damit, um Himmels willen?

Sie sah meinen entsetzten, verständnislosen Gesichtsausdruck, und beinahe, aber nur beinahe erhellte der Anflug eines Lächelns ihr Gesicht.

»Das verstehen Sie nicht, nicht wahr? Ich werde es Ihnen erklären. Wissen Sie, mein Mann und ich, wir waren über fünfundzwanzig Jahre lang verheiratet. Vor einigen Jahren feierten wir Silberhochzeit. Es waren gute Jahre, wir haben drei Kinder, mein Mann ging arbeiten, ich zog die Kinder groß, wir hatten ein schönes Haus und einen großen Garten, im Sommer fuhren wir nach Dänemark in den Urlaub. Dann gingen die Kinder aus dem Haus, eins nach dem anderen, und mein Mann suchte sich eine Freundin. Bei der war er gerade, als er den Herzinfarkt erlitt. Es war ihr Bett, aus dem Sie ihn geholt haben, nicht meins, nicht unseres. Ich hatte von seiner Affäre gewusst, ich hatte zunächst versucht, es mit Fassung zu tragen, Sie wissen ja, wie das Leben manchmal so ist. Aber irgendwann hatte ich genug, und ich trennte mich von ihm. Das Haus wurde verkauft, und ich suchte mir eine kleine Wohnung, gewöhnte mich daran und begann, mein Leben wieder zu genießen. Ich habe Freundinnen und viele neue Interessen, Dinge, für die ich nie Zeit hatte.«

Sie machte eine kleine Pause, sah nach oben, holte tief Luft, sah mich wieder an und fuhr fort. Sie sprach noch eindringlicher jetzt, fixierte mich, als ob sie wolle, dass jedes ihrer Worte tief in mich eindrang.

»Ich weiß nicht, ob Sie wissen, was aus meinem Mann geworden ist, nachdem er ins Krankenhaus kam.«

Ich schüttelte den Kopf, traute mich zu sagen: »Nein, wie geht es ihm?«

»Nun, er lebt.«

Ich versuchte, ein erfreutes Lächeln aufzusetzen. Vollkommen unpassend, wie sich zeigen sollte.

»Aber er ist nicht mehr der Alte. Zwar kann er sprechen und auch langsam laufen. Aber er muss gefüttert, angezogen, gewaschen werden. Das will seine Freundin natürlich nicht tun. Sie will ihn nun, da er ein Pflegefall geworden ist, nicht mehr haben, und ich kriege ihn zurück. Aber ich will ihn auch nicht mehr haben. Verstehen Sie das?«

Ich nickte. Was hätte ich sonst tun können? Sie schien auch keine verbale Äußerung zu erwarten, sondern sprach weiter, schneller nun, als könne sie nicht aufhören, es brach aus ihr heraus, sie musste es loswerden.

»Mein neues schönes Leben ist vorbei, und da ist nichts, das ich tun könnte. Wir sind noch offiziell verheiratet, ein Pflegeheim kann ich mir nicht leisten, und so kriege ich nun ihn, der mich betrogen und verlassen hat, zurück und muss ihn pflegen.«

Diesmal waren mein Nicken und meine Anteilnahme nicht gespielt, ich verstand sie wirklich, und so sagte ich, es täte mir leid.

»Nein«, sagte sie, »es soll Ihnen nicht leidtun. Sie müssen tun, was Sie taten, und es ist gut und Sie müssen auch genauso weitermachen. Nur ich persönlich, ich wünschte, Sie hätten es nicht getan. Ich wünschte mir, Sie würden manchmal nicht so gute Arbeit leisten. Das musste ich Ihnen einfach sagen. Ich nehme an, dass Sie oft nicht wissen, was aus Ihren Patienten wird und welche Geschichte dahintersteckt. Ich dachte, Sie sollten es einmal erfahren.«

Ich wusste nicht, was ich sagen sollte, sie erwartete auch keine Worte, sie gab mir nur die Hand und verabschiedete sich, drehte sich um und ging davon, langsam, mit schweren Schritten und gebeugtem Kopf, ging davon in ihr Leben, in ihr neues, altes, schweres Leben, und der Anblick ihres Rückens in der hellgrauen Kostümjacke brannte sich tief in mir ein.

Es schien so verkehrt, das Ganze. Und gleichzeitig wusste ich, dass wir nie hätten anders handeln können. Es war richtig und falsch zugleich. Manchmal gibt es keine Lösung, nur Schicksal.

Kranke Männer

»Tacktacktacktacktack«, ich brauchte eine Weile, um zu identifizieren, was das für ein Geräusch war, das es durch seine Beharr-
lichkeit vermochte, in mein erschöpftes Bewusstsein einzudrin-
gen. Lauter und lauter nahm ich es wahr, mein Blick, der ins
Leere gestarrt hatte, schärfte sich, und plötzlich nahm ich auch
die Kälte wahr, auf dem Balkon, auf dem ich stand, wo ich eine
kurze Auszeit von meinem Dienst nahm.

Zwei Tauben waren es, die sich offenbar vorgenommen hatten,
das graue Blechdach des Krankenhausanbaus zu Fuß zu umwan-
dern. An der Ecke genau vor mir blieben sie stehen und schnä-
belten.

Nun drang auch Kindergeschrei von der Kinderstation an
meine Ohren, und ich merkte, wie müde ich war. Ich hatte gefühlte zwanzig Kilometer über lange Krankenhausflure an diesem Tag und drei Nächte im Notarztwagen hinter mir.

Es war diese Art von Müdigkeit, bei der die Augen brennen und
die Gedanken immer wieder abdriften, wie Stücke von Treibholz
auf den Brandungswellen nähertanzen, aber immer wieder weg-
gesaugt werden von der Strömung, sobald man meint, sie gleich
greifen zu können. So müde, dass die Hände zittern und nur mit
der größten Willensanstrengung ruhig gehalten werden können,
und körperlich so erschöpft, dass der Magen nicht nach Nahrung
verlangt und das Herz unkontrollierbar schnell und dann wieder ganz langsam schlägt. Ein Zustand, in dem man fast schwebt,
was auch sehr angenehm ist, jenseits von allem, in Watte gepackt,

nichts interessiert einen, nichts geht einen etwas an, nichts verletzt einen, aber auch so, dass bunte Lichter vor den Augen tanzen, wenn man sich hinlegt und zu schlafen versucht. Das Rauschen in den Ohren wird so stark, man meint, mitten in der Brandung zu stehen. Einige der Gedanken sind wichtig, man versucht sie festzuhalten, Dinge sind zu erledigen, hoffentlich hat man nichts vergessen. Dann schlief ich doch ein, nur um nach einer knappen halben Stunde von dem unbarmherzig schrillen Piepsen des Melders wieder geweckt zu werden.

Stöhnend stand ich auf. Zum Glück hatte ich mich nicht ausgezogen, also brauchte ich mich nicht anzuziehen. Ich ging schnell zur Toilette und schlurfte dann zum Auto, ließ mich auf den Beifahrersitz fallen und schloss gleich wieder die Augen, versank in einen Dämmerschlaf, bei dem mich weder das Martinshorn störte, noch die Gespräche am Funk, noch die Schräglage des Fahrzeugs, wenn es sich mit hoher Geschwindigkeit in die Kurven legte.

Als der Wagen anhielt, stieg ich wie ferngesteuert aus, automatisch griff ich nach dem Medikamentenkoffer, mein Assistent trug das EKG-Gerät und den Sauerstoff, alles war längst eingespielt zwischen uns, wir spulten es ab wie immer. Wir betraten das Haus und dann, geführt von einer jungen Frau, das Schlafzimmer.

Im Bett lag ein junger, etwa dreißigjähriger muskulöser und offensichtlich vollkommen gesunder Mann. Er machte ein leidendes Gesicht und sprach nur wenig, als würde ihn jedes Wort vollkommen auslaugen. Er klagte über Schmerzen in der Brust, stöhnte dabei pathetisch und entbehrte doch der für einen Herzinfarkt, von dem er sich bedroht fühlte, typischen Anzeichen. Auch das EKG lieferte keine diesbezüglichen Hinweise, der Blutdruck war normal und die Herzfrequenz auch. Die Untersuchung ergab einen atemabhängigen Schmerz und Verspannungen im Rücken.

Ich wusste genug. Der junge Mann hatte am Vortag im Fitnessstudio trainiert, seine Brustschmerzen waren muskulär bedingt. Was ich ihm auch mitteilte und worauf er beleidigt reagierte.

Sicher war ich nicht sehr umgänglich. Erstens war ich müde, und zweitens war das meine Lieblingsgruppe von Patienten. Männer um die dreißig können so wehleidig sein, dass es eine Zumutung für jeden Menschen mit gesundem Menschenverstand ist. Männern wird ja im Allgemeinen nachgesagt, sie seien überempfindlich, aber ich finde, fairerweise kann man das so generell nicht sagen. Außer in dieser Altersgruppe. Man könnte meinen, noch nie zuvor habe ein Mensch eine Erkältung gehabt oder einen verstauchten Knöchel, und als Arzt muss man sich, ob man will oder nicht, in Diskussionen darüber verwickeln lassen, ob ein harmloser Kopfschmerz nach einer durchzechten Nacht nicht doch ein Hinweis ist auf einen Hirntumor oder ob ein seit Geburt vorhandenes Muttermal vielleicht ja doch Hautkrebs mit tödlichem Potential sein könnte. Ganz bedrohlich wird von dieser Altersgruppe jede Art von Schmerz im Brustkorb empfunden. Ein Herzinfarkt scheint zu drohen, und sofort begeben sie sich anstatt zum Arzt zu Bett, nehmen Fötalstellung ein und bewegen sich nur noch, um mit matter Stimme ihre jeweilige Lebensgefährtin um ein letztes Glas Wasser zu bitten, die Henkersmahlzeit gewissermaßen, denn von dem unabwendbaren Ende sind sie vollkommen überzeugt.

Einschlägige Fernseh- und Rundfunkärzte sind da keine Hilfe. So findet sich im Bayerischen Hörfunk die Idee der N-A-N-Regel, die man sich laut der beratenden Radioärztin bitte schön merken soll: »Das ist eine Regel, die man unter Nase-Arm-Nabel zusammenfassen kann. Wenn Schmerzen in diesem Bereich auftreten und über 10 bis 15 Minuten bestehen bleiben, ist das ein Signal dafür, dass ein Herzinfarkt bevorstehen könnte.«

Da bleibt mir doch die Spucke weg. Wenn wir bei allen Deutschen nach der N-A-N-Regel einen Herzinfarkt ausschließen wollten, dann hätten wir viel zu tun und das Ganze würde so viel kosten, da hätten wir ja unsere Gesundheitsminister gar nicht gebraucht, um unser Gesundheitssystem zu ruinieren.

Kein Wunder, dass Menschen dabei manchmal die Orientierung verlieren. Unser junger Patient hier hatte offensichtlich einen derartigen Informationsinput gehabt und schien zu glauben, sein Leben hinge am seidenen Faden.

Es war mitten in der Nacht, ich war hundemüde, dieser Patient war mir per se unsympathisch, auch das darf es ja mal geben, und ich wusste aus einschlägigen Erlebnissen, dass hier große Erklärungen und Beruhigungsversuche kaum Aussicht auf Erfolg hatten und auf jeden Fall lange dauern würden. Zeit, in der wir nicht würden schlafen können.

Ich teilte dem jungen Mann also mit, dass wir ihn ins Krankenhaus mitnehmen müssten, um Labor- und weitere Untersuchungen durchzuführen und einen Herzinfarkt sicher ausschließen zu können. Theoretisch korrekt, wenn man diese Verdachtsdiagnose stellt. Was ich nicht getan hatte, aber er.

Und ich wollte ins Bett und meine Assistenten auch, wie ich an dem zustimmenden Blick in ihren Augen deutlich erkennen konnte. Also schnurrten wir unser Programm ab, so wie Tausende von Malen zuvor. Er bekam einen intravenösen Zugang, Aspirin wurde zur Blutverdünnung gespritzt, was geholfen hätte, wenn es wirklich ein Herzinfarkt gewesen sein sollte, und nicht schadet, falls nicht. Wir verzichteten auch auf die zeitraubende Diskussion, ob er wohl imstande sei, die Treppe hinunterzulaufen, und trugen ihn kurzerhand hinunter, verfrachteten ihn auf die Trage, schnallten ihn an, schlossen den Monitor an, der Fahrer kletterte auf den Sitz, fuhr los, meldete den Patienten über Funk im Krankenhaus an, ich setzte mich neben ihn, füllte mein Einsatzprotokoll aus, klemmte es mir unter den Arm, legte die Füße auf das Untergestell der Trage und schloss die Augen. Ich lauschte dem regelmäßigen Piepen des Monitors und freute mich auf mein Bett.

Reden wollte ich nicht mit ihm, ein Unterhaltungsprogramm

ist meinerseits für diese Nachtstunden nicht vorgesehen, vor allem nicht für ein Weichei wie dieses, das sich von mir ohnehin nicht überzeugen lassen würde. Dazu würde es mindestens einer großen Chefvisite bedürfen.

Irgendwann hielt er das Schweigen nicht mehr aus und sprach mich an. »Na, Sie sind wohl ziemlich müde? Sie sind ja gar nicht richtig wach«, versuchte er unbeholfen eine Kontaktaufnahme.

Ich fand es unverschämt und schnappte, leider ohne zu überlegen, sofort zurück: »Ja, und so krank sind Sie ja auch nicht, dass es mich motivieren könnte aufzuwachen.«

Was er überrascht zur Kenntnis nahm und worauf er beleidigt den Mund zuklappte. Meinen Assistenten verleitete es unter Hustenanfällen zum sofortigen Rückzug an das vordere Durchgangsfenster zur Fahrerkabine, durch das er seinen Kopf steckte, wo ich nach kurzem Getuschel vom Fahrer ein unterdrücktes Lachen hörte. Mich katapultierte es dann doch kurz in einen höheren, wacheren Bewusstseinszustand, in dem ich überlegte, ob er sich beschweren würde, ob ich Ärger bekommen würde. Aber nur kurz. Dann beruhigte ich mich damit, dass ich gut versichert sei. In erster Linie war es mir in dem Moment egal. Ich war einfach nur müde.

Wehrlos

Ich war in eine Praxis eingestiegen, weil ich geglaubt hatte, es sei eine gute Alternative zum Rettungsdienst. Dieser würde mir erstens zu anstrengend, und zweitens fand ich, alternde Notärzte, die zu schnaufen anfangen, wenn sie mit den Notfallkoffern Treppen steigen müssen, geben ein lächerliches Bild ab. Man muss wissen, wann es Zeit ist, aufzuhören. Das konnte ich natürlich nicht gleich, eine Praxis muss man erst aufbauen. Bis man einen Patientenstamm hat, von dem man leben kann, heißt es also zweigleisig fahren.

Daher dachte ich, eine Kooperation wäre gut. So müsste ich nicht jeden Tag in der Praxis anwesend sein, sondern konnte im Rettungsdienst das Geld verdienen, das ich zum Leben brauchte, bis sich die Praxis trug.

Das war sicher eine gute Idee, aber man muss sich sehr genau überlegen, mit wem man eine Praxisgemeinschaft eingeht. In diesem Punkt war ich wohl ein wenig nachlässig gewesen, aber zunächst funktionierte es gut.

Es gab vieles, das ich lernen musste, vieles, dem ich hilflos und unerfahren gegenüberstand. Ich war es nicht gewohnt, Patienten über längere Zeit zu begleiten. Ich hatte sie immer nur notfallmäßig versorgt und dann im Krankenhaus abgegeben, auch meine Dauerpatienten aus dem Ärztlichen Notdienst waren eine andere Kategorie. Sie hatten gewusst, dass ich nur am Wochenende zur Verfügung stand. Gab es ein dringendes Problem während der Woche, hatten sie ihren Hausarzt aufsuchen müssen. Ein

Hausarzt steht immer, rund um die Uhr, zur Verfügung. So sieht es die Kassenärztliche Vereinigung vor, und so sehen es auch die Patienten. Es war ein großer Fehler, dass ich einigen von ihnen meine Handynummer gab. Sie benutzten sie, Tag und Nacht.

Das war eine Sache, die ich lernen musste: mich abzugrenzen.

Aber es gab andere Dinge, gegen die ich mich nicht wehren konnte. Man muss sich beispielsweise damit abfinden, dass die Kassenärztliche Vereinigung vorschreibt, welche Leistungen man bezahlt bekommt und welche nicht, obwohl man sie erbracht hat. Ich musste lernen, eine Quartalsabrechnung für die KV zu produzieren, ohne zu betrügen, aber doch auch so, dass ich wenigstens meine Kosten wieder hereinholte.

Alles war budgetiert, es gab Fallpauschalen und Mittelwerte und Vergleichszahlen, und eigentlich wäre ein Studium notwendig gewesen, um alles zu verstehen und korrekt abzuwickeln. Lange Nachtstunden verbrachte ich dabei und zahlte Lehrgeld, wenn ich wieder einmal zu viele Hausbesuche gemacht hatte, die nicht bezahlt wurden, oder wenn mir gar die Kosten für rezeptierte Massagen oder Medikamente von meinem Honorar abgezogen wurden, weil ich mein Budget überschritten hatte.

Die Arzthelferinnen betrieben eine Kasse, um die zehn Euro Praxisgebühr einzuziehen, und natürlich konnten wir keinen unserer Stammpatienten wegschicken, wenn er einmal kein Geld dabei hatte. Auch auf diesen zehn Euro blieb ich zuweilen sitzen.

Was ich am dringendsten lernen musste, war Geduld.

Ein Hausarzt auf dem Dorf wird von vielen Menschen nicht nur aufgesucht, wenn sie krank sind. Sie kommen auch, wenn ihnen langweilig ist, wenn sie Probleme daheim haben, wenn sie reden wollen, und manche haben es sich seit Jahren zur Gewohnheit gemacht, jeden Dienstag zum Arzt zu gehen, ob sie krank sind oder nicht. Nur mal kurz durchchecken, Frau Doktor, sehen, ob alles in Ordnung ist.

Darüber hinaus wollen sie Anträge und Atteste ausgefüllt bekommen. Überstand ein Kind eine harmlose Rötelninfektion,

242

brauchte es ein Attest, damit es den Kindergarten wieder besuchen durfte. Wollte ein junger Mann an einem sportlichen Wettkampf teilnehmen, der etwas höhere Ansprüche an die Fitness stellte als ein leichter Waldspaziergang, brauchte er ein Attest. Schwangere brauchten sowieso andauernd Atteste, doch ich verstand nicht, warum der betreuende Gynäkologe sie nicht ausstellen konnte.

Irgendwann erklärte es mir eine Patientin. Die Atteste waren bei den Kollegen kostenpflichtig, ich tat es umsonst. Also änderte ich auch das, aber es gefiel mir nicht.

Kann ein Hausarzt nicht davon leben, dass er seine Patienten medizinisch einfach korrekt versorgt? Es schien schwer zu sein, und mehr und mehr Praxen in der Gegend betrieben in einem Nebenraum kleine Lädchen, verkauften Tees und sogenannte Wellnessartikel rund um die Medizin. Naturkosmetik, Schwämme aus Luffa, Massageroller, Duftlampen, Produkte aus Teebaumöl, esoterische Literatur und vieles andere mehr gab es plötzlich in vielen Praxen gegen bares Geld zu erwerben.

Andere verlegten sich auf IGel-Leistungen, *Individuelle Gesundheitsleistungen*. Das war etwa zur gleichen Zeit, als die Krankenkassen den Begriff »Befindlichkeitsstörungen« in ihr Vokabular integrierten, und alle Medikamente, die sie diesem Bereich zuordneten, wie Nasenspray, Halstabletten, Hustensaft, Kopfschmerztabletten, mussten die Patienten nun plötzlich aus eigener Tasche zahlen.

Die IGel-Liste beinhaltet eine ganze Reihe diagnostischer und therapeutischer Maßnahmen, von denen die gesetzlichen Krankenkassen beschlossen hatten, sie aus ihrem Leistungsspektrum zu streichen und die seither für Patienten nur noch gegen Selbstzahlung nach der amtlichen Gebührenordnung für Ärzte angeboten werden konnten. Hier ging es nicht nur um alternative Heilverfahren wie Akupunktur und Homöopathie, sondern Vorsorge und Prävention fielen gleich vielfach unter den Tisch.

Die Tonometrie, Untersuchung auf grünen Star, entfiel. Der grüne Star, das Glaukom, ist eine der häufigsten Erblindungsursachen, 500 000 Deutsche sind davon betroffen, die Dunkelziffer wird viel höher geschätzt und steigt jetzt natürlich. Dabei könnte mit simplen Augentropfen viel erreicht, verzögert, sogar verhindert werden. Ein anderes Beispiel war der Ultraschall. Während meiner Schwangerschaften überprüfte mein Gynäkologe monatlich das Wohlergehen meiner Babys per Ultraschall, heute bezahlt die Kasse pro Schwangerschaft zweimal eine Ultraschalluntersuchung, möchte man mehr, muss man bezahlen.

Die Ärzteschaft war sehr geteilter Meinung. Natürlich ist es suboptimal, wenn das Angebot der Ärzte für Kassenpatienten hinter den möglichen medizinischen Leistungen zurückbleibt und Präventionsmaßnahmen aus finanziellen Gründen nicht zur Verfügung stehen. Auf der anderen Seite würde man nun gerade an diesen Leistungen besser verdienen als zuvor.

Und natürlich übertrieben es einige Kollegen. Glatzenbehandlungs-Beratung inklusive Trichogramm, eine Bestimmung des Haarwurzelstatus und des Haarverteilungsmusters, nun zu haben für 20 bis 60 Euro. Permanent-Make-up ab 300 Euro. Für 30 bis 65 Euro kann man erfahren, wie eine Botox-Injektion das Schwitzen an Händen oder Achseln verhindern kann, bekommt einen Schweißtest, eine Applikation. Das waren ohne Frage auch früher keine Leistungen der gesetzlichen Krankenkassen gewesen, aber die IGel-Idee, die erlaubte es nun, alle möglichen Dinge als medizinisch und seriös zu verkaufen.

Es tat sich ein weites, neues Feld auf, und man musste sich als Hausarzt damit auseinandersetzen. Mit wirtschaftlichen Erwägungen ebenso wie mit berufspolitischen, man musste den eigenen Standpunkt neu definieren. Musste sich überlegen, wie man sich zu alternativen Heilverfahren stellt, ob man in der Praxis eine wöchentliche Diätberatung anbietet inklusive des Verkaufs angeblich förderlicher Nahrungsmittel in Pulverform, ob man gerne eine Koronarsportgruppe gründen oder lieber Meditationsabende abhalten möchte, oder empfiehlt man seinen Patienten gar eine Colon-Hydrotherapie, eine Darmspülung mit Wasser plus Darmmassage durch die Bauchdecke für 20 bis 50 Euro, und wie hält man es mit Ayurveda, Ozon-, Bioresonanz- oder Bachblütentherapie und Hypnose.

Ich beschloss, die Finger von all dem zu lassen. Ich beschränkte mich auf die gute alte Schulmedizin, kämpfte für meine Patienten darum, dass sie sinnvolle Vorsorgeuntersuchungen bezahlt bekamen, oder wirkte zähneknirschend dahingehend auf sie ein, dass sie es »sich leisteten«. Es war ein völlig neuer Ansatz in unserem Medizinbetrieb, sich Gesundheit und die Vorbeugung von Krankheiten leisten zu müssen.

Die größte und schwierigste Umstellung vom Rettungs- und Notarztdienst zum Hausarzt bestand für mich aber in der langfristigen Begleitung der Patienten. Wirkte ein Blutdruckmedikament nicht, so hatte ich früher immer empfohlen, den Hausarzt aufzusuchen und es mit ihm zu besprechen. Nun war ich es, der sie ihr Leid klagten, dass die Tabletten nicht wirkten und der Blutdruck trotz Tabletten noch zu hoch war und der Blutzuckerspiegel auch, obwohl sie alle verordneten Medikamente wirklich – »ganz ehrlich, Frau Doktor« – regelmäßig einnahmen, sich an alle Diätvorschriften hielten und auch täglich spazieren gingen. »Wirklich, Frau Doktor. Jeden Tag. Wenn es regnet, natürlich nicht!«

Rauchen taten sie natürlich auch alle nicht, und in der Familie war alles in Ordnung, nein, keine Probleme, alles klar. Die blauen Flecken, ach, da habe sie sich gestoßen.

Es dauerte eine Weile, bis sie mir vertrauten. Dann aber holten sie mich ins Boot, gründlich und mit aller Konsequenz. Ich erfuhr die Lebensgeschichten sämtlicher Familienangehörigen, ich wurde ins Vertrauen gezogen über ihre Kochrezepte und ihre sexuellen Angewohnheiten, ich erfuhr jede Menge Dinge, die ich gar nicht hatte hören wollen.

Am schlimmsten war der Satz: »Ach, Frau Doktor, es geht mir

gar nicht gut.« Was sollte ich machen, ich war die Hausärztin, ich musste doch fragen: »Warum denn?«

Ich schämte mich dafür, dass ich mich während der dann folgenden Geschichte zuweilen langweilte, aus dem Fenster sah und überlegte, was ich zum Abendessen kochen sollte. Aber ich konnte es nicht ändern, es war dieselbe Geschichte wie am Dienstag davor und an jedem Dienstag.

Oft konnte ich ihnen nicht helfen, diesen Menschen, die eigentlich nur einsam waren. Viele unserer Wohlstandskrankheiten entstammen nicht nur dem guten Essen und der geringen Bewegung, sondern der Vereinsamung. Für alles ist gesorgt, nur nicht für Menschen, mit denen man reden kann und die auch mal zuhören.

Einsamkeit

Unter meinen ersten eigenen Patienten war ein älteres Ehepaar, und ich hatte schnell aufgegeben, sie in die Praxis zu locken. Das wollten sie nicht, sie verließen ihr Haus nur ungern, aber sie wollten regelmäßige Hausbesuche. Nach Möglichkeit alle zwei Wochen und am liebsten donnerstags, dann könnten sie sich darauf einstellen, außerdem käme da nachmittags nichts im Fernsehen.

Ein wenig hatte ich schon gelernt, wie man als Hausarzt überlebt. Die beiden waren Privatpatienten, und so besuchte ich sie. Jeden zweiten Donnerstag. Es gab eigentlich nichts zu tun, sie legten ohnehin Wert darauf, ihre Dauermedikamente vorrätig zu haben und ließen sich immer mindestens eine Monatsration rezeptieren. Es ging immer um ihn, sie war gesund und brauchte nichts – außer dem Besuch und der Ansprache. Er hatte die Alzheimer-Krankheit, war zerstreut und oft sehr schlecht gelaunt und ihn schien ich eher zu stören, als mit meiner Anwesenheit zu beglücken.

Sie aber war tatsächlich froh, mich zu sehen. Ich war beinahe die einzige Abwechslung in ihrem tristen Leben, das aus der Pflege ihres Mannes und den Erinnerungen an ihren Sohn Tag für Tag dahinging, ohne dass etwas anderes passierte, als dass die Blumen im Garten je nach Jahreszeit wechselten. Manchmal regnete es, und im Winter war es kalt und gelegentlich schneite es.

Nachmittags und abends sahen die beiden fern, und manchmal ging sie in das kleine Zimmer, das einmal das ihres Sohnes gewesen war und das jetzt ein Nähstübchen war, und dort nähte sie oder strickte und ging ihrem Mann aus dem Weg, der anstrengend war. Manchmal ging sie auch in den Garten und zupfte ein wenig Unkraut hier und da, für das Grobe hatten sie einen Gärtner, das schafften die beiden nicht mehr allein. Die Apotheke lieferte ins Haus und der Lebensmittelhändler auch.

Ich weiß das alles so genau, weil ich es miterlebte und weil ich es erzählt bekam.

Wenn ich zur Tür hereinkam, stand immer schon eine Tasse auf dem Tisch und eine dicke selbstgestrickte Haube hielt den Kaffee in der Kanne warm. Ich bekam eingeschenkt, Milch, kein Zucker, das hatte sie sich gleich beim ersten Mal gemerkt.

Ich hatte bald aufgegeben, mich gegen den Kaffee zu wehren. Es tat ihr so gut, und sie hatte sonst so wenig. Außer Geld, das hatten die beiden. Das konnte man an dem großen Haus mitten im Rhein-Main-Gebiet erkennen, das ihnen gehörte und das von einem großen Garten umgeben war, man sah es an den teuren, dunkel glänzenden Möbeln und an dem silbergrauen Mercedes, der unbenutzt in der Garage stand. Fast unbenutzt, denn manchmal, ganz selten nur, weil er mit seinem Dickkopf das Haus nicht verlassen wollte, und allein konnte man ihn nicht lassen, dann pinkelte er auf den Boden oder Schlimmeres – also manchmal, da machten sie einen Ausflug, der ihr eintöniges Leben unterbrach. Sie fuhr, er durfte es nicht mehr, und danach dauerte das Kaffeestündchen noch länger, weil ich dann alles genau erzählt bekommen musste.

Außer Geld und Erinnerungen hatte sie kaum etwas. Ich kannte die Fotoalben und wusste, an welcher Stelle im Schrank sie aufbewahrt wurden. Sie waren voll mit Bildern des Sohnes, vom Babyalter an bis zu seinem dreißigsten Lebensjahr, dann hörten sie auf, dann war er verunglückt, mit dem Motorrad, und war tot. Die Alben wurden meistens um die Weihnachtszeit hervorgeholt, und dann vergaß ich manchmal, dass er tot war, weil er in ihren Erzählungen so lebendig war.

Ich lernte ihre Schwester kennen, die sich der Einfachheit halber die Tabletten zur Gewichtsreduktion von mir rezeptieren ließ, und insgeheim vermutete ich, dass ihr Hausarzt sie ihr nicht mehr verordnete, weil sie sich nicht an die dazugehörige Diät hielt, und wenn man das nicht tat, hatten sie starke Nebenwirkungen. Ich hielt ihr pflichtgemäß immer einen langen Vortrag, und dann gab ich ihr das Rezept doch, obwohl ich wusste, dass alle meine gutgemeinten Worte in den Wind geschlagen werden würden.

Ich tat so einiges, von dem ich nicht ganz sicher war, ob es richtig, ob es moralisch vertretbar sei für einen Arzt. Fürs Erste war ich nie sicher, ob es überhaupt richtig war, die beiden Alten unter dem Vorwand des ärztlichen Hausbesuches abrechnungspflichtig so oft zu besuchen. Aber die Versicherung zahlte, und vielleicht war es besser so als anders.

Der alte Mann war starrköpfig, gelegentlich war seine Frau verzweifelt. Dann schrie er sie an und tobte und war ausgesprochen gemein zu ihr. Es half nichts, dass wir beide wussten, dass es nichts Persönliches war und er sich in seinen klaren Momenten überhaupt nicht daran erinnern konnte und dann sehr höflich und charmant zu seiner Frau war, wie man es ihm in seiner Jugend beigebracht hatte.

Ich verordnete ein beruhigendes Mittel, und bei meinem nächsten Besuch war die alte Dame ganz begeistert. Er sei ruhig und friedlich und sehr nett zu ihr gewesen, sagte sie. Einige Wochen später war sie wieder ganz bedrückt. Er weigere sich, das Beruhigungsmittel zu nehmen, und dabei hätte es ihm doch so gutgetan. Ich überlegte, und ein wenig widerstrebend bot ich ihr an, ihr dasselbe Medikament als Tropfen zu verordnen, dann könne sie es ihm heimlich in sein Essen geben.

So geschah es. Ich hatte immer ein schlechtes Gewissen deswegen. Immerhin gaben wir dem alten Mann ein Medikament hinter seinem Rücken, ohne dass er entmündigt worden war und wir eine Rechtsgrundlage dafür besaßen.

Aber was wollte ich machen. Die beiden hatten bereits alle

Hausärzte des Ortes verschlissen, niemanden hatte der alte Herr auf Dauer akzeptiert, ich war die einzige Hoffnung und der einzige Trost seiner Frau, wie sie nicht versäumte, mir regelmäßig treuherzig zu versichern, wobei sie immer lange meine Hand hielt und sie nicht loslassen wollte. Und ich vergaß, dass ich professionell sein wollte und korrekt, gegen diese Hand und diesen Blick war ich wehrlos.

Schlechte Patienten

Ich hatte zu Hause einen Küchenschrank aufhängen wollen, war zu faul gewesen, die Leiter zu holen, und ausgerutscht, während ich auf der Spüle balancierte. Dabei hatte ich mir mit der Bohrmaschine den Bohrer mitten durch die Handfläche getrieben.

Außer mir war niemand daheim, ich war allein. Vorsichtig bewegte ich alle Finger, nein, keine Sehnenverletzung, aber die Wunde musste genäht werden, und dazu musste ich in die Notaufnahme fahren. Es blutete stark, und wo ich ging und stand, tropfte Blut auf den Boden. Ich wickelte ein sauberes Küchenhandtuch um die Hand und setzte mich ins Auto. Mit dem dicken Tuch konnte ich das Lenkrad nicht umfassen, aber ohne das Tuch würde ich das ganze Auto vollbluten. Nicht zum ersten Mal wünschte ich mir ein Automatikgetriebe.

Es begann auch allmählich zu schmerzen, und ich begriff, dass ich nicht in der Lage war, allein das Krankenhaus zu erreichen. Einen Krankenwagen würde ich wegen so einer Lappalie nicht rufen, das war klar.

Nun, dann würde ich es eben selbst nähen müssen. Ich ging wieder ins Haus, holte meine Arzttasche aus dem Flur, setzte mich an den Küchentisch und bohrte mir eine Nadel mit einem blauen Acrylfaden daran durch die Hand. Mir mit einer Spritze eine lokale Betäubung zu geben, brachte ich nicht fertig.

Ich glaube, wenn ich Diabetes bekäme und Insulinspritzen bräuchte, müsste ich wahrscheinlich sterben oder mir eine Vollzeitschwester halten, weil ich mich nicht selber pieksen kann.

Als ich den Faden irgendwie durch die Wunde gebohrt hatte, stand ich vor einem Problem, das ich vorher nicht bedacht hatte. Mit nur einer Hand konnte ich keinen Knoten knüpfen. Die Wunde war mitten in der Handfläche, und so sehr ich meine Finger auch beugte, ich bekam keinen Zug auf den Faden und konnte ihn nicht zuknoten. Was die ganze Näherei zu einem ziemlich sinnlosen Unternehmen machte.

Zu meinem großen Glück kamen im richtigen Moment meine Söhne nach Hause. »Was ist denn hier los?«, fragte Erik entgeistert und ließ den Blick über die blutverschmierte Küche und den auf den Tisch gekippten Inhalt meiner Arzttasche schweifen. Und Robert sagte mit einem Blick auf die blauen Fäden, die an meiner Hand hingen: »Bist du total bescheuert? Soll ich dich ins Krankenhaus fahren?«

»Nein, ich will nicht ins Krankenhaus, und ich bin ja auch gleich fertig. Ich kann nur nicht zuknoten. Hilf mir mal, bitte!«

Sie fügten sich ins Unvermeidliche, Robert machte Knoten, wie, sei egal, sagte ich, Hauptsache fest. Erik fragte, ob ich die Wunde überhaupt desinfiziert habe, und meine Antwort: »Natürlich nicht, weißt du, wie das brennt!«, wurde mit einem verzweifelten Verdrehen der Augen gewürdigt. Dann kippte er die bräunliche Desinfektionsflüssigkeit darüber, und es brannte wie die Hölle, aber ich sagte nichts mehr, sondern ließ es geschehen, damit sie mich nicht doch noch ins Krankenhaus verfrachteten. Sie schnitten die Fäden ab, verpassten mir einen schönen weißen Verband, hängten den Küchenschrank auf und putzten die Küche. Dabei schüttelten sie die ganze Zeit über den Kopf und brummten etwas wie »unvernünftig«, »das soll erwachsen sein«, »total verrückt« und dergleichen ungalante Dinge. Aber ich durfte mich auf die Couch legen und bekam Tee gebracht.

Fieber

Ich bekam eine Erkältung. Eigentlich war es schon keine Erkältung mehr, sondern eine waschechte Grippe. Und es trat etwas ein, das bei mir niemals vorkommt, weil ich nicht zugebe, dass ich krank bin, weil ich mich nicht behandeln lassen will, weil ich es mir nicht leisten kann, krank zu sein: Ich musste im Bett liegen bleiben. Ich musste, nicht weil es vernünftig war, sondern weil ich nicht aufstehen konnte.

Zum Glück waren Ferien, und ich musste nicht darauf achten, dass die Kinder in die Schule gingen. Sie verbrachten die Tage mit ihren Freunden.

Ich hatte versucht aufzustehen, jeder Mensch muss einmal zur Toilette gehen, aber ich hatte für die paar Meter eine halbe Stunde gebraucht.

Vier Tage lag ich so im Bett. Die ganze Zeit über hielt ich den weißen glatten Stein aus Griechenland in meiner Hand, den mir ein Freund geschenkt hatte, und vermutlich war es das Normalste, was ich in diesen Tagen tat. Ich lag im Bett auf den Laken, von denen ich wusste, dass sie frisch gewaschen waren. Riechen konnte ich es nicht, aber die Erinnerung an frische Wäsche und Weichspüler war da, und das Gefühl war das Gleiche, als wenn ich den Duft wirklich hätte wahrnehmen können.

Das gleiche wohlige Gefühl wie das der Luft, die durch das offene Fenster hereinwehte und mir sanft über das Gesicht streichelte. Die Luft konnte ich fühlen, weil sie im Laufe der Stunden gegen Abend immer kühler wurde.

Sonst tat ich nichts. Ich lag nur da und spürte der Luft nach und hielt den weißen Stein fest und dämmerte vor mich hin. Vier Tage lag ich und rasselte und pfiff und bekam keine Luft, verbrauchte viel Kraft für jeden Atemzug, lauschte ihm nach, wie er brodelte und brummte und nachhallte.

Ich wollte kein Antibiotikum, da blieb ich eisern, die Leute nehmen viel zu viel davon ein und erzeugen damit nur Resistenzen. Diese Erkältung kam von allein und wird auch von allein wieder verschwinden, sieben Tage mit Medikamenten oder eine Woche ohne, wie es doch immer heißt.

Es gibt natürlich auch Kollegen, die nehmen wegen jedem Pickel gleich ein Antibiotikum. Wie ich das verabscheue, diese Hysterie, diese Hypochondrie. Wenn ihr Kind Fieber hat, bringen sie es gleich in die Notaufnahme und sich selbst lassen sie röntgen wegen jedem verstauchten Knöchel. Mein Kollege kam letztens während meiner Schicht mit einem dicken Verband um die Hand vorbei und erschreckte mich mit den Worten: »Ich habe mit der Kreissäge Holz geschnitten.« Aber als ich den Verband abgewickelt hatte, sagte ich nur: »Warte mal, ich muss die Lesebrille holen, ich sehe gar nichts.«

Nach dem ersten Tag verloren meine Teenagersöhne die Lust an meiner Pflege, also aß ich nichts. Sie brachten mir noch ein-, zweimal ein scheußliches Gebräu, das sie in der Apotheke gekauft hatten. Als ich fragte, was es sei, und argwöhnisch daran roch, sagten sie stolz, das helfe gegen alles, und verließen das Zimmer nicht, bevor ich es getrunken hatte.

Es schmeckte scheußlich, ich fühlte es in mir anfluten, und im gleichen Moment fühlte ich mich abdriften und in eine Art tiefer Bewusstlosigkeit versinken. Ich argwöhnte, dass es zu den Selbsthilfemitteln gehörte, über die ich mich immer abfällig geäußert hatte, sie zögen einem nur das Geld aus der Tasche, aber den Tiefschlaf hatte ich als angenehm empfunden, vier Stunden, in denen ich nicht hustete und nicht merkte, wie ich alles nassschwitzte. So trank ich es auch brav beim nächsten Mal, als sie es mir brachten.

Natürlich trank ich auch den Tee mit Honig, den sie mir machten, dazwischen aber schlich ich an den Kühlschrank und kippte eiskalten Saft hinunter. Er löste stundenlange Hustenanfälle aus und brennende Schmerzen im Hals, aber ich musste ihn einfach zu mir nehmen. So wie die Kartoffelchips mit Essiggeschmack und die Riegel Kinderschokolade, die ich in meinem Fieberwahn für eine adäquate Ernährung hielt, und natürlich auch in Ermangelung einer besseren Diät, der Kühlschrank war leer und die Kinder hatten bereits auswärts bei den Nachbarn gegessen.

Vier Tage hatte ich nicht geduscht, weil ich mich zu schwach fühlte, um diese Tortur auf mich zu nehmen. Am dritten Tag hatte ich anstandshalber darüber nachgedacht, aber den Gedanken wieder verworfen. Ich hatte das Stadium erreicht, wo mir jeder Knochen weh tat, und ich hatte gelernt, dass man zum Husten jeden einzelnen Muskel des gesamten Körpers braucht.

Irgendwann war ich die Husterei leid und die Muskelschmerzen, und ich kramte in meiner Arzttasche nach dem Inhalator für Asthmaanfälle. Ich atmete zweimal tief ein und musste mich unverzüglich auf die Toilette schleppen, um mich zu übergeben.

Das Zeug war einfach widerlich. Wie können das Asthmatiker bloß ertragen? Nur der Gedanke an diese jämmerlichen jungen Männer, die sich immer wegen jeder Kleinigkeit so anstellen, hielt mich davon ab, von meiner Gewohnheit abzuweichen, klein beizugeben und einen Kollegen anzurufen. Ich hatte vier Tage durchgehalten, ich würde jetzt nicht weich werden. Ich war selber Arzt, ich brauchte keinen anderen. Und wenn ich ganz still liegenblieb, hörte nach einer halben Stunde oder Stunde der Husten auch irgendwann auf.

Ja, und so scheint es, als ob die Sache mit dem Stein wirklich das Vernünftigste war, was ich in der ganzen Zeit, während derer ich mit einer harmlosen Grippe darnieder lag, tat. Er schmiegte sich so schön in meine fieberheiße Hand, war so glatt und kühl und ich behielt ihn da so lange, bis er auch ganz warm geworden war, dann legte ich ihn neben mich und schlief, und wenn ich wieder erwachte, suchte ich ihn und er war wieder kühl und wohltuend.

Irgendwann ließ auch das Fieber nach, ich kehrte ins Leben zurück, ließ dezent die Chipstüten und das Schokoladenpapier verschwinden, stand auf, duschte und zog mich an, warf einen Blick in den leeren Kühlschrank und fuhr zum Einkaufen.

Rückenschmerzen

Mit meinem Kollegen, mit dem ich die Praxis teilte, hatte ich kein Glück. Vorher hatten wir uns gut verstanden, nun aber, da wir mehr Zeit miteinander verbrachten, als wenn wir miteinander verheiratet gewesen wären, nicht mehr.

Es machte mich ganz krank, und ich bekam einen Bandscheibenvorfall. Wer annimmt, das könnte nicht mit meiner Unzufriedenheit zusammenhängen, der täuscht sich gründlich. Man braucht keine Studien, um den Zusammenhang zwischen Rückenschmerzen und psychischer Belastung zu verstehen, die deutsche Sprache verfügt nicht umsonst über Umschreibungen, die meiner Meinung nach sehr viel Sinn machen.

Ich konnte es nicht mehr tragen, im wahrsten Sinne des Wortes, und litt unter Tränen in die Augen treibenden Rückenschmerzen. Ich beschloss, der Kollege könne mir den Buckel hinunterrutschen, und kündigte die Assoziation. Konsequenterweise tat ich es fristlos und setzte keinen Fuß mehr in die Praxis, so dass unsere Beziehung zu Ende ging wie viele Ehen – mit einem großen Knall. Aber weil er so wütend war, dass ich von einem Tag zum anderen einfach verschwand, wurde es für mich sehr viel teurer, als jede Scheidung hätte sein können.

Ärzte sind grundsätzlich sehr widerstrebend darin, den Rat anderer Ärzte zu beachten, aber ich bin nachgewiesenermaßen die schlechteste aller Patienten, und nun trieb ich meine Freundin, eine Orthopädin, zum Wahnsinn. Sie gab mir alle möglichen Arten von Tabletten, Schmerzmittel, Antidepressiva, einfach alles, und vereinbarte am Ende einen Operationstermin, den ich zwei Tage vorher kommentarlos absagte.

Entrüstet rief sie mich an. »Weißt du, wie viel Mühe mich das gekostet hat, dir so schnell einen Termin zu besorgen? Wo willst du denn hingehen, wo willst du dich denn dann operieren lassen?«

»Gar nicht«, beschied ich sie. Ich sagte es nicht bockig, sondern ruhig und entschlossen, weil ich lange darüber nachgedacht hatte. »Ich will mich gar nicht operieren lassen. Dann habe ich Narben, die tun auch weh. Wenn ich jetzt in eure Klinik komme, dann bin ich vollständig auf dieser Schiene. Dann bin ich ein Rückenpatient, und ich werde von Operation zur Reha und dann von einer Physiotherapie zur anderen und von einem Therapeuten zum andern gehen für den Rest meines Lebens, und ich werde doch immer Schmerzen haben. Ich will das nicht. Ich will nicht krank sein, ich will keinen Bandscheibenvorfall haben, ich will kein Patient sein.«

»Bist du aber«, sagte sie schnippisch. »Und zwar ein ziemlich schlechter. Du hast einen Bandscheibenvorfall, und du solltest dich operieren lassen.«

Ich wusste, sie meinte es gut, aber ich wollte nicht.

Seit gut einem Jahr hatte ich diese bösen Rückenschmerzen. Ich konnte kaum laufen, nicht liegen, und an manchen Tagen konnte ich mir nicht einmal die Schuhe binden oder den Hintern abwischen. Die Schmerztabletten halfen kaum, die Antidepressiva gar nicht. Aber eine Operation wollte ich nicht.

Ich beschloss, kein Patient zu sein und die Schmerzen zu ignorieren. Ich würde Sport treiben und meine Muskulatur aufbauen. Ich würde, um in dieser Bildersprache zu bleiben, mir selbst ins Kreuz treten und aktiv werden.

Ich begann zu joggen. Meine Freundin sagte, das ginge gar nicht, das wäre zu viel Stress für die Bandscheiben. Ich hörte nicht auf sie. Stattdessen kaufte ich mir teure, schockgedämpfte Laufschuhe, und dann lief ich los. Langsam erst und immer nur kurz, dann schneller und länger. Es dauerte ein paar Monate, bis mir nicht mehr bei jedem Schritt vor Schmerz unwillkürlich Tränen in den Augen standen und mir über die Wangen rollten. Als ich einigermaßen schmerzfrei gehen konnte, beim Joggen hatte ich immer noch Schmerzen, begann ich zu reiten. Das war die zweite Sache, von der meine Freundin sagte, dass ich sie auf gar keinen Fall machen sollte, und es sprach sehr für sie, dass sie meine Freundin blieb. Ich fand, dass nichts die Rückenmuskulatur mehr stabilisiert als das Reiten.

Täglich ritt oder rannte ich, manchmal beides. Ich konnte es mir leisten, ich hatte die Zeit und musste nicht arbeiten, die hohen Prämien für meine Krankentagegeldversicherung zahlten sich aus. Es dauerte insgesamt zwei Jahre, bis ich vollkommen schmerzfrei war, aber ich finde es nach wie vor einen großartigen Triumph des Geistes über den Körper, und niemals mehr hatte ich seither wieder Rückenschmerzen.

Schnupfen

Mit einem Schlag kündigten die Kassenärztlichen Vereinigungen bundesweit die Verträge aller freiberuflichen Notärzte und übergaben die Verantwortung für den Rettungsdienst an die Kommunen. Diese hatten natürlich kein Geld und auch nicht die administrativen Möglichkeiten, uns weiterhin nach Einzelleistung zu bezahlen. Sie boten Pauschalen an für halbe oder ganze Tage, die so lächerlich waren, dass kein Mensch davon leben konnte. Ich rechnete mir aus, dass mir nach Abzug der Steuer, von Renten- und Krankenversicherungsbeiträgen ein geringerer Stundenlohn bliebe, als wenn ich in einer Kneipe bediente, inklusive Trinkgeld, versteht sich.

Das würde ich nicht tun. Nicht nur, weil wir davon nicht leben konnten. Ich fand es eine Unverschämtheit. Die Forderungen nach einer qualifizierten Ausbildung für Notärzte blieben unverändert bestehen, und jetzt wollten sie uns schlechter bezahlen als einen Schlüsseldienst oder einen Waschmaschinenmonteur.

Deshalb sagte ich sofort zu, als der Malteser Hilfsdienst mir im Rheingau eine feste Stellung als Notärztin anbot. Ich musste dazu wieder in die Kirche eintreten. Als ich deswegen den Pfarrer aufsuchte, sagte ich es ihm genau so. »Ich muss wieder in die Kirche eintreten, damit ich einen Job bekomme. Sonst habe ich keine Arbeit.«

Er sprach mit dem Kirchenvorstand, und ich rechne es ihnen hoch an, dass sie mich aufnahmen. Auch wenn sie wussten, ich würde nur zahlendes, aber kein aktives Mitglied werden.

Bei den Maltesern war es wie überall, nur dass dort in der idyllischen, sanft gewellten Landschaft entlang des Rheins mit all den malerischen Burgen und Schlössern, und wohl wie in allen Gegenden, in denen Wein angebaut wird, die Menschen besser gelaunt und insgesamt heiterer waren. Ich genoss während der Fahrten den Blick auf die Loreley, das Kloster Eberbach oder die Kurfürstliche Burg Eltville, das Schloss Johannisburg konnte ich sogar von der Wache aus sehen. Ich lernte, was eine Straußwirtschaft ist, und mochte die Vorstellung, in den Wohnstuben der Weinbauern einen Schoppen zu trinken, obwohl es für mich nie dazu kam. Mich sah man dort immer nur dienstlich, wenn jemand zu viel des Guten getrunken hatte und vom Stuhl gekippt war. Wenn ich frei hatte, fuhr ich immer sofort nach Hause.

Ich fuhr nun Notarztwagen im Vierundzwanzigstunden-Rhythmus, ein Tag frei, ein Tag Dienst, nur dass ich dieses Mal ein festes Gehalt und bezahlten Urlaub bekam.

So hatte ich eine schöne Zeit bei den Maltesern, ich war nur oft erkältet. Die alten Zeiten, in denen man Aschenbecher in Behandlungsräumen haben durfte, lagen lange zurück. Nun hatten sich die Malteser der bundesweiten Antiraucherkampagne, die das Rauchen in allen öffentlichen Gebäuden, Bahnhöfen, Flughäfen, Restaurants und sogar in Kneipen verbot, angeschlossen, und das Rauchen war bei ihnen überall verboten, wo man ein Dach über dem Kopf hatte. Im Rettungsdienst rauchen viele Mitarbeiter, auch viele Ärzte rauchen und ja, ich weiß, wir müssten es besser wissen, aber wir haben einfach die besseren Ausreden; wir haben den Stress, die Schichtarbeit, schwere körperliche Arbeit und nicht zu vergessen eine hohe emotionale Belastung. Nicht nur ich verbrachte somit viele Stunden draußen vor der Tür, wo es kalt war und zog, und folgerichtig holte ich mir oft einen Schnupfen.

Zur Arbeit ging ich trotzdem. Die Angewohnheiten langer Jahre ändert man nicht so schnell. Die Vorstellung, dass ich zu Hause bleiben könnte, wenn ich krank wäre, und dennoch bezahlt werden würde, genügte mir.

Warum Ärztin?

Warum ich Ärztin geworden bin? Das ist eine ganz schwierige Frage, ich stelle sie mir selbst immer wieder.

Eines ist klar. Der Frage, warum ich tat, was ich tat, warum ich so viel arbeitete und mich ganz davon aufsaugen ließ, die muss ich mir ganz allein beantworten. Genauso wie die Fragen, warum gerade Rettungsdienst, warum die vielen Notdienste, warum eine eigene Praxis, warum dann doch wieder nicht, warum die Bundeswehr.

Ich versuche immer, sie pragmatisch zu beantworten: Es war mein Job, ich brauchte das Geld, die Kinder müssen essen und eine Ausbildung bekommen, ich habe versucht, mich anzupassen und das zu tun, was mir in der jeweiligen Situation richtig erschien und so weiter; aber insgeheim bin ich mir nicht ganz sicher, ob es sich wirklich so verhält.

Ich stelle mir diese Fragen beinahe täglich. Jedes Mal, wenn die Kinder etwas ausgefressen haben, schlechte Noten nach Hause bringen, einfach nur ein trauriges Gesicht machen oder beim Fußball spielen keine Tore schießen, wenn sie Liebeskummer haben, sich den Knöchel verstauchen oder stundenlang Videospiele spielen. Wie hatte ich das tun können, wie hatte ich mich der Medizin und den Patienten solchermaßen verschreiben können, dass ich meine Familie darüber, nein, nicht vergaß, das nie, aber doch, man muss es sagen, wie es ist, vernachlässigte. Fünfhundert Arbeitsstunden im Monat, zwanzig Nächte nicht im eigenen Bett schlafen, kein Urlaub, keine Hobbys, keine Freunde. Keine Zeit, zum Elternabend zu gehen, keine Zeit, einfach nur mal nachzusehen, wie das Wetter ist. Keine Zeit fürs Schwimmbad, für Kino oder Ausflüge.

Und natürlich stelle ich mir diese Frage auch jedes Mal, wenn ich müde bin, obwohl ich eigentlich genug geschlafen habe, oder wenn ich nachts eben nicht schlafen kann oder hohen Blutdruck bekomme oder mich einfach traurig fühle und nicht weiß, warum. Wenn ich mich kleinen Dingen wie Rechnungen bezahlen oder die Steuererklärung machen, das Auto in die Werkstatt bringen oder den Kindern eine Entschuldigung für die Schule schreiben nicht gewachsen fühle, wenn ich einfach nur müde und alt und abgeschlagen, erschöpft und ausgelaugt bin.

Ich hatte oft gedacht, dass ich als Krankenschwester glücklicher geworden wäre; wie schön könnte es doch sein, nicht immer diese ganze Verantwortung zu haben, sondern sich einfach nur zu kümmern.

Bis heute helfe ich den Schwestern oft. Auf jeden Fall versuche ich, ihnen nicht noch mehr Arbeit zu machen. Ich erschrecke immer, wenn ich Kollegen sagen höre: »Schwester, können Sie mir bitte ein kleines Nahtset richten?« Das tue ich selbst, und ich räume auch meinen Arbeitsplatz wieder auf. Noch nie habe ich etwas auf dem Boden liegen gelassen, und wenn Blut auf den Boden tropft, wische ich es weg.

Dass man mich nicht falsch versteht. Ich kann auch anders. Ich kann auch kommandieren und manchmal, da kann es vorkommen, dass ich sehr kurz angebunden bin, nur Kommandos gebe, auch mal die Stimme erhebe, wenn ich merke, meine Mitarbeiter sind zu langsam oder vielleicht auch wie gelähmt von der Schrecklichkeit des Augenblicks. Dann lasse ich auch alles auf den Boden fallen, wenn es darauf ankommt, schnell eine Blutung zu stoppen oder einem Menschen Luft zu verschaffen.

Aber danach entschuldige ich mich, und ich habe es nicht erlebt, dass jemand böse auf mich war. Sie waren eher betroffen und auch dankbar dafür, dass jemand die Verantwortung übernahm und Entscheidungen traf, so dass sie es nicht tun mussten.

Genau das, was mich immer denken ließ, als Krankenschwester sei es schöner.

Wenn mich andere fragen, erzähle ich immer die gleiche Geschichte. Dass ich eigentlich Krankenschwester werden wollte, meine Mutter jedoch darauf bestand, dass ich das Abitur mache. Als ich es dann hatte und auch den Numerus clausus geschafft hatte, erschien es wie eine Verschwendung, nicht zu studieren.

Ich weiß nicht, ob mir das jemand geglaubt hat. Ich habe es geglaubt. Bis zu jenem Tag jedenfalls, an dem ich nach langer Zeit unverhofft wieder einmal Notarztwagen fuhr. Da dämmerte es mir auf einmal, wie gern ich tue, was ich in all den Jahren tat, und ich dachte, vielleicht sollte ich meine Mutter anrufen und ihr dafür danken, dass sie mich damals davon abhielt, nach der zehnten Klasse die Schule zu verlassen und Krankenschwester zu werden.

Im Blut

An jenem Tag erkrankte ein Kollege überraschend und konnte seinen Nachtdienst als Notarzt nicht wahrnehmen. Ich hatte zwar schon den ganzen Tag über in der Notaufnahme gearbeitet, aber die Not war groß, und ich hatte nichts vor. So sprang ich ein und fand mich auf einmal auf dem Notarztwagen wieder. Ich hatte keine passende Kleidung, über dem blauen Stoffanzug aus der Notaufnahme trug ich eine geborgte rote Jacke mit viel zu langen Ärmeln, mit Leuchtstreifen und dem Notarztschild auf dem Rücken, und wie an meinem ersten Tag auf dem Notarztwagen vor über zwanzig Jahren trug ich Turnschuhe an den Füßen.

Gerade als ich beschlossen hatte, nach sechzehn Stunden Dienst einmal die Füße hochzulegen, rief der Pförtner an: »Sie haben einen Notarzteinsatz, Frau Doktor!«

Ich bedankte mich, legte auf und machte mich auf den Weg zur Notaufnahme, vor dessen Hintereingang der Fahrer auf mich warten würde.

Auf dem Weg überlegte ich mir, warum ich am Telefon »Danke« gesagt hatte. Aus reiner Höflichkeit? Das machte ich doch auch nicht, wenn mich eine Schwester anrief und sagte, ich solle zur kardiologischen Station oder auf die Intensivstation kommen, es gebe einen Notfall. Da antwortete ich doch auch nur immer: »Ist gut, ich komme.« Konnte es sein, dass ich mich so sehr freute über diesen Einsatz, mich freute, dass ich wieder einmal Notarztwagen fahren durfte?

Ich schob den Gedanken beiseite. Der Wagen stand vor der

Tür, ich stieg ein und schnallte mich an. Der Rettungsassistent begrüßte mich freundlich, sagte:»Ist nur um die Ecke, männlich, Brustschmerz«, und fuhr los.

Ich wartete auf die Angst, die sich einstellen würde, weil er mit hundertzwanzig durch den Ort fuhr, wartete auf die Nervosität, ob ich dieser Sache nach all den Jahren gewachsen sein würde, ob es wohl sehr viele Treppen zu laufen geben und ich außer Atem sein würde, wenn ich beim Patienten angekommen wäre, ob ich es noch konnte, unter diesen zugespitzten Bedingungen das Angemessene, Richtige im richtigen Moment zu tun.

Nach den ersten paar Metern war alles vergessen. Es war alles, wie es immer gewesen war. In all den Jahren, in all den Einsätzen. Ungefähr 15 000-mal bin ich in meinen Leben so mit einem Notarztwagen losgefahren. Mit Blaulicht, mit dem quakenden Funkgerät, mit einem Teamkameraden neben mir, auf der Suche nach der richtigen Straße, der richtigen Adresse. Ich achtete mit auf die Straße, suchte mit nach der Adresse, bediente den Funk, wenn der Fahrer sich auf das Fahren konzentrieren musste. Nachsehen, ob man Handschuhe eingesteckt hat, fragen, welches Ausrüstungsteil man tragen soll.

Es war alles wie immer, ganz so, wie ich es kannte und wie ich es anscheinend entbehrt und vermisst hatte. Als läge es mir im Blut, und sei es auch nur durch jahrelange Gewöhnung. Es fühlte sich an, als ob ich nach Jahren im Krankenhaus nun endlich wieder frische Luft atmete.

In der Wohnung lag ein junger Mann auf dem Bett und klagte über Brustschmerzen. Ich wusste sofort, dass er keinen Herzinfarkt hatte.»Sie sind doch viel zu jung«, sagte ich und lachte.

Obwohl das natürlich Blödsinn ist, auch sehr junge Menschen können Herzinfarkte bekommen, der jüngste, den ich gesehen habe, war dreiundzwanzig Jahre alt. Ich wollte ihn auch nicht beleidigen oder als Simulant hinstellen. Dennoch schien er es so aufzufassen, denn er ließ den Kopf zur Seite fallen und hörte auf zu atmen.

266

Das Team des Rettungswagens, das bereits vor uns vor Ort gewesen war, wurde sofort unruhig. »Das hatte er vorhin schon einmal, er wurde bewusstlos und bekam einen Atemstillstand.«

Ich war ganz sicher und blieb ganz ruhig, und meine Ruhe und meine Sicherheit übertrugen sich auf das ganze Team. Und so rührte sich keiner, weil ich mich nicht rührte.

Ich hob die Augenlieder des Patienten an und sah, dass er nicht bewusstlos war. Er bewegte alle Extremitäten, und alle Reflexe waren erhalten. Wenn ich sanft seine Augenwimpern berührte, zuckten sie, und ich wusste, er war wach. Vielleicht hatte sich sein Bewusstsein zurückgezogen für einen Moment, vielleicht gab es auch in seinem Leben etwas Schweres, dem er ausweichen wollte. Nur, bewusstlos war er nicht, und vital bedroht auch nicht.

Während ich mich über ihn beugte, nahm ich den Alkoholgeruch wahr, und ich fragte ihn, ob er etwas getrunken habe. Er gab es zu. Das erklärte nicht alle Symptome, und so nahmen wir ihn mit ins Krankenhaus.

Es stellte sich heraus, dass ich recht gehabt hatte. Außer einem hohen Alkoholspiegel hatte er nichts. Keine Krankheiten, gar nichts. Aber er lebte in Scheidung, war im Umzug, hatte Stress in seinem Leben. So zog er sich zurück, und auch sein Brustschmerz war vielleicht ein Hilferuf, eine Bitte um eine Auszeit, vielleicht auch darum, als Mensch wahrgenommen zu werden, wer weiß.

So unendlich viele Menschen es gibt, so unendlich ist die Vielfalt der Geschichten.

Ich fuhr noch zwei weitere Male mit dem Notarztwagen raus in dieser Nacht, und jedes Mal war es so wie immer, und ich fühlte mich glücklich.

Es war sogar so sehr wie immer, dass ich mich morgens schon an den zweiten der drei Einsätze gar nicht mehr erinnern konnte, weil er so unspektakulär war. Wie früher vergaß ich solcherlei Banalitäten immer sofort und wandte mich wichtigeren Dingen zu, Patienten, denen es schlechtging, denen geholfen werden musste.

So wie der alten Dame, die keine Luft bekam. Ihre Lunge war voll Wasser gelaufen, und die Familie hatte den Notarzt alarmiert.

Die beiden alten Leute bewohnten das Untergeschoss, und der grauhaarige Ehemann stand gewichtig und liebevoll, aber ein wenig hilflos neben dem ganzen Spektakel. Der Sohn, der mit Frau und zwei Töchtern im oberen Stockwerk wohnte, stand neben seiner Mutter und hielt die Infusion, die von den Rettungsassistenten des Rettungswagens, der auch diesmal wieder vor uns angekommen war, schon angelegt worden war.

Das Haus roch frisch geputzt, es war ja Samstag, und es war eingerichtet wie eben die Wohnungen gepflegter älterer Menschen mit guter Rente oft so sind. In der Küche lag eine Plastiktischdecke auf dem Küchentisch, im Wohnzimmer stand die Schrankwand Eiche rustikal mit dem guten Geschirr darin, mit einigen Büchern und Nippes, und auf dem Couchtisch, ebenfalls aus Eichenholz, lagen die Fernsehzeitung, die Fernbedienung und eine Schale mit Kerzen, dekoriert mit bunten Glassteinen. Ein Haus wie so viele, Menschen wie so viele, und doch alle ganz verschieden.

Nur der Ausdruck in ihren Augen war immer gleich, wenn sie mich fragten, wie wird es der Oma gehen, was hätten wir tun können und dürfen wir mitfahren. Genau wie der Händedruck des Großvaters, als er glücklich neben seiner Frau am Krankenbett saß, den Hut auf dem Schoß mit beiden Händen aufgerollt, und er mir beim Abschied die Hand gab und sagte: »Danke, Frau Doktor!«

Erschöpft und glücklich

Am Ende dieser Schicht, die insgesamt sechsundzwanzig Stunden gedauert hatte, fühlte ich mich beschwingt und glücklich und war kein bisschen müde. Ich war ganz sicher, dass ich den richtigen Beruf hatte.

Als ich vier Stunden später aufwachte, weil es heller Tag war und ich am Tag nie gut hatte schlafen können, da war ich mir nicht mehr so sicher, und ich fühlte mich auch nicht mehr beschwingt und froh.

Ich schlurfte zur Toilette, konnte den Weg kaum bewältigen, meine Beine waren schwer wie Beton und gleichzeitig wackelig wie Pudding. Ich fühlte mich, als hätte ich eine schwere, verzehrende Krankheit hinter mir, ausgelaugt, schlapp, erledigt, wie hundert Jahre alt. Der Blick in den Spiegel auf meine Augenringe und ein weiterer auf meine geschwollenen Füße, die sechsundzwanzig Stunden lang in Turnschuhen gesteckt hatten und nicht einen Moment hatten hochgelegt werden dürfen, bestätigte es. Ich überlegte, ob ich mir einen Döner holen sollte, der Kühlschrank war bis auf zwei einsame Flaschen Bier leer.

Ich sah aus dem Fenster, es regnete nicht. Aber ich beschloss, dass ich zu erschöpft sei, nicht nur zum Laufen, sondern auch zum Essen, und schleppte mich mit meinen müden Gliedern wieder ins Bett. Nichts auf der Welt würde mich jetzt auf die Straße bringen, weg aus diesem Bett. So schnell verhungert man nicht.

Nach einer weiteren Stunde wachte ich wieder auf, bereute die Entscheidung ein wenig, hatte Hunger, aber die Müdigkeit, die Erschöpfung siegten, und ich beschloss, dass es egal war, wie spät es war. Es war ja auch egal gewesen, welche Uhrzeit es letzte Nacht gewesen war, als wir ausgerückt waren, und ich öffnete ein Bier, legte mich wieder hin, und für den Rest des Tages sah ich alle Folgen der ersten Staffel von Greys Anatomy.

Wie gut ich die jungen Kollegen in dieser Serie verstehen konnte, wenn sie jede Minute zum Schlafen nutzten, aber auch mal ausgehen und sich mit Freunden treffen wollten, zwischendurch. Wie viele Jahre hatte ich das nicht tun können.

Es ist gut, wie es ist. Für alles gibt es eine Zeit, Ich hatte meine Zeit im Rettungsdienst gehabt, sie war schön gewesen, aber jetzt ist Zeit für etwas anderes. Und am nächsten Tag in der Notaufnahme werde ich genauso glücklich sein mit meiner Arbeit, wie ich es früher war.

Neuseeland

Ja, wir gingen tatsächlich nach Neuseeland. Jeder Mensch träumt ja mindestens einmal in seinem Leben davon auszuwandern. Manche tun es wirklich, die meisten nicht. Auch für mich fühlte es sich lange Zeit unwirklich an, wie ein unverdientes Privileg, dass es tatsächlich und wahrhaftig dazu gekommen war, dass ich nun von meinem Fenster aus auf das Meer sah. Es machte mir nie etwas aus, wenn es grau war und die Brandung stark und schaumig, wenn es so lange und ausdauernd regnete, wie es wohl nur in Neuseeland regnen kann. Schon am nächsten Tag oder sogar noch am gleichen Nachmittag konnten die Sonne wieder scheinen und das Meer und der Himmel sich leuchtend blau präsentieren.

Im Grunde war es mir nicht so wichtig, wie das Wetter ist. Natürlich genoss ich es, wenn es schön war, aber auch bei schlechtem Wetter verschlug es mir regelmäßig den Atem bei dem Gedanken, dass ich wirklich dort war, dass wir es wagten und dass es gelang.

Wie das Wetter war es eine wechselhafte Angelegenheit, unsere Auswanderung und unsere Eingewöhnung in Neuseeland.

Es fing an mit unserem Familienrat in jenem August, genau zwanzig Jahre nach dem August, in dem ich damals meine erste Arbeitsstelle angetreten hatte. Meine Kinder und ich halten es für eine gute Angewohnheit, diesen Familienrat, auch, dass jeder dort die gleiche Stimme hat, ob klein oder groß.

Aus meinem Bekanntenkreis habe ich gelegentlich zu hören

bekommen, dass ich es vielleicht ein wenig übertreibe mit der Mitbestimmung meiner Kinder. Ich würde das Geld verdienen, also dürfe ich auch entscheiden.

Nein, dieses »Solange du deine Füße unter meinen Tisch steckst ...«, das gibt es bei mir nicht, gab es nie. Es war immer mein Anliegen, meine Kinder zu selbständig handelnden und denkenden Menschen zu erziehen, was gelegentlich anstrengend für alle Beteiligten sein kann. Aus Noras Schule kam einmal der Vorwurf, dass sie den Unterricht aufhalten würde mit ihren ständigen Fragen nach dem Warum, Wieso und Weshalb. Auch Roberts Lehrer beschwerte sich. Der Junge würde so viel fragen und keine Arbeit ausführen, deren Sinn er nicht genau verstünde. Es sei doch notwendig, dass die Kinder auch einmal einfach gehorchen.

Ich war nicht seiner Meinung. Sind wir nicht alle viel motivierter, wenn wir wissen, warum wir tun, was wir tun? Und so bezog ich meine Kinder in alle Entscheidungen unseres Lebens mit ein. Bei unseren Besprechungen, die meist rund um den großen alten Holztisch in der Küche stattfinden, geht es dann ganz sachlich und geordnet zu. Zunächst wird das Problem vorgetragen, die verschiedenen Optionen werden aufgezeigt. Dann wird reihum jeder angehört, jeder darf sprechen, alle anderen hören zu, bis die Reihe an sie kommt. Das Für und Wider wird diskutiert, Jonas ist ein großer Verfechter von schriftlichen Pro-und-Kontra-Tabellen, auch wenn am Ende die Entscheidung oftmals zugunsten der Kontraseite der Liste ausfällt. Es hilft, die Gedanken zu sortieren, so sagt er, und ich finde, er hat recht. Eine Abstimmung am Ende ist zwar vorgesehen, aber meistens gar nicht notwendig, weil wir während des Gespräches oft bereits zu der Antwort gefunden haben.

Manchmal ertappe ich mich dabei, dass ich nicht zuhöre, sondern sie reihum betrachte, mich wundere, wie es sein kann, dass sie alle so verschieden sind in ihrer Persönlichkeit, obwohl es doch alles meine Kinder sind. Dann sinniere ich darüber, wie schnell sie groß geworden sind, wie entschieden sie sein können in ihren Ansichten, und ich freue mich und mir platzt beinahe das Herz vor Stolz.

Einmal, als ich kurzfristig von der Bundeswehr nach Afghanistan geschickt wurde und die Kinder allein zu Hause waren, bat ich meine Freundin nachzusehen, wie es ihnen geht.

Den spärlichen E-Mails, in denen stand, dass daheim alles »cool« sei, sie hätten alles vollkommen im Griff und sie selbst seien »ok«, hatte ich nicht getraut.

Meine Freundin rief mich anschließend an. »Du brauchst dir überhaupt keine Sorgen zu machen, nicht die allergeringsten. Kümmere dich um dich, deine Kinder kommen bestens klar.«

Und sie erzählte mir, dass bei ihrem Eintreffen, sie hatte sich vorher telefonisch angemeldet, ein frisch gebackener Kuchen auf dem Tisch gestanden habe, das Haus sei blitzblank gewesen, und als Jonas von der Schule nach Hause gekommen war, hatte Erik, der Älteste, gleich gefragt: »Jonas, hast du schon gegessen?«, als sei es das Selbstverständlichste von der Welt, sich um seinen kleinen Bruder zu kümmern. Sie hätten dann nach dem Kaffeetrinken alle gemeinsam den Tisch abgeräumt, wären ins Plaudern gekommen und so sei sie auch noch zum Abendessen geblieben, viel länger als geplant. Aus dem Kontrollbesuch sei ein ganz erstaunlich angenehmer und schöner Freundschaftsbesuch geworden.

Sie seien alle fröhlich und zufrieden gewesen, und selbst wenn sie das Haus zuvor vernachlässigt haben mochten, sagte meine Freundin, sei zu erwarten, dass sie es auch vor meiner Rückkehr wieder in Ordnung bringen würden, und so sei es doch gut.

Das fand ich auch, und ich war sehr beruhigt. Als ich ein paar Wochen später heimkehrte, fand ich alles bestens vor. Sie mochten sich während meiner Abwesenheit ein paar Freiheiten genommen haben, aber der Respekt vor ihrer Rücksichtnahme, alles wieder in Ordnung zu bringen, gebot, dass ich nicht weiter nachfragte.

So halten wir es, meine Kinder und ich. Vielleicht ist es auch ein typisches Merkmal einer Familie mit nur einem Elternteil, dass man enger zusammenrückt und die Kinder in Ermangelung eines erwachsenen Gegenübers zu Partnern macht. Es scheint ihnen nicht zu schaden, und ich liebe diese Sitzungen, diese Gespräche mit meinen Kindern an diesem Tisch. Aber den Familienrat vor unserer Auswanderung nach Neuseeland, bei dem sie überlegten, was wohl für ihre Mutter das Beste sei, den werde ich wohl nie vergessen.

Danach war nicht mehr viel Zeit, alles ging Schlag auf Schlag, und drei Wochen später saßen wir bereits im Flugzeug, ohne dass ich genau wusste, wie mir geschah.

Das Mietauto

Ich hatte für den Weg von Auckland bis in die Bay of Plenty, in der wir unsere neue Heimat fanden, ein Auto gemietet. Natürlich war ich gefragt worden, welches Modell ich gerne hätte, und ich hatte geantwortet: »Vollkommen egal, irgendeines.« Es war seitens des Reisebüro-Mitarbeiters, eines Mannes, insistiert worden, ich müsse mich schon entscheiden. »Na, das billigste halt«, so hatte ich ihn unbedacht und unschlau, wie meine Kinder später sagten, beschieden.

Als wir nach der vierzigstündigen Reise die lange Prozedur der Einreise, des Zolls und der Gepäckkontrolle hinter uns und völlig erschöpft auch endlich den Mietwagen gefunden hatten, für den man mir einen Schlüssel und eine vage Himmelsrichtung für seinen Standort gegeben hatte, standen wir vor dem kleinen viersitzigen Auto und betrachteten ratlos den winzigen Kofferraum und unser Gepäck. Das heißt, ich war ratlos, die Kinder sahen mich erwartungsvoll und voller Vertrauen an.

Ich war die Mama, ich würde mir schon etwas dabei gedacht haben, so ein kleines Auto zu mieten, wo wir doch über die Vereinigten Staaten geflogen waren und jeder zwei riesige Koffer und ein Handgepäck hatte mitnehmen dürfen, dazu diverse Laptoptaschen, eine große Kamera und meine Handtasche.

An die zweihundert Kilo Gepäck, verteilt auf vierzehn Stücke, meine drei Kinder und ich lagen und standen auf dem Parkplatz des Flughafens und alles, was mir einfiel, war: Mist. Das hatte ich nicht richtig bedacht. Ich war zu sehr damit beschäftigt gewesen, alle Papiere in Ordnung zu haben, und hatte mich gefreut, alles im Griff zu haben, als unsere Pässe tatsächlich, wie telefonisch mit der Neuseeländischen Botschaft in Berlin besprochen, nur wenige Stunden vor unserem Abflug per Kurier bei uns daheim eingetroffen waren.

Als ich sah, wie meine Tochter den Mund öffnete, kam ich ihr zuvor und lachte. »Das wird schon gehen«, sagte ich mit einer Heiterkeit, die ich durchaus nicht empfand, sie auch nicht, weswegen ich sie nicht hatte zu Wort kommen lassen. Sie bestätigte es sofort. »Das geht da nie alles rein«, sagte sie knapp.

Ich beschwichtigte sie damit, dass sie vorne sitzen dürfe und sogar die Füße würde hochlegen können. Auf einen der kleineren Koffer. Die anderen stopften wir in den Kofferraum, in den Fußraum der Jungs und zwischen die beiden. Es war sehr eng und niemand konnte sich bewegen, aber wir hatten alles verstaut.

Es wäre ja nicht für lang, es waren nur dreihundert Kilometer bis zu unserem Bestimmungsort, die hätten wir in gut zwei Stunden geschafft.

Das allerdings war eine grobe Fehlannahme, gestützt auf deutsche Autobahnen. Die es hier allerdings nicht gibt. Der vierspurige Motorway hört fünfzig Kilometer hinter Auckland auf und ist einzig in seiner Art im ganzen Land. Danach kommen nur schmale Landstraßen, die sich nicht nur bergauf und bergab ziehen, sondern sich auch in teilweise scharfen Serpentinen der Landschaft anpassen. Die im Übrigen keines meiner Kinder sehen wollte. Sie hatten die Nase vom Reisen gründlich voll. Vor allem nach unserer ersten Pause, bei der ich mich auf der Landkarte davon überzeugt hatte, dass wir nicht einmal ein Viertel der Strecke bewältigt, aber schon über eine Stunde gebraucht hatten. Als wir weiterfahren wollten und ich zielstrebig auf die rechte Straßenseite bog, wo uns ein Lastwagen entgegenkam, schrien die Kinder laut auf, und ich glaube, der Ausdruck »in Todesangst« ist hier nicht fehl am Platze: »Mama, du fährst auf der falschen Seite!«

Da war alles zu spät, da wollten sie hier nicht sein und alles half nichts, weder mein Hinweis auf das Hobbitland, das wir durchfuhren, noch die Aussicht auf McDonald's. Sie schalteten ab und ihre iPods ein, stöpselten sich vermittels ihrer Ohrhörer von mir, die sie hierhergeschleppt hatte, und dem ganzen Drama ab.

Für den Rest der Fahrt hörte ich Radio und wunderte mich weiter nicht, als man mir im Krankenhaus nur den Schlüssel zu unserem Haus gab und die Wegbeschreibung kommentierte mit: »Very easy, cannot go wrong«, was mich nicht davon abhielt, mich doch zu verfahren.

Es wurde nicht besser dadurch, dass absolut nichts zu essen in dem Haus war, das wir gemietet hatten, aber wir gingen schnell einkaufen, und dann stellten wir fest, dass wir nicht duschen konnten, weil der Boiler nicht angestellt war und das Wasser noch für die nächsten vierundzwanzig Stunden eiskalt sein würde. Es gab auch keine Heizung in dem Haus, wie in beinahe keinem neuseeländischen Haus, aber es gibt elektrische Heizgeräte zu kaufen und es gibt auch Häuser mit Holzöfen, aber das konnten wir da noch nicht wissen. Was ich wusste, war, ich würde sofort am nächsten Tag warme Bettdecken und Bettwäsche kaufen, denn die vorgefundenen dünnen Wolldecken und die »sheets«, die übliche Methode des Bettenmachens im anglosächsischen Raum, das war nicht nur zu viel für mich, das war ganz einfach zu kalt.

Am nächsten Tag kaufte ich ein Heizgerät und für die Betten vernünftige »duvets«, ein Unterfangen, das sehr viel Zeit in Anspruch nahm, weil es für mich ein ungewohntes Wort und für die Verkäuferin ein seltenes Begehr war. Drei Tage später zogen wir um, in ein schöneres, wärmeres Haus, und von da konnte man auch das Meer sehen, und das versöhnte mich mit vielem.

In Neuseeland war es nicht immer leicht, gerade zu Anfang, und gelegentlich weinte ich und fluchte und sagte, ich würde keinen Tag länger bleiben, ich wolle heim. Dann, irgendwann, kehrte es sich um, und ich kann kein Datum nennen, wann es geschah. Aber wenn ich nun morgens aufwachte, dann sagten mir die Geräusche, die ich hörte, noch bevor ich die Augen öffnete, dass ich daheim war, und ich war zufrieden und fühlte mich wohl. Was nicht bedeutete, dass ich nicht gelegentlich solches Heimweh hatte, dass mir der Magen schmerzte und ich hätte heulen können. Dann wieder bezeichnete ich Deutschland als Zuhause.

Mein ältester Sohn, ein großer Pragmatiker, sagt immer: »Wer einmal wo gewesen ist, wo es schön ist, hat ab da immer entweder Fernweh oder Heimweh.« Recht hat er.

Die Kinder gewöhnten sich ein, sie hatten sich vorher gewehrt, Englisch zu lernen, nun konnten sie es innerhalb von wenigen Wochen fließend, und auch in der Schule fühlten sie sich wohl, sie lernten das Surfen und liebten es, wie auch die Tatsache, dass sie mit fünfzehn Jahren schon Auto fahren durften.

Wenn ich es recht betrachte, so erfuhren meine drei jüngeren Kinder, die mit mir gingen, einen Selbstbewusstseins-Booster, der großartig ist, manchmal vielleicht sogar grenzwertig. Sie schienen der Meinung zu sein, sie könnten alles bewältigen, alles erreichen, ihnen würde alles gelingen. Es schien wahr zu sein. Wie eine sich selbsterfüllende Prophezeiung gelang ihnen alles, was sie begannen.

Halbwilde

Gelegentlich diskutierte ich mit anderen deutschen Ärzten, die auch in Neuseeland leben und arbeiten, darüber, ob man dieses Land als zivilisiert bezeichnen kann oder ob es sich einfach um zwei Inseln voller Halbwilder handelt. Immerhin aßen sich die Insulaner nachweislich bis vor einhundertfünfzig Jahren noch gegenseitig auf, was wir verwerflich finden, auch wenn es einen guten, beinahe akademischen Grund für diesen Kannibalismus gab. Sie taten es nicht aus Hunger, sondern um damit die Stärke und Weisheit des Gegners in sich aufzunehmen.

Es ist ja das Wesen jeder Insel, dass sie von Wasser umgeben ist, im Falle Neuseelands von sehr viel Wasser, und unter dem Treibgut, welches das Meer anspült, findet sich anscheinend keine Bildung, keine Kultur, vielleicht ist sie auf dem langen Weg ertrunken, versandet, von Haien gefressen worden.

So redeten wir dann, wenn wir wieder einmal fünfzehnjährige schwangere Patientinnen hatten, die nach einer missglückten Abtreibung lebensgefährliche Blutungen oder Infektionen erlitten oder, schlimmer, das Kind austrugen, aber während der Schwangerschaft konsequent weiterrauchten, tranken und Marihuana konsumierten.

An anderen Tagen sahen wir es anders. Da lachten wir und fanden es sympathisch, wenn die Menschen barfuß zum Supermarkt gingen und Maori bei der Arbeit laut ihre alten Lieder sangen. Dann waren wir dankbar und freuten uns darüber, dass wir dort leben durften. Wenn die Kassiererin am Ende ihrer Zehn-Stunden-Schicht noch immer lachte und freundlich war und sich darüber freute, dass sie Arbeit hatte – und die Kassiererinnen trugen Schuhe, was uns konservative Europäer beruhigte. Da freute ich mich, wenn ich eine Reifenpanne hatte, und der erste Autofahrer, der vorbeikam, hielt sofort an. Er half mir nicht nur, den Reifen zu wechseln, sondern folgte mir die zwanzig Kilometer bis zur nächsten Werkstatt, damit mir kein Unheil geschah.

Es brachte mich zum Lächeln, wenn ich beobachtete, welche Fortschritte meine Kinder in der Schule machten, weil sie dort niemals getadelt, sondern immer nur gelobt wurden, und wie Maori-Kinder die gleichen Chancen haben wie weiße und Behinderte nicht so genannt werden, sondern »*special needs*« und besondere Fürsorge erhalten. Sie alle besuchen dieselbe Schule, niemand wird ausgegrenzt, nur weil er anders ist. Anfangs erschrak ich, wenn ich Post von der Schule erhielt, und dachte sofort an die in Deutschland noch immer üblichen blauen Briefe. Auch wenn sie heute nicht mehr blau sind, ein Umschlag mit dem Absender der Schule bedeutete bei uns in Deutschland in der Regel nichts Gutes.

Aus den Umschlägen in Neuseeland zog ich immer nur Gratulationsschreiben. »*Herzlichen Glückwunsch, dein Kind hat gute Arbeit geleistet, es zeigt Respekt für andere und ist fleißig. Bitte ermutige es, so weiterzumachen. Well done!*«

Jeder Lehrer schreibt solche Briefe für jedes Fach und für jedes Kind, und immer, wenn ich sie las, kamen mir die Tränen, und ich fühlte mich so privilegiert, in diesem Land leben und zusehen zu dürfen, wie diese Schulen wunderbare Künstler hervorbringen und auch große Akademiker, weil jeder Schüler entsprechend seiner individuellen Fähigkeiten gefördert wird. Dann schämte ich mich, zuvor von ihnen als einer Schar Halbwilder gesprochen zu haben.

Neuseeland ist ein Land, in dem Qualitäten wie Respekt, Höflichkeit, Hilfsbereitschaft, Verantwortungsgefühl, Selbstdisziplin, hingebungsvolles Engagement und Verbindlichkeit in der Schule thematisiert und genauso bewertet werden wie gute Leistungen in Mathematik oder im Sport und wo man Urkunden bekommt für *commitment*, Engagement, Einsatz, Hingabe, genauso wie für akademische Leistungen. Ein Land, in dem man Dankbarkeit empfindet und pflegt. Besonders begabte Kinder heißen *gifted and talented*, beschenkt und talentiert. Weil es eine Gabe ist, ein Geschenk, wie es ja in unserem deutschen Wortstamm auch enthalten ist, nur wir beachten es nicht. Dort ermutigt man sie, ihre Gaben zu finden, zu pflegen, zu benutzen und dankbar zu sein.

Es ist mir sehr ans Herz gewachsen, dieses Land und seine Menschen.

Wenn die Medizin dort nicht die gleichen Wunder vollbringt wie die Mayo Clinic in Minnesota, das Massachusetts General Hospital in Boston oder die Charité in Berlin, so sehen das die Kiwis undramatisch. »Es ist der Preis, den wir gern dafür bezahlen, dass wir in diesem wunderbaren Paradies leben dürfen«, sagte mir ein Bekannter, den ich fragte, ob er sich nicht furchtbar geärgert hatte, als er letztens mit einem gebrochenen Knöchel drei Stunden in das nächste Krankenhaus gebraucht hatte oder wenn er achtzehn Monate auf eine Ultraschalluntersuchung seines Herzens warten muss. Ich hatte ihn gefragt, ob er nicht lieber etwas mehr Steuern zahlen möchte, damit die medizinische Versorgung besser gestaltet werden könnte, ein Gedanke, der ihm unangebracht erschien. Es sei schon alles okay, sagte er. »*Sweet as*. Wir fahren gern, und wir warten gern. Wir sind froh, hier leben zu dürfen.«

Als ich auf seiner Terrasse saß, dachte ich, dass ich auch gerne drei Stunden zum Krankenhaus fahren würde, wenn ich nur hier leben dürfte. Sein Haus steht auf der obersten Erhebung eines Hügels, und man sieht über seine Farm, die so weit wie das Auge reicht, und noch weiter. Sanfte Hügel, smaragdfarbene Flüsse, tiefblaue Seen, dunkelgrüne Wälder, darin Rehe, die so zutraulich sind, dass man sie beinahe vom Haus aus schießen könnte. Etwas, das sie tun hier in diesem Land, sie gehen in den Wald und schießen Rehe und Wildschweine, tragen sie nach Hause und essen sie auf, und dazu brauchen sie keinen Jagdschein, keine Genehmigung und keinen Tierarzt. Und wenn sich einmal ein wildes Schwein in ihren Gemüsegarten verirrt, wie es bei einem Freund einmal geschah, dann schießen sie das auch und freuen sich, dass sie es nicht so weit zu tragen brauchen. Es gab dann auch gleich am nächsten Tag ein *hangi*, ein Fest, bei dem das Essen, hier das unglückliche verirrte Schwein, zusammen mit ein paar Hühnern, Maiskolben und Süßkartoffeln in einem abgedeckten Erdloch auf glühender Kohle oder über einer heißen Quelle gegart wird, eingewickelt in Blätter oder, heutzutage, als Tribut an den Fortschritt, in Aluminiumfolie.

Es ist eine andere Kultur. Und die Medizin ist auch anders. Etwas, das ich in meiner Naivität nicht erwartet hatte. Beides nicht.

Und auch wenn ich es sehr lieben lernte, dieses Land, so fand ich es schwer, dort Medizin zu betreiben, und oft dachte ich wehmütig an Deutschland und daran, dass Patienten hier nicht an manchen Krankheiten oder Verletzungen sterben müssen, die sie dort nicht überleben können, weil die Wege zu weit sind, die medizinische Ausrüstung vorsintflutlich ist, die Wartezeit auf eine bestimmte Therapie zu lang oder weil man als Arzt ganz einfach an Althergebrachtem, nicht Überdachtem scheitert.

Guidelines

Eine Frau war von einem Krankenwagen, einer Ambulance, eingeliefert worden. In Neuseeland gibt es keine Notarztwagen wie bei uns, sondern nur Krankenwagen, die so klein sind, dass man nicht einmal richtig darin stehen kann. Darin sitzt ein Paramedic, ein Rettungssanitäter, der oft genug auch noch allein ist, so dass der Patient auf der Fahrt nicht betreut werden kann, denn der Sanitäter muss ja hinter dem Steuer sitzen. So werden die Patienten nicht intensivmedizinisch versorgt, und die Frau, fünfzig Jahre alt, genau wie ich, kam mit Herzrasen, einer Pulsfrequenz von ungefähr einhundertundsiebzig pro Minute, in der Notaufnahme unseres Krankenhauses an.

Das Krankenhaus war nicht besonders groß, nicht mehr als zweihundert Betten, aber es war das einzige Krankenhaus weit und breit und versorgte die gesamte Bevölkerung im Umkreis von dreihundert Quadratkilometern. Es gab keine Kernspintomographie, keine Neurochirurgie, keine Stroke-Unit und kein Herzkatheterlabor. Auch wenn wir rein technisch gesehen nur dreihundert Kilometer von Auckland, wo es all diese Einrichtungen gibt, entfernt waren, so war diese große Stadt für einen akuten Notfallpatienten so entfernt wie ein anderer Planet, auf den schmalen und kurvigen Straßen dauert die Fahrt dorthin mit dem Krankenwagen mindestens fünf Stunden.

Wie überall auf der Welt gibt es auch in Neuseeland Guidelines, die genau vorschreiben, mit welchen Medikamenten in welcher Reihenfolge dieser Frau zu helfen war. Ich wandte sie auch

283

alle brav an, nur es half alles nichts, und ihr Herz fuhr weiter fort, mit fast zweihundert Schlägen in der Minute ihren armen Körper zu malträtieren. Da erinnerte ich mich an Xylocain, ein Medikament, das man heute nur noch zur Lokalanästhesie verwendet, das wir aber früher erfolgreich zur Behandlung von Tachykardien, Herzrasen, benutzten. Also hatte ich es ihr in die Infusion gegeben. Es hatte geholfen, die Pulsfrequenz hatte sich normalisiert und der Patientin war es besser gegangen. Lange hätte sie es vermutlich nicht mehr ausgehalten, ein solches Herzrasen ist nicht nur sehr anstrengend, sondern kann, wenn man es nicht beendet, zum Herzinfarkt oder Schlaganfall führen.

Die Krankenschwestern, die in Neuseeland viel mehr Macht haben als in Deutschland, waren nicht einverstanden gewesen. »Das steht so nicht in unserem *protocol*«, hatten sie gesagt und hatten, ich konnte es kaum glauben, die Infusion abgestellt. Der Herzschlag der Patientin war sofort wieder in die Höhe geschossen, dennoch, die Schwestern fühlten sich im Recht. Fassungslos stand ich da. Natürlich würde die Patientin weitere Untersuchungen benötigen, um herauszufinden, wo der Fehler lag, warum sie dieses Herzrasen hatte, und natürlich konnte sie nicht bis ans Ende ihres Lebens an dieser Infusion hängen. Aber zunächst einmal musste man sie doch aus dieser akut bedrohlichen Situation befreien und sich etwas Zeit verschaffen. Ich hatte den Internisten zu Hilfe gerufen, immerhin bin ich »nur« die Ärztin der Notaufnahme. Nachdem ich ihn ins Bild gesetzt hatte, hatte er angeordnet, die Infusion wieder anzustellen. Den Schwestern hatte er mitgeteilt: »Wenn es hilft, wird es erst einmal so gemacht.« Ich war von Herzen einverstanden. »Wer heilt, hat recht«, so hatten wir in Deutschland immer gesagt.

Hier in meinem neuseeländischen Krankenhaus war das anders. Diese *protocols* werden meist in Form von Ablaufdiagrammen bildlich dargestellt, man folgt den Linien und arbeitet sie Schritt für Schritt ab. Bei einer Herzrhythmusstörung sieht das dann ungefähr so aus: Erster Schritt: prüfen, ob regelmäßig oder unregelmäßig. Bei »regelmäßig«, wie in unserem Fall, folgt man dann der Linie, die sich links im Diagramm hinunterzieht. Zweiter Schritt auf der linken Linie: prüfen, ob der Patient stabil ist. Das war sie. Keine Bewusstlosigkeit, Atemnot oder Brustschmerzen, und Puls hatte sie auch. Weiter auf der Linie: vasovagales Manöver. Hierzu massiert man den Hals, um Druck auf den Carotis-Sinus auszuüben, der Ursprung der Kopfschlagader, die Barorezeptoren, also Drucksinneskörperchen, enthält, die den Blutdruck registrieren. Auf Druck werden Nervenimpulse an das verlängerte Rückenmark weitergeleitet, welche die Herzfrequenz verlangsamen und den Blutdruck senken.

Entsprechend geht es dann weiter mit den Medikamenten. Man gibt das erste auf der Liste, hilft es nicht, sagt die Liste, welches dann anzuwenden ist und so weiter.

Xylocain war leider nicht auf dem Diagramm, aber für die in aller Regel sehr rigiden, in Uniform gekleideten neuseeländischen Schwestern sind diese *protocols* wichtiger als die Bibel, also hatten sie sich energisch geweigert, die laut neuseeländischen Regeln nicht vorgesehene Infusion wieder anzustellen. Dem Internisten, ebenfalls kein Neuseeländer, sondern Fijianer, war nichts anderes übriggeblieben, als die Patientin unverzüglich in das nächste Krankenhaus mit einer kardiologischen Abteilung zu verlegen. Unverzüglich – das bedeutet bei einer Entfernung von zweihundert Kilometern eine Fahrzeit im Krankenwagen von drei Stunden.

Als wir später in dem anderen Krankenhaus angerufen hatten, hatte sie die Fahrt überlebt – und hing an einem Xylocaintropf. Von den Kardiologen hatten es die dortigen Schwestern offenbar akzeptiert, von uns nicht. Dabei wäre es doch so viel wichtiger gewesen, dass sich die Schwestern in der Abgeschiedenheit und Ländlichkeit der kleinen Stadt auf die Erfahrung der Ärzte verlassen. Aber das taten sie nicht. Sie waren nicht gerade ausländerfeindlich, aber wirklich freundlich auch nicht. Sie waren im höchsten Maße misstrauisch, obwohl das Land an einem ausgewachsenen Ärztemangel leidet und ohne die Ärzte aus Europa, Amerika, Südafrika und den »Inseln« gar keine ärztliche Versorgung der Bevölkerung sichergestellt werden könnte.

Schnell hatte ich erkannt, dass alle diese Kollegen aus anderen Ländern wegen des »Lifestyles« da waren und nicht, weil es mehr Spaß machen würde, in Neuseeland Medizin zu betreiben als in ihren Heimatländern. Und auch ich hatte ein schönes Leben dort.

Außerhalb der Arbeit. Weil ich endlich arbeitete, um zu leben, und nicht umgekehrt. Aber anfangs tat ich mich schwer.

Kiwidoctor

Es dauerte eine Weile, bis ich mich eingewöhnt hatte und zu einem richtigen »Kiwidoctor« geworden war, was, wie mein Chef sagte, unbedingt notwendig war. Ich hatte nicht genau gewusst, was er meinte. Und ich fragte nicht. Instinktiv. Aber es war offensichtlich der erste Schritt auf dem richtigen Weg. Zurückhaltung war angesagt, formelles Verhalten.

Männliche Ärzte trugen Krawatten, die Frauen Röcke und Blusen, Jeans waren verboten.

Eine ungarische Kollegin hatte einmal einen Kuchen mitgebracht, ausgesprochen lecker, wie ich fand, nicht so schwammig und substanzlos wie die Backwaren, an die man hier gewöhnt war, die Schwestern hatten höflich jede ein kleines Stück genommen, ihn öffentlich gelobt und hinterher heimlich zueinander gesagt, wie abscheulich sie ihn gefunden hatten. Eine weitere, schwer zu ertragende Eigenschaft für mich. Es gilt als unhöflich zu sagen, was man denkt. Immer freundlich, immer verbindlich, geradezu aalglatt, aber, für meine Begriffe, unehrlich.

Ich galt mit meiner offenen Art als ausgesprochen unhöflich, grob, wie sie es nannten, und ich gewöhnte mir an, wenig zu reden bei der Arbeit. Mit den Schwestern und den Kollegen jedenfalls. Mit den Patienten redete ich gerne, und ich mochte es, mit ihnen hinter den blauen Vorhängen zu sitzen, mit denen die Kabinen voneinander abgetrennt wurden. Es gefiel mir, dass meistens die ganze Familie mitkam, auch wenn es die Unruhe und den Lärmpegel in der Notaufnahme steigerte, was einige Mitarbeiter störte. Mich nicht. Ich fand es sehr liebevoll. Nur gelegentlich, wenn eine der Begleitpersonen in die Stadt ging und *fish and chips* für die ganze Familie holte und sie anfingen, ein Picknick abzuhalten, mitten in der Notaufnahme, dann war es auch mir zu viel. Aber das wiederum wurde von den Schwestern akzeptiert, offenbar war Essen etwas Wichtiges und genauso heilig, wie es jeder Tisch war. Es wäre ganz und gar ausgeschlossen und äußerst schlechtes Benehmen gewesen, nach Maori-Tradition sogar ein Sakrileg, sich auf einen Tisch zu setzen, ihn mit etwas anderem als den Händen zu berühren.

Ich akzeptierte, respektierte, gewöhnte mich und lernte. Ich befolgte die Protokolle, fand mich damit ab, dass alles immer ein wenig länger dauerte, als ich es aus Deutschland gewohnt war, behielt meist für mich, was ich wirklich dachte, und konnte eines Tages von meinem Chef und der Ärztekammer erfahren, dass ich tatsächlich ein Kiwidoctor geworden war und die volle Zulassung als Ärztin erhalten hatte. Ich würde keinen Supervisor mehr benötigen.

Aufgehängt

Die *Ambulance* brachte einen jungen Mann in die Notaufnahme. Siebzehn Jahre alt, ein tiefes dunkelblaurotes Würgemal um den Hals von dem Strick, mit dem er versucht hatte, sich zu erhängen.

Es war ihm gelungen. Als seine Mutter ihn in der Garage baumelnd fand, schrie sie um Hilfe, sie schnitten ihn ab, der Krankenwagen kam. Er war tot. Sie belebten ihn wieder. Es gelang. Zum Teil. Der *Paramedic* war gut, er legte einen intravenösen Zugang, einen kleinen Plastikschlauch in eine Vene, und spritzte Adrenalin. Das Herz begann wieder zu schlagen. Zu atmen begann er nicht, und auch sein Hirn war tot.

Man sieht es an den weiten, entrundeten, lichtstarren Pupillen. Grausig weit bleiben sie, wenn man mit einer kleinen Lampe Licht in sie wirft. Starr und tot. Das konnte die Familie nicht wissen. Sie sahen nur die kleine grüne gezackte Linie auf dem Monitor des Überwachungsgerätes, und sie hatten Hoffnung.

Hoffnung, die ich gnadenlos zunichte machte, nachdem ich ihren Sohn untersucht hatte. Weil ich nicht wollte, dass sie auch nur eine Minute länger in dem Glauben blieben, ihr Sohn würde jemals wieder so werden, wie er einmal war. Das würde er nicht. Bestenfalls würde er ein Stück Fleisch sein, das zuckte. Er hatte einen Plastikschlauch in seiner Luftröhre, eine Maschine pumpte Luft in seine Lungen und saugte sie wieder ab.

»Euer Sohn ist hirntot«, sagte ich zu ihnen. »Da ist nichts mehr von dem, was ihn einmal ausmachte, was er einmal war. Die Person, der Mensch, den ihr kanntet und geliebt habt, es gibt ihn nicht mehr.«

Ich hätte noch hinzufügen können, das Einzige, was an ihrem Sohn noch funktionierte, ist das Herz. Ich ließ es bleiben. Wir verbinden zu viele Vorstellungen mit dem Begriff Herz. Dieses Wort ist für uns viel zu sehr mit Liebe verknüpft, als dass ich hätte sagen können, es funktioniert noch.

Was ich meinte, ist: Die Kammern schlagen, das Blut wird durch den Körper gepumpt. Aber seinen eigentlichen Zweck erfüllt es nicht. Da lebt kein Gehirn mehr, das durch dieses Blut ernährt und mit Sauerstoff angereichert werden könnte, damit dieser ganze Organismus so ist, wie er sein sollte, damit er denkt und fühlt und lebt. Hier lebte etwas, das weniger war als ein Tier.

An dieser Stelle versagte ich mir weitere Betrachtungen über den jungen Mann.

Wer mir leidtat, war das junge Mädchen, mit dem er den ganzen Vormittag über SMS ausgetauscht hatte. Nach der letzten SMS war er in die Garage gegangen und hatte sich aufgehängt. Ein erfolgreicher Selbstmordversuch, wie wir Mediziner sagen. Erfolgreich. Eine merkwürdige Wendung der deutschen Sprache.

»Gerade jetzt, wo er das erste Mal in seinem Leben alles im Griff hatte«, sagte die Mutter versonnen. Sie konnte noch nicht weinen. Trotz allem, was ich gesagt hatte, war da noch Hoffnung, noch immer zuckte die kleine grüne Linie über den Monitor, noch immer ertönte rhythmisches Piepen.

Ich war froh, als er aus der Notaufnahme auf die Intensivstation verlegt wurde und damit aus meinem Blickfeld verschwand.

Als ich am nächsten Tag fragte, wie es dem jungen Mann ginge, erlebte ich eine Überraschung. Er sei tot, teilte man mir mit, als sei es ganz selbstverständlich. Er sei ja hirntot gewesen, also habe man die Maschinen abgestellt.

Ich wunderte mich, aber angesichts der Situation fand ich es richtig. Der Familie war längere Quälerei erspart worden, und nun konnten sie damit beginnen weiterzuleben, ohne den geliebten Jungen, aber immerhin weiterleben und vorwärtsgehen.

Das wäre in Deutschland womöglich undenkbar gewesen. Das Abstellen der Geräte bei Wachkomapatienten ist höchst umstritten, keiner will die Verantwortung übernehmen, und ungefähr zehntausend Menschen vegetieren in Heimen in diesem Zustand oft Jahre vor sich hin.

In Neuseeland leistet man sich solche Bedenken offenbar nicht. Jeder ist mit dem eigenen Überleben beschäftigt, Wachkomapatienten habe ich hier nie gesehen, dazu ist keine Kapazität vorhanden, und allein die täglichen Besuche eines Verwandten im Krankenhaus bedeuten oft eine große Herausforderung an die Familienmitglieder, die doch arbeiten und den Lebensunterhalt verdienen müssen. *Paid sick leave*, Krankengeld, das gibt es kaum. Wer nicht arbeiten gehen kann, verdient kein Geld, und wer jeden Tag ins Krankenhaus fährt, kann bei den weiten Entfernungen nicht arbeiten gehen.

Ein kleines Mädchen kam mit Fieber in die Notaufnahme, sie wurde von ihren Eltern gebracht. Ein Kollege behandelte sie, ich hatte frei, und er erzählte mir später die Geschichte. Er untersuchte sie, stellte ein Rezept aus, erklärte den Eltern, wie die Medikamente einzunehmen seien, und sagte dann, sie könnten gehen. Der Kollege ist Amerikaner, und wie wir Deutschen war er der Meinung, zu Hause in der liebevollen Pflege der Familie wird ein Kind am schnellsten gesund, wenn es nicht so schwer erkrankt ist, dass eine Krankenhauseinweisung unumgänglich ist.

Den entsetzten Blick der Eltern bei dieser Mitteilung bemerkte er nicht, und er wunderte sich, als es später Ärger gab. Die Familie wohnte an der Küste, zwei Autostunden weit entfernt. Zwei Stunden, wenn die Straße befahrbar ist, heißt das. Bei starkem Regen bricht oft ein Teil des Berges ab und verschüttet sie.

Die Eltern hatten als sicher angenommen, dass ihre kleine Tochter stationär aufgenommen werde, und sie hatten Angst, allein mit ihr daheim zu sein, so weit von jedem Arzt oder Krankenhaus entfernt.

Der Kollege hat das alles nicht wissen können, er war gerade erst in Neuseeland angekommen. Er hatte noch vor sich, was ich bereits gelernt hatte, ein Kiwidoctor zu sein.

Die Oma

Ich überlege, wo die Jahre geblieben sind, und es erscheint mir wie gestern, als ich im Krankenhaus meinen ältesten Sohn, der nun auch schon fast dreißig ist, in den Armen hielt und dachte, nun fängt mein Leben an. Er hatte diesen typischen Babygeruch an sich, ganz leicht säuerlich, und doch süß zugleich, und die Haut seiner kleinen Wangen mit dem zarten Babyflaum darauf war weicher als alles, was ich jemals gefühlt hatte. Jahre später durfte ich einen Pinguin streicheln, und er fühlte sich am Bauch genauso weich an, nur ohne den vertrauten Geruch.

In letzter Zeit habe ich bei dem Gedanken, bis zu meiner Pensionierung dieselbe Arbeit im selben Krankenhaus zu verrichten wie zurzeit, immer öfter ein ganz merkwürdiges Gefühl. Es ist umgekehrt wie bei dem Pinguin. Der Geruch ist vertraut, aber es fühlt sich nicht mehr weich an, es ist hart und unbequem und anstrengend.

Es ist ein beklemmender Druck, als stecke mir etwas im Hals, das nicht hinunterrutschen will, und ich spüre jede einzelne Falte in meinem Gesicht, wie sie sich tiefer eingräbt.

Mein fünfzigster Geburtstag ist gerade vorüber, mit etwas Glück habe ich noch zwanzig Jahre vor mir, auch wenn mir selbst das eher unwahrscheinlich scheint.

Bei Wikipedia heißt es, die durchschnittliche Lebenserwartung der deutschen Frau liegt bei zweiundachtzig Jahren. Ich vermute, ich werde unter dem Durchschnitt bleiben, denn ich bin Ärztin, und außerdem oder vielleicht auch gerade deswegen rauche ich, und Übergewicht und zu wenig Bewegung habe ich auch, was ebenfalls laut Wikipedia die drei Hauptrisikofaktoren gegen ein langes Leben sind. Obwohl man hierzu das Internet nicht bemühen müsste, das sagt einem schon der gesunde Menschenverstand. Außerdem ist Arzt zu sein in Deutschland mittlerweile ein gesellschaftlich akzeptierter Stressfaktor, und so habe ich manchmal hohen Blutdruck, was ich geflissentlich ignoriere, und wogegen ich nur gelegentlich, wenn ich davon Kopfschmerzen bekomme, einen Betablocker einnehme. Der Schuster hat ja bekanntermaßen die schlechtesten Schuhe. Wissen allein schützt nicht vor Dummheit.

Ich tröste mich mit dem Gedanken, dass die Frauen in meiner Familie alle steinalt geworden sind, meine Großmutter wurde neunundachtzig, das soll angeblich einen Hinweis darauf geben, wie alt man selber wird.

Aber die Oma führte im Gegensatz zu mir ein gesundes Leben. Auch sie arbeitete viel, sie zog sieben Kinder groß. Doch es waren andere Zeiten. Sie hatte nicht immer eine Waschmaschine, und eine Zentralheizung gab es auch nicht; sie hat zwei Kriege miterlebt, die Flucht aus dem Osten, den Tod ihres Mannes, über Langeweile konnte sie sich nicht beklagen. Aber sie musste sich nicht mit Ellbogen durchsetzen wie die heute in Männerwelten arbeitenden Frauen, sie lebte immer auf dem Land in gesunder Luft, sie zog ihr eigenes Gemüse und Obst im Garten, rauchte und trank nicht, und später, als ihre Kinder aus dem Haus waren, pflegte sie ihre Mittagsruhe wie ein Heiligtum.

Auch ich musste einen Mittagsschlaf halten, wenn ich sie als Kind besuchte, und ich lernte es zu schätzen, wenn auch anfangs etwas widerstrebend. Es gab so viel zu sehen und zu erleben bei ihr. Da waren der Hund, die Hühner und die Ziegen im Stall, da war der Seerosenteich in dem weitläufigen Garten und da war der Wald gleich hinter dem Haus den Berg hinauf. Eine riesige Schaukel hing in einem Baum. In der Nähe gab es eine Imkerei, so dass meine Kindheit durchtränkt war von der Süße des

Duftes der vielen Ginsterbüsche, in deren Blüten die Bienen ihren Honig sammelten. Ihr gleichmäßig an- und abschwellendes Summen gab mir sowohl ein wohliges Gefühl der Geborgenheit wie auch ein leichtes Gruseln in der Magengegend angesichts der ganzen Stacheln, und so dämmerte es mir schon früh im Leben, dass Sonne und Schatten Hand in Hand gehen.

Die Oma sagte zu mir: »Heike, du musst ja gar nicht schlafen, leg dich nur hin und schau den Wolken zu.« Und sie holte aus den Betten die großen Daunenkissen und Federplumeaus und breitete sie auf zwei Liegen auf dem Balkon aus.

Ich kuschelte mich gehorsam in die weichen, warmen Decken, die Oma nahm die andere Liege. Die metallenen Sprungfedern der Liege quietschten, als wir uns auf die Seite drehten und in den Himmel sahen, und dann lernte ich zu genießen, wie der Wind samtigweich und frisch zugleich über mein Gesicht strich. Wie das Streicheln der lieben alten runzeligen Hände der Oma fühlte es sich an, wir schauten den Wolken nach, wie sie vorüberzogen, und meine Oma und ich erzählten uns, welche Formen wir entdeckten. Da gab es Segelschiffe und alle möglichen Tiere, Gesichter, Menschen, Engel sogar, und ab und zu segelten richtige lebendige Mäusebussarde oder Adler majestätisch durch den Himmel. Irgendwann schlief ich dann doch ein, auch wenn ich mir, um der Oma zu beweisen, dass ich zu groß war für einen Mittagsschlaf, geschworen hatte, es nicht zu tun. Wenn ich aufwachte, gab es ein Glas Ziegenmilch und Kekse, und dann durfte ich wieder stromern gehen.

Kein Wunder, dass sie beinahe einging vor Heimweh, als meine Mutter und meine Tanten irgendwann beschlossen, die Oma sei nun zu alt, um allein dort draußen in ihrem Paradies, in ihrem gottverlassenen Kaff, wie sie es nannten, bleiben zu können. Sie verfrachteten sie zu einer der Tanten in die Stadt, in ein schönes neues Vorstadt-Zweifamilienhaus, und einen Garten gäbe es dort ja auch, so hatten sie argumentiert. Ein Garten – ja waren sie denn blind? Immerhin waren sie es doch, die bei der Oma auf dem Land aufgewachsen waren. Hatten sie nie bemerkt, dass es sich dort um ein so riesiges Grundstück handelte, nicht gerade ein Park, denn es gab Obstbäume und Gemüsebeete und den Stall, aber da war ein Teich und ein kleines Wäldchen, ein Gelände von Ausmaßen, die durchaus geeignet waren, einem zehnjährigen Mädchen ein Gefühl von grenzenloser Freiheit zu vermitteln.

Letzten Endes hatte die Oma gesiegt und war nach Hause zurückgekehrt. Meine Mutter und meine Tanten hatten sich geärgert, denn nun fühlten sie sich verpflichtet, sie öfter zu besuchen und das Haus zu putzen, sie fanden, die Oma mache das nicht mehr gründlich genug. Der Oma hingegen war es egal, ihre Augen waren mit dem Alter schlechter geworden, und sie sah den Dreck nicht mehr so deutlich. Vielleicht sah sie ihn auch nicht, weil sie, ebenfalls mit den Jahren, andere Augen entwickelt hatte, mit denen sie andere, wie sie vielleicht fand, schönere Dinge sah, auch wenn es andere Zeiten gewesen waren, wie sie immer sagte. Immer öfter blickte sie zurück in die Vergangenheit und erzählte mir davon, vom Krieg und wie es gewesen war auf der Flucht, und wie es war, als ihre Kinder klein waren und der Opa hatte ihr nicht erlaubt, sie zu verwöhnen, wie er es nannte, sondern hatte sie gezwungen, sie nachts schreien zu lassen, bis sie damit aufgehört hatten und durchschliefen. Die Oma hatte das nicht gewollt, aber damals in den Dreißigern, sagte sie, habe eine Frau auf ihren Mann hören müssen. Der Opa war lange tot, und sie hatte viel darüber nachgedacht an ihren langen Abenden, in denen sie mit ihrem Strickzeug in dem einsamen Haus auf dem Land neben dem Ölofen vor dem Fernseher saß. Schon lange war sie nicht mehr mit allem einverstanden, was sie damals hatte tun müssen. Auch mit vielen Dingen der Gegenwart war sie nicht einverstanden. Sie hatte sehr skeptisch zur Kenntnis genommen, dass ich Ärztin geworden bin. Zwar war sie stolz auf mich, denn ich war das erste Familienmitglied überhaupt, das eine Universität besucht hatte, aber die Ärzte waren doch alles Quacksalber, das war ihre Meinung, und sie ließ sie genauso wenig ins Haus wie den Pfaffen, wie sie sich ausdrückte. »Die wollen einem doch nur Vorschriften machen«, so schimpfte sie. Das war etwas, was sie gar nicht mochte. Sie kam allein zurecht, und dass das so war, das schrieb sie dem gesunden Leben in frischer Luft zu und setzte eines Tages alle Medikamente ab. Viel später, als sie noch älter geworden war und die Tanten es endgültig aufgegeben hatten, sie in die Stadt umzusiedeln, und sie glücklich und zufrieden allein in ihrem Haus am Waldrand lebte, da durfte ich ihr wenigstens ein paar Wassertabletten geben, damit sie besser Luft bekam. Aber das durfte nur ich. Den Quacksalber und den Pfarrer jagte sie immer noch davon, wenn sie gelegentlich pflichtschuldig Versuche machten, die alte Dame, die so einsam lebte, zu besuchen.

Wenn ich auf meiner Hausbesuchstour Patienten im Altersheim besuchte und erfuhr, dass das Haus, in dem sie ihr Leben verbrachten, von den Kindern bereits zu ihren Lebzeiten verkauft worden war und diese jetzt noch nicht einmal die Zeit für einen kurzen Besuch, ein liebes Telefonat aufbrachten, dachte ich an meine Oma, die in ihrem großen Haus ihre letzten Tage beschließen durfte. Auch wenn ich hörte, dass sie bei ihrem letzten Krankenhausaufenthalt zwanzig verschiedene Medikamente verordnet bekommen hatten und morgens vor dem Frühstück eigentlich schon satt waren, wenn sie alle Tabletten geschluckt hatten, kam mir die alte Dame in Erinnerung, die nie die Tabletten geschluckt, sondern immer samt und sonders in die Mülltonne geworfen hatte.

Bei ihrer Einsamkeit und ihrem Heimweh hatte ich den alten Leutchen nicht helfen können, aber die Tabletten hatte ich auf ein vernünftiges, erträgliches Maß reduziert, und sie waren dankbar gewesen. Anders als meine Oma hatten sie sich auch über den Besuch ihrer Hausärztin gefreut, beim Abschied lange meine Hand gedrückt und auch ihre Hände, die genauso runzlig, aber auch genauso liebevoll waren wie die meiner Oma, hatten mich an sie erinnert.

»Bis nächste Woche, Frau Doktor«, hatten sie dann gesagt und gelächelt. Es hatte mir ein unruhiges, unbehagliches Gefühl verursacht, beinahe wie ein schlechtes Gewissen, und ich verschwand immer sehr schnell. Wäre ich nicht ihre Hausärztin gewesen und hätte ich es nicht bezahlt bekommen, ich hätte sie auch nicht besucht.

Auch in Neuseeland dachte ich manchmal an meine Oma, es hätte ihr da gefallen, auch unser Haus. Sie hätte auf der vorderen Terrasse gesessen und auf das Meer hinausgeschaut, vorbeifahrenden Autos nachgesehen und beobachtet, ob die gelegentlichen Passanten am unbeaufsichtigten Avocadoverkaufsstand vor dem gegenüberliegenden Haus auch wirklich die geforderten Münzen durch den kleinen Schlitz in die Metalldose warfen. Meistens taten sie es.

Nachmittags wäre die Oma vielleicht der Wanderung der Sonne gefolgt und hätte sich hinter das Haus gesetzt, hätte den Vögeln zugesehen, wie sie in den Ästen schwangen, Nektar aus den Blüten der Bäume tranken und vielleicht hätte sie auch halbe aufgeschnittene Kiwifrüchte und vom Baum gefallene, angeschlagene Apfelsinen an die Spitzen der Äste gesteckt und beobachtet, wie sich die Vögel begeistert darüber hermachten.

Go, get a life!

Ich dachte daran, was eine meiner Kolleginnen einmal zu mir sagte. »Du musst das ganze Krankenhaus und alles, was darin während deiner Schicht geschehen ist, an der Tür abstreifen. Lass alles zurück, wenn du nach Hause gehst. Sonst hältst du es nicht aus.«

Das habe ich in Neuseeland gelernt. Dort bekam ich wirklich geregelte Arbeitszeiten, es gab keine Überstunden und falls doch einmal, in ganz seltenen Fällen, so musste der Arbeitgeber eine Strafgebühr an mich zahlen.

Zunächst hatte ich sehr viel Freizeit und keine Ahnung, was ich damit anfangen sollte. Ich hatte es verlernt, und nun langweilte ich mich. »Go, get a life«, hieß es dann immer, und ich dachte mir jedes Mal, ich würde ja gerne, aber ich habe vergessen, wie das geht.

Hatte ich nichts zu tun, stellte sich automatisch ein schlechtes Gewissen ein, weil ich untätig war und nicht arbeitete. Ich war es so sehr gewöhnt, immerzu nur zu arbeiten, dass ich gar nicht mehr wusste, was man sonst noch tun kann, und was ich eigentlich gerne mag, das wusste ich auch nicht mehr.

Und dann begann ich, weil ich mehr vom Leben wollte, es zu lernen. Ich probierte alles aus. Ich hatte mir schon gedacht, dass ich nicht der Typ dafür bin, stundenlang am Strand herumzuliegen. Aber ich versuchte es, und ich lernte.

Bald machte ich lange Spaziergänge am Strand, ich schloss mich einer Gruppe von Frauen an, die regelmäßig ausgedehnte

Wanderungen durch den Busch machten, ich ging fischen und jagen und Muscheln sammeln, ich las Bücher, sah Filme und ich begann zu malen. Ich genoss die Natur, die überwältigend ist. Von unserem Haus aus sah ich stundenlang auf das Meer, und nachts im Bett hörte ich die Wellen rauschen.

In einer halben Stunde erreichte man einen von Wald umringten idyllischen Stausee, auf dem die Männer gut gelaunt und zufrieden stundenlang unsere Kinder auf Wasserskiern oder Wakeboards hinter sich herzogen, ich saß mit den anderen Müttern am Ufer auf Klappstühlen und trank Kaffee, und dann machten wir Feuer und brieten Würstchen und konnten nicht fassen, welch Riesenhunger unsere Kinder in regelmäßigen Abständen bekamen. Wir redeten die ganze Zeit, und, anders als früher, als ich den Müttern am Rande des Fußballfeldes nichts zu sagen hatte, hatten wir gemeinsame Themen.

Wir planten die Studienaufenthalte unserer Kinder, wir würden sie in einem Studentenheim in Auckland unterbringen müssen, bei uns in der Nähe gab es keine Universität. Aber sie würden in den Ferien nach Hause kommen, und darauf freuten wir uns.

Gelegentlich warf ich ein paar Stöckchen für unseren Hund ins Wasser, er liebte das Schwimmen und dankte es mir mit einer sprühenden kühlenden Wasserfontäne, wenn er mir das Holzstück vor die Füße legte und sich schüttelte.

Fuhr man noch ein wenig weiter, kam man an weitere große Seen, in denen es Forellen zu angeln gab, so viel das Herz begehrte. Ich musste mir dafür ein Kanu ausleihen, ich besaß kein eigenes, aber es war ein Wunsch für später. Ein eigenes Boot, vielleicht sogar ein großes, mit dem ich auf das Meer hinausfahren könnte zum Fischen.

Es war schön, Zeit zu haben für Dinge, die man gerne tut. Dazu gehörte bei mir auch, einfach nur auf meiner Terrasse zu sitzen und auf das Meer zu sehen. Nichts zu tun und dabei kein schlechtes Gewissen zu haben.

Einmal störte mich der Nachbar dabei. Er war auf dem Weg

über die Straße zum Strand, um die *Longline* einzuholen, die der andere Nachbar morgens mit dem Kajak gut zwei Kilometer weit ins Meer ausgelegt hatte, mit kleinen Haken daran, an denen im Laufe des Tages Fische anbeißen sollten. Ich stand auf und begleitete ihn.

Er fand den Fang des Tages etwas dürftig, ich dachte, man könne zufrieden sein. Es waren zwei Snapper, insgesamt fünf Kilo, im Supermarkt hätte man dafür sicher gut und gerne sechzig Dollar bezahlt, wenn nicht mehr. Es ist ein Edelfisch, fast ohne Gräten, der Nachbar bereitete ihn im Backofen zu, mit Zitronen, die er vom Baum vor dem Haus frisch pflückte, und er schmeckte süß wie Hummer, nach der Säure der Zitronen und zugleich salzig wie Meerwasser.

Unser Haus war voller Muscheln und Treibholz, an den Wänden hingen meine selbstgemalten Bilder, und wenn es auch keine Kunstwerke waren, so zeigten sie fast alle den Himmel und das Meer, und mit ihren blauen leuchtenden Farben atmeten sie Gelassenheit und Zufriedenheit.

Ich verbrachte die Zeit mit Freunden und den Kindern. Ich fand auch mehr Zugang zu ihren Videospielen, Super Mario war out, aber ich wurde gebeten, und es war mir klar, dass es eine Ehre war, die Sängerin ihres kürzlich neu erworbenen Rockstarspieles zu werden, Jonas bediente die Gitarre und Simon das Schlagzeug, oder umgekehrt. Wir sahen nicht auf die Uhr, während wir versuchten, unsere Leistungen zu verbessern, mehr Punkte und sogar fünf Sterne zu bekommen, und manchmal waren dann auf einmal drei oder vier Stunden vergangen, aber wir genossen es einträchtig und vergnügt und froh, zusammen zu sein.

Ich wusste immer genau, welches Wetter gerade war, wann Flut und Ebbe und wann Vollmond war. Ich hatte Zeit, die Sterne zu betrachten, und meine großen Söhne, die mittlerweile erwachsen waren, warfen mir gerne vor, dass ich meine jüngsten Söhne verwöhnte. Sie hätten immer viel mehr mithelfen müssen. Aber jetzt hatte ich doch selbst Zeit. Ich hatte die Zeit für Hausarbeit, nur dass sie unwichtiger geworden war. Wichtiger waren andere Dinge geworden, und für sie nahm ich mir nun Zeit.

Zur Arbeit zu gehen, dafür hatte ich eigentlich gar keine Zeit mehr.

Aber natürlich musste ich noch arbeiten, und wenn ich dann im Krankenhaus über die Flure ging, dann breitete ich noch immer, wie früher in meinem Leben, die Arme aus und saugte den Geruch und die Geräusche des Krankenhauses auf. Immer noch versicherte ich mich dabei, dass mich niemand beobachtete, drehte mich um und schaute hinter mich, ob ich wirklich allein war. Und dann breitete ich die Arme aus, und dabei dachte ich an die vielen Jahre, in denen ich das nun schon gelegentlich tat.

Und immer noch machte es mich glücklich, nur manchmal war da etwas anderes, das früher nicht da war, da war eine kleine Müdigkeit, eine Mattheit, und sie überschattete das Glück ein ganz klein wenig.

Es ist ein gutes Leben, das Leben eines Arztes. Man muss es mögen, und es mag auf und ab gehen, und auch in anderen Ländern gibt es *issues*, in meiner deutschen Heimat würde man sagen: »Irgendetwas ist ja immer«, aber es ernährte uns sicher, meine fünf Kinder und mich, und es füllte mich immer aus. Es lehrte meine Kinder und mich Dankbarkeit dafür, wie gut es uns geht, dass wir gesund sind und einander haben. Es ist ein intensives Erleben im Hier und Jetzt, so ein Arztleben, was in meinen Augen etwas Gutes ist, und es bescherte mir viele Erinnerungen. Traurige, nachdenklich machende und solche, die man lieber nicht hätte, aber auch schöne und berührende und eindringliche und solche, die man nie vergessen möchte.

»Und am Ende«, so sagte meine Oma, »sind es die Erinnerungen, für die man lebte.«

Leihärztin

Nach meiner Rückkehr nach Deutschland wurde ich zu etwas, das mittlerweile eine fest eingeführte Einrichtung geworden zu sein scheint. Ich wurde Leihärztin, Vertretungsärztin, Honorarärztin. Einen allgemeingültigen Begriff dafür scheint man noch nicht gefunden zu haben. Viele Agenturen haben sich gegründet, bei denen man sich registriert, den Lebenslauf und die Zeugnisse einreicht und seine Fähigkeiten und Optionen bekanntgibt.

Bei drei Agenturen schrieb ich mich ein, seither bekomme ich per E-Mail täglich fünf bis sechs Jobangebote, manchmal mehr. Deutschlandweit werden mir Vertretungen angeboten, verschiedene Tätigkeiten in Krankenhäusern und Arztpraxen und im Rettungsdienst. Man wird pro Stunde bezahlt, manchmal wird die Prämie der Arzthaftpflichtversicherung erstattet, immer bekommt man eine Unterkunft zur Verfügung, manchmal gibt es Verpflegung, Reisekosten nie.

Angebote über Vertretungen als Notarzt im Rettungsdienst lösche ich immer sofort. Meist werden dafür 25 Euro pro Stunde angeboten, nie mehr als 35 Euro. Ich habe es ausgerechnet. Nachdem das Geld versteuert ist, die Beiträge für Renten- und Krankenversicherung bezahlt sind, würde ich wohl mehr verdienen, wenn ich bei den Nachbarn den Rasen mähen würde. Nur dass ich da keine Verantwortung hätte für Menschenleben, und eine umfangreiche Ausbildung bräuchte ich auch nicht. Und viel weniger Benzin, als um die oft abgelegenen Orte zu erreichen, an denen diese Notärzte gesucht werden.

So kam ich als Leihärztin in die Notaufnahme eines Krankenhauses, in dem ich bereits früher, wenn ich auf Besuch in Deutschland war, gelegentlich gearbeitet hatte und das mir sehr ans Herz gewachsen war. Es liegt im Emsland, und die Landschaft und die freundlichen, entspannten Menschen, die hier leben, erinnern mich immer ein wenig an Neuseeland.

Die Arbeit kam mir vor wie das Paradies, und manchmal konnte ich die Kollegen nicht verstehen, wenn sie unzufrieden waren. Ich erzählte ihnen dann immer, dass man in Neuseeland mit einer Wartezeit von achtzehn Monaten für eine Ultraschalluntersuchung des Herzens rechnen muss, etwas, das sie selbst im Emsland als eine der ersten Maßnahmen durchführen, wenn ein Patient über Brustschmerzen klagt. Man bekommt innerhalb von drei Minuten ein Computertomogramm, die Bilder sind sogar farbig, und hat jemand einen akuten Herzinfarkt, liegt er innerhalb kürzester Zeit auf dem Kathetertisch, bei einer Hirnblutung erscheinen unverzüglich der Neurochirurg und ein ganzes Operationsteam. Es gibt sogar einen Traumaknopf, drückt man ihn, weil die Leitstelle meldet, dass es einen schweren Unfall gab und man mehrere oder sehr schwer verletzte Patienten zu erwarten hat, melden sich in kürzester Zeit eine Unmenge von Spezialisten zur Stelle.

In dieser Notaufnahme im Emsland war es wirklich schön. Es gab genug Schwestern und Pfleger, alle waren freundlich und interessierten sich für die Patienten. Sie waren gut ausgebildet und geschickt, und wenn ich einen Patienten begrüßte, so lag dort schon ein EKG-Streifen auf dem Tisch, die Laborergebnisse und alle weiteren gewünschten Untersuchungen bekam ich innerhalb von Minuten, die ärztlichen Kollegen, die hinzugerufen worden, waren hilfsbereit und kompetent und die Patienten bekamen hier die bestmögliche medizinische Versorgung, und menschliche Fürsorge erhielten sie auch.

Natürlich war man auch dort ein wenig verärgert, wenn man mitten in der Nacht vom Rettungsdienst die Betrunkenen herangekarrt bekam und sie sich erbrachen und randalierten. Oder wenn manche Patienten glaubten, in der Notaufnahme sei die Wartezeit kürzer als bei ihrem Hausarzt und sich mit Nichtigkeiten vorstellten.

Mir machte das alles nichts aus. Ich genoss den Luxus der vollen Bandbreite der Medizin, freute mich, dass mir sämtliche diagnostischen und therapeutischen Möglichkeiten der modernen Medizin zur Verfügung standen, innerhalb von Minuten, Tag und Nacht und auch am Wochenende. Zu oft hatte ich in Neuseeland Ausreden gehört wie: »Nein, dieses CT mache ich nicht mitten in der Nacht, Sie finden ja ohnehin keinen Neurochirurgen, der die alte Dame jetzt noch operiert.« Was wahr war. Und ich hatte es immer als grenzwertig empfunden. Oder mein Wunsch danach, Ursachen für Krankheiten herauszufinden, er war oft mit den Worten abgetan worden, es hätte ja keine therapeutische Konsequenz. Richtig. Aber man möchte es doch gerne wissen. Eine Rippenfraktur beispielsweise. Etwas, das man nicht anders behandelt als mit Schmerzmitteln. Eine gebrochene Rippe kann man nicht schienen. Dennoch will man doch sicher sein, warum man so viele Schmerzmittel gibt. In Neuseeland war es uns verboten, gebrochene Nasen zu röntgen. Sie wurden ohnehin nie operiert.

Nun gefiel es mir außerordentlich, was ich früher als selbstverständlich und normal hingenommen hatte: dass in Deutschland akkurat und ordentlich eine Diagnose erstellt werden darf, niemand sich weigert, nachts zu röntgen oder zu operieren, und jeder den eigenen Nachtschlaf opfert. Einmal brauchte ich in Neuseeland dringend einen Augenarzt, mein Patient hatte nach einem Unfall eine schlimme Verletzung eines Auges. Der diensthabende Augenarzt nahm mein Telefongespräch entgegen. Kommen könne er keinesfalls, sagte er, und ich hörte im Hintergrund Kinderstimmen. Er sei mit seiner Familie beim Angeln, sagte er, und ich dachte, nun, dann muss er diese Tätigkeit eben unterbrechen und sich meinen Patienten ansehen. Ich sah ein, dass ich Unmögliches verlangte, als ich hörte, wo er fischen war, gute fünf Stunden Autofahrt entfernt. Ich tat, was er anordnete, tröpfelte Cortisontropfen in das verletzte Auge und verband es. Dann teilte ich dem Patienten mit vorgetäuschtem Optimismus mit, dass ihn bereits am nächsten Tag ein Augenarzt fachärztlich untersuchen würde.

Es war Sonntag im Emsland. Der Notarztwagen brachte eine Dame mit Herzrhythmusstörungen. Sie waren schwer in den Griff zu bekommen, und ich rief den Oberarzt zu Hause an, um mich mit ihm zu beraten. Er kam vorbei und sah nach der Dame. Später kam er noch einmal vorbei, um nach ihr zu sehen. Nein, sie war nicht privat versichert. Er wollte nur sichergehen, dass es ihr gutging.

Nachts kam ein Patient mit einem frischen Herzinfarkt. Der Oberarzt kam erneut von zu Hause und führte eine Herzkatheteruntersuchung durch, baute einen Stent ein. Ich durfte ihm assistieren, und so standen wir da in unseren sterilen Kitteln, darunter die schwere Röntgenschürze, draußen war es tiefdunkel und es regnete. Kein Geräusch war zu hören außer dem Piepsen des Monitors, den gelegentlichen ruhigen Anweisungen des Oberarztes und dem leisen Rauschen des Regens draußen vor dem Fenster.

Für zwei Stunden ging er danach nach Hause, um zu schlafen. Bei der Frühbesprechung um acht Uhr morgens war er wieder da, und während die Patienten der Nacht besprochen wurden, schweiften meine Gedanken ab, und ich betrachtete ihn.

Ich kannte ihn von meinen früheren Einsätzen in diesem Krankenhaus, so wie auch die anderen Kollegen. Nun hatte ich sie alle seit Monaten nicht gesehen, und daher fiel mir auf, was von ihnen selbst vielleicht unbemerkt blieb.

Sie alle hatten sich verändert. Der Oberarzt, der am Wochenende Dienst gehabt hatte, vielleicht noch am wenigsten. Er war der Jüngste. Einer der älteren hatte stark abgenommen, ich wusste, er hatte es mit Absicht und mit großer Disziplin getan. Aus gesundheitlichen Gründen, aber auch, weil er so den Belastungen seiner Arbeit besser gewachsen war. Die Oberärztin sah blendend aus. Sie hatte, wie sie mir erzählt hatte, ein Lauftraining begonnen und bereits ihren ersten Halbmarathon erfolgreich absolviert. Es schien ihr ausgesprochen gutzutun, ihre Haut war frisch, und sie strahlte. Aber sie hat auch keine Kinder.

Die anderen Oberärzte haben alle Kinder, und auch wenn sie Männer sind, so weiß ich, weil ich schon öfter dort arbeitete und dann lernt man sich doch ein wenig kennen, dass sie daheim helfen und sich kümmern, sich einbringen. Viel mehr weiß ich nicht von ihnen, noch immer ist in einem deutschen Arztleben für Freundschaften über den Dienst hinaus kaum Zeit. Aber ich nehme an, wenn sie heimgehen und mit ihren Frauen sprechen und mit ihren Kindern spielen, dass es sie Mühe kostet, weil sie eigentlich nur eines im Sinne haben: zu schlafen. Aber dann hätten sie gar kein Leben mehr. Sie opfern ihren Schlaf und damit die eigene Gesundheit für die der anderen.

Große Ärzte, die große Medizin betreiben, bessere als je zuvor und bessere als in manch anderem Land. Unsere Gesellschaft setzt ihnen kein Denkmal dafür.

Das einzige Denkmal, das sie bekommen, graviert das Leben in ihre Gesichter ein als Falten um die Augen. Falten, die letztes Mal, als ich sie sah, noch nicht dort waren, und auch manche Augen selbst blicken ein wenig stumpfer als zuvor.

Dienstpläne sind eng gestrickt, und wenn ein Kollege akut erkrankt und ausfällt, so reißt es eine Lücke, die gravierend ist. Dann wird auch hier, mitten in Deutschland, eine Reihenfolge aufgestellt, und es können zunächst nur die Patienten behandelt werden, die sich in einer akut lebensbedrohlichen Situation befinden. Alle anderen müssen warten, bis morgen, bis übermorgen, bis nach dem Wochenende. Dass es nur bis maximal übermorgen ist, verdanken sie dem bedingungslosen Engagement der Ärzte, die sich alles abfordern, vermutlich sich selbst auf Dauer überfordern, Tag und Nacht im Einsatz sind, unermüdlich, unentwegt, ungeachtet der Tageszeit, egal ob Weihnachten ist oder Ostern oder ein Geburtstag in der Familie, vom Freundeskreis ganz zu schweigen. Und es hinterlässt Spuren bei ihnen, innen wie außen. Der eine oder andere, der hier neben mir saß, war schweigsamer geworden in den letzten Monaten, in sich gekehrter, die Gesichter waren abgespannter, blasser, geradezu ausgelaugt sahen manche aus. Einige, die ich früher hier kennengelernt hatte, waren nicht mehr da. Im Ausland, wie ich hörte, in Kinderbetreuungsurlaub, in Praxen oder zu kleineren, ruhigeren Krankenhäusern abgewandert.

So weit war ich in meinen Gedanken, als ich jäh aus ihnen gerissen wurde. Die Reihe war an mir, die Ereignisse der letzten Nacht zu berichten. Ich setzte meine Brille auf, nahm die Liste zur Hand, auf der ich aufgeschrieben hatte, was mir wichtig erschienen war, und begann vorzutragen. Von dem Patienten mit Herzinfarkt, den ich gegen Mitternacht stationär aufgenommen hatte, von dem betrunkenen jungen Mädchen, das ich in die Betreuung der Eltern nach Hause entlassen hatte, von den vielen kleinen und größeren Beschwerlichkeiten der stationären Patienten während der Nacht und auch von der alten Dame, die ich beim Sterben begleitet und ihre Hand gehalten hatte. Ihre Kinder waren dabei gewesen, und wie ich es einst von unserer Gemeindeschwester lernte, hatte ich sie unterstützt und getröstet in ihrem Loslassen und Abschiednehmen.

Und während ich so vortrug und all die Geschichten der Nacht noch einmal vor meinem inneren Auge Revue passierten, ich gleichzeitig wusste, dass in fünf Minuten mein Dienst beendet sein und ich nach Hause zu meinen Kindern fahren würde, da stellten sich eine Gelassenheit ein in meinem Herzen und eine tiefe Zufriedenheit mit mir, meinem Beruf, meinem Leben.

P.S. Eine Weihnachtsgeschichte

Ich bekam ein Angebot von einer internationalen Organisation, die für große Firmen die medizinische Versorgung sicherstellt, Firmen, die in minderprivilegierten Ländern günstig produzieren oder Bodenschätze abbauen und verwerten. Sie bekommen für ihre Angestellten eigene Ärzte, ganze Kliniken zuweilen. Einheimische Patienten sind dort nicht zu versorgen.

Es schien mir nicht verwerflich, darüber nachzudenken. Zweiklassen-Medizin, das würde es natürlich sein, und besser, man würde dort nicht über den Gartenzaun sehen.

Aber war es denn in Neuseeland anders? Auch dort gibt es die Möglichkeit, sich privat zu versichern, und das verkürzt zum Beispiel die Wartezeit auf die erwähnte Ultraschalluntersuchung des Herzens von achtzehn Monaten auf eine Woche. In den deutschen Krankenhäusern sind die Privatstationen wunderschön eingerichtet, große Flachbildfernseher, sogar Kühlschränke gibt es dort in den Zimmern und man kann unter verschiedenen Mittagsmenüs wählen. Selbstredend sind es höchstens Zweibettzimmer, auf den peripheren Stationen liegen drei und mehr Patienten in einem Zimmer, und sie bezahlen für den Fernseher extra.

Ich bekam die Stelle. Im Nordosten Chinas würde ich gemeinsam mit einem südafrikanischen Kollegen für die medizinische Betreuung der Mitarbeiter der chinesischen Niederlassung einer großen amerikanischen Firma verantwortlich sein. Im sechswöchigen Rhythmus würden wir uns abwechseln, und in den Freiperioden würde man uns nach Hause fliegen.

Alles war geplant, das Abflugdatum avisiert, auf meine Bitte würde man mich über Weihnachten ablösen. Bis ich sagte, hier liege ein Missverständnis vor.

»Ich möchte nicht nur dieses Jahr an Weihnachten nicht mehr arbeiten, ich möchte nie mehr in meinem Leben zu Weihnachten arbeiten.« So hatte ich von Anfang an gesagt, und man hatte mich wohl falsch verstanden. Es wunderte mich nicht, es ist ja auch ein außergewöhnliches Begehr.

Das sei sehr ungewöhnlich und auch unkollegial, so ließ man mich wissen, und nein, dieser Forderung könne man nicht entsprechen.

Ich schrieb einen Brief an meinen Consultant von Human Resources, dem Sachbearbeiter der Personalabteilung der internationalen Firma, der für mich zuständig war. Es war ein sehr persönlicher Brief, aber ich wollte nicht gerne als unkollegial dastehen, ich wollte, dass man mich versteht. Den Job hatte ich natürlich innerlich schon abgeschrieben, ohne großes Bedauern, was nicht sein soll, soll nicht sein. Und während ich schrieb, wurde mir immer klarer, worum es mir eigentlich geht. Weihnachten war dabei gar nicht der Punkt. Nur der, an dem ich es festmachte.

Dear P.

Ich verstehe vollkommen. Es wäre das Letzte, was ich will, dass mein Kollege jedes Jahr zu Weihnachten für mich arbeiten muss.
ABER:
Es ist mein Leben und das, was ich daraus mache. Meine Kinder und ich haben harte Zeiten mitgemacht. Natürlich werden sie langsam erwachsen und haben ihr eigenes Leben, und so ist es, um ehrlich zu sein, mehr mein eigener Wunsch und ich will die Kinder nicht als Ausrede benutzen. Sie könnten sich sicher damit arrangieren.
Ich kann es nicht. Ich will es nicht. Es gibt nicht viele Dinge in meinem Leben, die ich wirklich will. Eins davon ist, an Weihnach-

ten nie mehr arbeiten zu müssen. Und nach allem, was ich erlebte, werde ich mir die Freiheit nehmen, genau das zu tun. Es ist mir wichtig. Nicht aus religiösen Gründen, sondern als ein kleines Etwas, das ich tun kann und tun werde, für mich selbst.

Es ist meine eigene kleine Demonstration meiner persönlichen Freiheit. Ich fühle mich sehr privilegiert, in Deutschland geboren und aufgewachsen zu sein und eine gute Ausbildung erhalten zu haben und in all diesem Luxus leben zu dürfen. Ich weiß, meine Bitte klingt anspruchsvoll und überheblich. Ich habe Menschen gesehen, die vor Hunger sterben, und verlange selbst nun so eine vergleichsweise Nichtigkeit. Nie mehr zu Weihnachten arbeiten.

Aber wie gesagt, es ist mein Leben. Ich bin nicht unbeschädigt hindurchgegangen. Niemand in meinem Alter ist das. Aber ich bin mir darüber im Klaren und werde mich entsprechend verhalten und die Konsequenzen tragen. Das Leben hat seinen Tribut gefordert, und ich muss tun, was ich tun muss. Es ist notwendig für mich, und ich will auf meine innere Stimme hören, damit ich mit meinem Leben weitermachen kann.

Diese Firma braucht ganz besondere Ärzte. Sie arbeiten im Ausland unter schwierigen Bedingungen, sie müssen voller Überzeugung und Hingabe sein. Vielleicht bin ich nicht so ein Arzt. Weil ich diese eine Verpflichtung nicht eingehen kann, von der ich sehe, dass sie notwendig ist.

Sie war es immer, mein ganzes Arbeitsleben lang. Und immer war ich da, immer habe ich zu meiner Verantwortung gestanden. Da waren so viele Feiertage, Festtage, Geburtstage, besondere Ereignisse, an denen ich unterwegs war, die Arbeit, ein Dienst, ein Rückholtransport, ein Auslandseinsatz.

Jetzt möchte ich dieses Eine für mich. Ich möchte Weihnachten.

Kind Regards

Ich empfand eine große Erleichterung, als ich den Mausklick getan und den Brief abgeschickt hatte. Ich liebe meine Arbeit, aber

311

ich habe gelernt, dabei auch ein eigenes Leben zu haben. Auch wenn es Konsequenzen hatte und ich diesen Job nun nicht bekam. Umso erstaunter war ich, als ich von P. eine ganz andere Antwort erhielt, als ich erwartet hatte.

Er hatte genau verstanden, was ich gemeint hatte, und schrieb mir, es würde die Arbeitsatmosphäre belasten, wenn ich immer unzufrieden wäre wegen dieser Kleinigkeit. Unter anderem stand dort auch, dass er denke, dass ich genau so ein Arzt von dieser ganz speziellen Sorte sei, die seine Firma brauche, und dass er sich dafür einsetzen würde, dass eine entsprechende Klausel in meinen Vertrag eingefügt werde.

Was mich am meisten beeindruckte, war der Satz: »Ich glaube nicht an Arbeitsverhältnisse, die mit schlechtem Karma beginnen.«

Ist es zu fassen? Man mag zu der Karma-Geschichte stehen, wie man will. Aber noch nie hatte ich gehört, dass im Arbeitsleben, von einer personalverwaltenden Stelle, so ein Ausdruck verwendet und so eine Ansicht präsentiert wird.

Nun bedauerte ich doch ein wenig, dass ich die Stelle nicht bekommen hatte, und ich bekam sie auch im weiteren Verlauf nicht. Es habe sich ein Arzt gefunden, so teilte mir P. wenig später mit, der über gleichwertige Erfahrung verfüge wie ich, aber bereit wäre, an Weihnachten zu arbeiten.

Ich wunderte mich nicht. War auch nicht beleidigt. Ich kann es ja verstehen.

Was ich dann wieder nicht verstand, war die Nachricht auf meiner Mobilbox, deren Eingang ich nicht gesehen und die ich darum erst Tage später zufällig abhörte. P. bot mir eine andere Stelle an.

Ich rief ihn zurück und entschuldigte mich wegen der Verzögerung. Um welche Stelle es sich handele, fragte ich.

Aserbaidschan, sagte er. Ob ich etwas dagegen hätte. Nebenbei googelte ich in Windeseile und stellte fest, Mittelmeerklima, und die Stadt, um die es ging, liegt direkt am Kaspischen Meer.

312

Durchaus nicht, antwortete ich. Wenn die Bedingungen gleich wären.

»Welche Bedingungen?«, fragte er verständnislos.

»Nun, das Gehalt, wird es dasselbe sein?«

»Natürlich nicht«, antwortete er schnell, und wieder wunderte ich mich nicht. Das war ja zu erwarten gewesen. Dann, bei seinen nächsten Worten, bekam ich ein merkwürdiges Gefühl in der Magengrube.

»Natürlich ist es nicht genauso viel Geld. Es ist mehr, es handelt sich um die Position des leitenden Arztes der dortigen Klinik.«

Ich war sprachlos, was selten vorkommt. Mehr an Reaktion war nicht möglich, ich saß bereits, und so war ich einer kleinen Schwindelattacke hilflos ausgeliefert. Schade, dass mein alter Anatomieprofessor nicht mehr lebte, der gesagt hatte, dass ich Ärztin werde, würde nie geschehen.

P. nutzte mein Schweigen, um eine kleine Erklärung abzugeben. Meine Autorität sei es. Sie sei der Grund, weswegen er sehr beruhigt sein würde, wenn ich die Stelle annehmen würde. Solange ich in Aserbeidschan sei, würde er wissen, dass dort alles ruhig und friedlich und in Ordnung sei. Ich war nicht sicher, ob ich beleidigt oder geschmeichelt sein sollte. »Ich kann auch sehr nett und freundlich sein«, sagte ich etwas schnippisch.

»Ich weiß«, sagte er und lachte.

Und ich dachte, wie schön es doch ist, dass sich mitten in der internationalen Geschäftswelt doch noch jemand für das Karma und die Menschlichkeit eines Arztes interessiert und dies im Interesse der Patienten für wichtig erachtet.

Inhalt

Mit großem Dank an all die Rettungswachen, Krankenhäuser, Arztpraxen, Patienten, Familienmitglieder, Freunde, Nachbarn, die mich in meinem Wirken geduldig tolerierten und mein Leben bereicherten – und an die Mitarbeiter des S. Fischer Verlages, die mich liebevoll durch die »Geburt« dieses Buches hindurchtrugen. Vielleicht konnten wir ja gemeinsam zu mehr Verständnis für Ärzte und Mitarbeiter im Gesundheitssystem beitragen.

Heike Groos
Ein schöner Tag zum Sterben
Als Bundeswehrärztin in Afghanistan
Band 18502

Ein Knall zerreißt die flirrende Luft auf der Jalalabad Road in Kabul. Für vier junge deutsche Männer wird der Weg zurück in die Heimat zur Todesfalle. Heike Groos, Bundeswehrärztin in Afghanistan, ist eine der ersten, die die verletzten Soldaten am Ort des Selbstmordanschlags versorgten. Wie Groos sind sie im Glauben an den humanitären Charakter ihres Einsatzes an den Hindukusch gekommen. Doch was die Soldaten, was die Ärzte erwartet, ist die erbarmungslose Realität eines Krieges. Wohin mit dem Schrecken, der Angst, dem Hass, den Bildern, die auch bleiben, wenn man der Hölle längst entkommen ist?

»Ein bewegendes Buch, das erste überhaupt,
das über die Schrecken und die Leiden der deutschen
Soldaten in Afghanistan spricht. Ein neues Thema
für die Bundeswehr und – für uns alle.«
3sat Kulturzeit

Fischer Taschenbuch Verlag

fi 18502 / 1